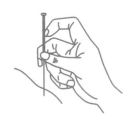

旴派上补下泻经典针刺学

谢 强 著

江西科学技术出版社

江西·南昌

图书在版编目（CIP）数据

旴派上补下泻经典针刺学 / 谢强著. -- 南昌：江西科学技术出版社, 2023.12

ISBN 978-7-5390-8814-3

Ⅰ. ①旴… Ⅱ. ①谢… Ⅲ. ①针刺疗法 Ⅳ. ①R245.3

中国国家版本馆 CIP 数据核字（2023）第234338号

国际互联网（Internet）地址：

http://www.jxkjcbs.com

选题序号：**ZK2023344**

责任编辑：程宁宁　杨　奕

封面设计：熊琴芳

旴派上补下泻经典针刺学

XU PAI SHANGBU-XIAXIE JINGDIAN ZHENCI XUE

谢强　著

出版 发行	江西科学技术出版社
社址	南昌市蓼洲街2号附1号
	邮编：330009　电话：(0791)86615241　86623461(传真)
印刷	江西骁翰科技有限公司
经销	全国各地新华书店
开本	787 mm × 1092 mm　1/16
字数	340千字
印张	20.75
版次	2023年12月第1版
印次	2023年12月第1次印刷
书号	ISBN 978-7-5390-8814-3
定价	156.00元

赣版权登字-03-2023-255

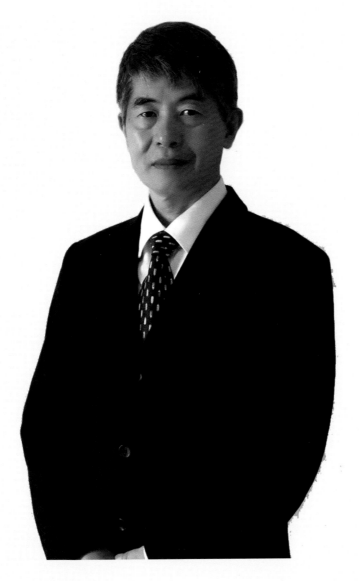

　　谢强（1953—），江西省抚州市临川区人，出生于盱江（抚河）畔，盱江医派传承人，享受国务院政府特殊津贴，国家级名中医，江西省国医名师。2011年国家中医药管理局批准建设"全国名老中医谢强传承工作室"。国家一级主任中医师，国家二级教授，博士生导师，第三批、第四批、第五批、第六批全国老中医药专家学术经验继承工作指导老师。师承国际著名针灸学家魏稼教授。现任江西中医药大学岐黄书院岐黄中医门诊部主任中医师、江西省中医药高等专科学校盱江医派研究院名誉院长。

　　谢强历任江西中医药大学附属医院（江西省中医院）五官科主任和耳鼻咽喉科主任、江西中医药大学嗓音言语听力医学研究所所长、南京中医药大学和江西中医药大学博士研究生导师（中医学、针灸推拿科学、中医五官科学、中医师承）、中国针灸学会针灸文献专业委员会委员。研究方向：针灸学、五官科学、盱江医学史。主持国家、省部级课题11项。主编图书12部，发表论文212篇。

盱江醫學源遠流長

傳承家學光大岐黄

乙未秋馮日新題

谢日新（谢强父亲）题词

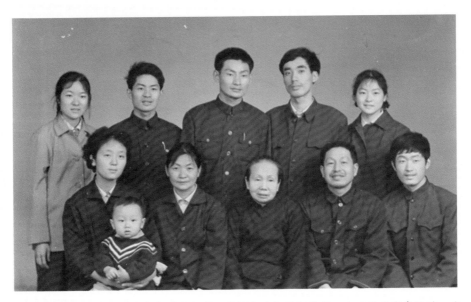

　　1979年，谢强和家人在南昌的合影。前排中为祖母杨满金，左二为母亲李斯炅，右二为父亲谢日新，左一为大嫂高令兰（怀中为侄子谢凯），右一为弟弟谢勇。后排中为哥哥谢坚，左二为谢强，左一为妻子马雅可，右二为妹夫刘东保，右一为妹妹谢英

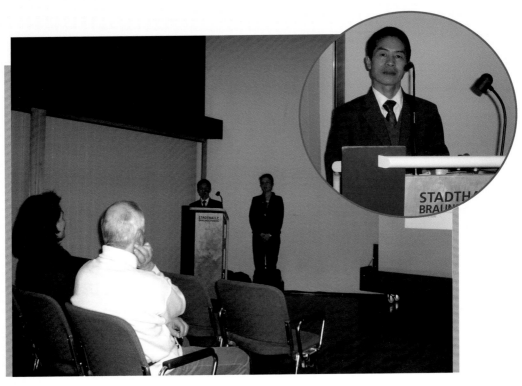

　　2004年，谢强在德国布伦瑞克市市政厅作学术报告

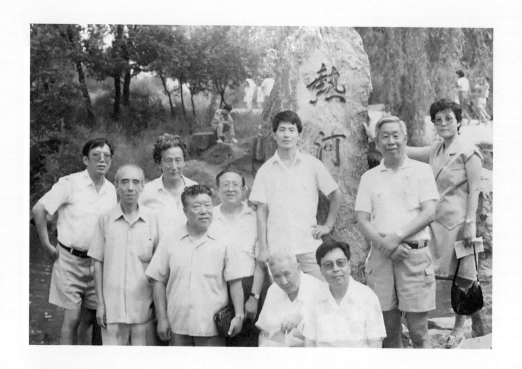

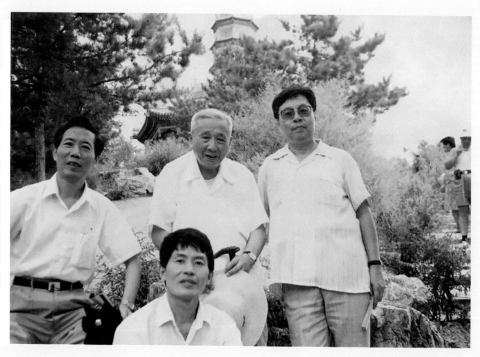

　　1993年，谢强随同恩师魏稼教授在承德避暑山庄参加《中国针灸荟萃》编委会议，与王雪苔、李鼎教授等部分针灸专家的合影

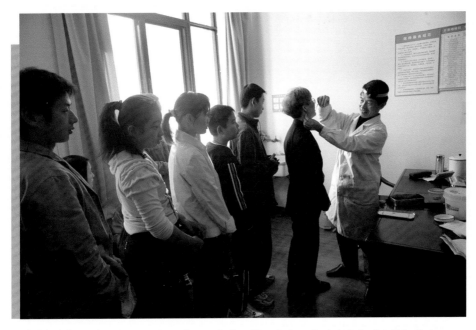

2006年，江西省中医院谢强诊室，患者正排队针灸，谢强为患者"飞针"施治

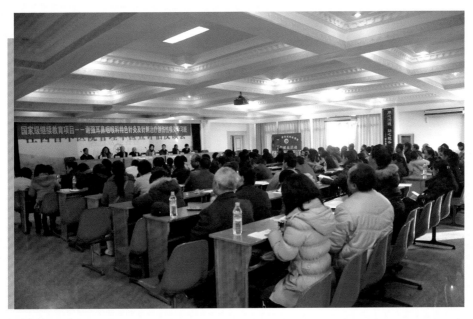

2010年，江西省中医院会议厅，"国家继续教育项目——谢强耳鼻咽喉科特色针灸及针刺治疗创伤性喉炎学习班"结业典礼

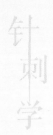

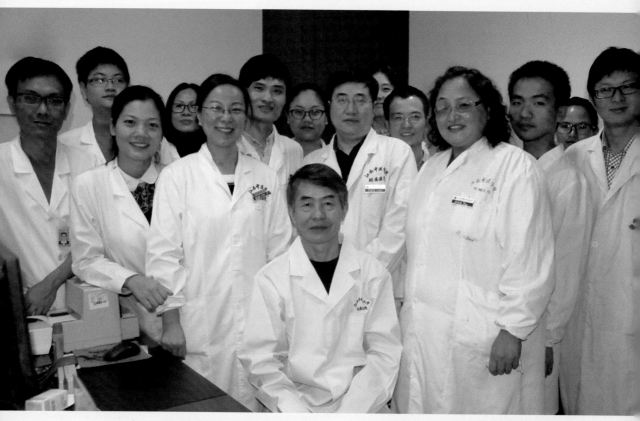

2015年，江西省中医院，国家中医药管理局"全国名老中医谢强传承工作室"部分成员合影

内容提要

上补下泻针刺法，又名上补下泻转移兴奋灶针刺法，是一种既传统又现代的经典针刺术。本书分上、中、下三编阐述了谢强家传盱江医派明代著名医学家李梴的"上补下泻"针法思想，揭秘和重现被当代医家近乎遗忘的《黄帝内经》"上病下取""远道刺"古典针法密旨。提倡"近病远治"，重点针刺人体远端下部腧穴以转移兴奋灶，缓解上部病灶的兴奋度以治愈疾病之目的，认为"上补下泻"转移兴奋灶是针灸起效的真谛，用中医经络学说及西医神经反射学说等诠释"上补下泻针法"的现代机理——上病下治转移兴奋灶。

本书呈现了临证应用针灸辨治各科疾病的新思路及"上补下泻针法"独特操作技巧关键点的不传之秘——"二十四字诀"。一般施1～4针即可，施针少，创痛少，起效快，安全效佳。书中介绍了临床各科55种病症的针灸治疗方案及名医先贤的"上病下取"辨证用穴经验，惧针者亦可用艾灸、指压、棒压等代替针刺，此针法既传统又创新，颇具特色。本书具有较高的学术价值和医教研参考价值，可供针灸专业及非针灸专业医生参考，亦可为大众养生及疾病康复提供参考。

序一

　　《盱派上补下泻经典针刺学》总结了谢强四十余年临床经验，是江西继"热敏灸"之后又一项传承发扬针灸医学的重要研究成果。

　　形成于江西盱江流域以宋代席弘为代表的"江西针灸流派"（又名"盱江针派"），传承久远，席弘针灸医门从宋代至明代初期就传承了十二代，是当时传承最久远的针灸医门。元代的危亦林，明代的陈会、刘瑾、徐凤、李梴、龚信、龚廷贤、龚居中，清末民国初期的黄石屏，现代的鲁之俊等传承席弘针学，对我国针灸的发展有着深远的影响。李梴遵循《黄帝内经》"上病下治"经旨，传承盱江先贤席弘、危亦林针学，所撰《医学入门》倡导"异穴补泻"，首创"上补下泻"针法，主张"上病下取"达到"上下通接"经气，由此取效甚捷。正如李梴所云："又有一言真秘诀，上补下泻值千金。"此针法取穴精少、实用效佳、应用广泛。李梴"上补下泻"针法，对盱江医学及我国针灸医学的发展有着重要的影响，明代著名针灸学家杨继洲所撰《针灸大成》亦传承其学说并有"南丰李氏补泻法"称颂。

　　今阅读谢强送来的《盱派上补下泻经典针刺学》初稿后，才知道他十余年来整理李梴"上补下泻"针法的艰辛和有成。谢强秉承家学与师授，自1974年以来，一直在江西中医药大学（2013年以前校名是江西中医学院）附属医院（江西省中医院）从事临床和教学工作，培养出了大批中医高级人才，治愈过许多疑难杂症，积累了丰富的临床经验。他应用针药结合治疗临床诸疾，尤其重视针灸疗法，推崇李梴"上补下泻"针法，用现代科学理论诠释了这一古典针法的真谛，并提出"上补下泻"针法有转移兴奋灶、迅速缓解病灶兴奋度达到改善和治愈疾病的目的。数十年来，他发掘家传李梴"上补下泻针法"，完善了李梴"上补下泻"古针法的操作技术，从应用"上补下泻转移兴奋灶针刺法"治疗五官科疾病，进而推广治疗内、外、妇、儿等诸科疾

序
一

1

病，临床有着浓厚的中医特色，且有较突出的疗效，受到了全国关注，获得了广泛赞誉。

古时针灸看江西，今时针灸依然看江西。世界针灸看中国，中国针灸看江西。热敏灸法、上补下泻转移兴奋灶针法必将传扬光大。宋代以降，以席弘为代表的"江西针灸流派"和以李梴为代表的"上补下泻"针派闪烁古今，希望当代以陈日新为代表的"热敏灸法"研究团队和以谢强为代表的"上补下泻转移兴奋灶针法"研究团队秉承传承创新之宗旨，继续努力研究。上补下泻针法与现代的转移兴奋灶理论融合，意义重大。此针法突显了针灸起效的真谛，上病下取，一针为率，最多四针，用穴少，创痛少，起效快，疗效佳，简便易行，易于推广应用。江西的热敏灸疗已经走向世界，我相信江西的上补下泻转移兴奋灶针疗亦很快会走向世界，推动针灸医学的创新发展，为人类健康作出新的贡献。

国际著名针灸学家，原国际针灸考试委员会委员、原国家卫生部医学科学委员会委员、原中国针灸学会针灸文献专业委员会主任委员，原江西中医学院针灸系主任、教授、主任医师

蕉山老叟：魏稼

2019 年 3 月 17 日于江西中医药大学

序二

江西中医药大学谢强教授，既是恩师魏稼教授的传人，又家传旴江医派明代著名医学家李梴的针灸经验，在继承《黄帝内经》"上病下取""远道刺"古典针法的基础上，创新性地提出"上补下泻针刺法"，用于各科疾病的治疗。该法认为"上补下泻"转移兴奋灶是针灸起效的真谛，故又名"上补下泻转移兴奋灶针刺法"，提倡"近病远治"，重点针刺人体远端下部腧穴，以缓解上部病灶的兴奋度来治疗疾病。

经典中医应用经络体系来解释人体上下、左右、内外各部的联系。大量现代研究已经揭示，经络并无特有的解剖结构。以神经反射学的观点来看，所谓经络，本质上是对人体体表的那些特定刺激位置与人体其他各部之间所具反射联系的原始描述，或者可以把它归结为人体所具有的生理、病理反射系统。"四两拨千斤"的针灸疗法，可以归结为一种反射疗法。所以，无论用中医经络学说或西医神经反射学说，都可以诠释"上补下泻针法"的作用机理，可以说它是一种既传统又现代的针刺术。

上补下泻针刺法，强调"上病下治"的远道取穴，但也不排除局部取穴刺激；远道取穴时刺激较强为泻，局部取穴时刺激较轻为补。"局部远道取穴相配，轻重刺激补泻并用"，可以说是该针法的特色所在。这种巧妙的组合，既可以通过局部刺激满足特异性抗炎、镇痛或调节内脏功能的需要，又可以通过远道刺激激发相应特异性或非特异性的针效，同时避免局部刺激过强的不适感遗留。该针刺术的合理性跃然书中！

总之，本书呈现了谢强教授几十年来临证应用"上补下泻针刺法"的宝贵经验，并且把其独特操作技术归纳为"二十四字诀"，临床应用时施针少，创伤小，起效快，安全、效佳，值得推广。

医学博士、国际著名针灸学家及神经生理学家与时间生物学家、美国国际整体医学研究所所长、美国国家卫生研究院医学研究基金评审专家、美国中医学院博士班教授

金观源

2023 年 6 月

盱派上补下泻经典针刺学

序三

　　旴江医学源远流长，名医辈出，著作宏富，学术繁荣，药业兴旺，是我国地方医学中的一朵奇葩，也是赣鄱文化的重要组成部分。针灸是旴江医学中出类拔萃的学科之一，自宋代开始旴江流域涌现了一大批蜚声医林的针灸学家。南宋临川席弘，开启了旴江针灸学派之先河，至明代家传针灸十二代。元代南丰危亦林，传承五代世医家学，擅长灸疗，所著《世医得效方》中有50多种病症运用了灸疗，又师从临川范叔清，善用针灸治疗咽喉病。明代南丰李梴，传承发扬席弘针刺学术思想，推陈出新，创立"南丰李氏补泻法"，疗效突出，流传广泛，对我国针灸学的发展有着重要影响。明代金溪龚居中，所著《炉火点雪》提出"痰火灸法"，突破"热证禁灸"之禁忌，用灸治疗瘰疬，为后世用灸法治疗热病和扩展灸疗的范围起到积极的推动作用。明代金溪龚廷贤重视脐疗，其著作《万病回春》《寿世保元》中脐疗内容丰富，如"熏脐""蒸脐""温脐"等灸疗新法，传播海内外。清末明初清江黄石屏针技高超，是驰名海内外的"金针大师"，开创了针灸走向世界之先河。现代旴江流域更是针灸名家辈出，成就辉煌。鲁之俊为旴江上游黎川人，为现代著名针灸学家，其主编的《新编针灸学》为解放战争时期和中华人民共和国成立初期的部队针灸教材，他本人曾任中国针灸学会会长，还是世界针灸学会联合会终身名誉主席。江西中医药大学魏稼教授首著《针灸各家学说》《无创痛穴疗学》，为我国针灸学的传承与发展作出了重要贡献。陈日新教授在继承《黄帝内经》腧穴敏化理论的基础上创立热敏灸技术，大大提高了艾灸的治疗效果，已在全国范围内推广应用，并且传播国外造福于全人类。由此可见，旴江针灸学派根深叶茂，学术思想博大精深，是我国针灸学宝库中一颗光耀夺目的明珠。

　　谢强教授是旴江针灸学派的当代杰出代表，五十年如一日，专心于李梴"上补下泻"针法的发掘和临床应用，痴心于盱江医学的挖掘与研究，潜心于盱江针派的传承与创新。他家学渊源，勤奋好学，广览群书，博采众长，学验俱丰，针技娴熟，医术高超，医名响四方，桃李满天下。他的针术特色鲜明，疗效卓著，影响深远。他传承发扬明代"南丰李梴补泻法"，创立"上补下泻转移兴奋灶针刺法"，从治疗五官科疾病发展至治疗内、外、妇、儿、骨伤科疾病，上病下取，一针为率，用穴少，创痛少，起效迅速，疗效突出，是当代盱江针派传承创新的又一重大成果。

《黄帝内经》奠定了中医药学的理论基础，此书不仅是中医基本理论和治疗技术的渊薮，也是针灸学永不枯竭的技术创新的智慧源泉。陈日新教授从《灵枢·九针十二原》"刺之要，气至而有效"论述中获得灵感，以艾灸激发腧穴的传导作用，首创热敏灸新疗法。谢强教授依据《灵枢·终始》"病在上者下取之"之治疗思想，创立了上补下泻转移兴奋灶新针法，为提高针刺疗效开辟了新路径。"传承精华，守正创新"，《黄帝内经》就是中医精华之根、创新之本。

古时江西针灸流派独领风骚，今日江西针灸事业生机蓬勃。陈日新教授发明的江西热敏灸已经走向世界，造福于全人类。我相信，谢强教授创立的上补下泻转移兴奋灶针刺法也将影响全国，走出国门，为人类健康作出新贡献。

全国名中医、原江西中医药大学副校长、博士后导师、教授、主任医师

何晓晖

2023 年 7 月于江西中医药大学

序四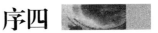

受友人之托为《盱派上补下泻经典针刺学》作序，甚是惶然，恐有负厚望！

上补下泻针刺法，又名上补下泻转移兴奋灶针刺法，是谢强教授家传盱江医派明代著名医学家李梴的"上补下泻"针法思想的传承、揭秘和重现。

本书呈现了临证应用针刺法辨治各科疾病的新思路及"上补下泻针法"独特操作技巧关键点的不传之秘——"上病下取，近病远治，针分主应，下主上应，先主后应，主重应轻"。如病灶发生在人体的头面胸腹部，即先在远离病灶的下方（手足部）用重手法施主针，引邪下行转移兴奋灶缓解病势，而后在上方的病灶周围（头面胸腹部）用轻手法施应针以应答主针针气，达到上下应答治愈疾病之目的。一般施1～4针即可，施针少，创痛少，起效快，安全效佳。

《黄帝内经》和《医学入门》重视"上病下取""远道刺"，即"上病下治""近病远治"，重视针手足部腧穴治疗全身疾患，尤其重视肘膝以下的五输穴。上补下泻针刺法其实就是强调：先在远离病灶下方的部位下针，重刺激泻之。以下部腧穴为主施针，往往起效快、疗效显著，可大大提高临床治愈率。

元代窦汉卿十分重视标本根结理论的研究。《标幽赋》中写到："更穷四根三结，依标本刺而无不痊。""四根"指的就是手足四肢末端为十二经脉的"根"，"三结"指的就是以头、胸、腹三部为十二经脉的"结"。

《灵枢·终始》云："病在上者下取之。"《灵枢·官针》云："远道刺者，病在上者取之下。"

谢强团队以丰富的病例验证了这种刺法。

治疗落枕：先施主针，刺外劳宫，重刺激，泻之，转移兴奋灶；

后施应针，刺天柱、阿是穴，轻刺激，补之，应答主针针气。每次取应穴一个，交替取用。

治疗肺炎（轻症）：先施主针，刺下方手足部的内关、曲池、尺泽、太溪、鱼际，重刺激，泻之，转移兴奋灶；后施应针，刺胸背部的天突、大椎、肺俞、膈俞、膏肓，轻刺激，补之，应答主针针气。每次取主穴、应穴各二个，交替取用。

治疗急性单纯性胃炎：先施主针，刺下方手足部的内关、足三里、梁丘、公孙，重刺激，泻之，转移兴奋灶；后施应针，刺腹部的中脘。

治疗急性乳腺炎：先施主针，刺下方手足部的内关、梁丘、曲池、足三里、太冲穴，重刺激，泻之，转移兴奋灶；后施应针，刺胸背部的乳根、膻中、天宗、期门穴，轻刺激，补之，应答主针针气。每次取主穴、应穴各二个，交替取用。

谢强、杨淑荣等发表的论文《转移兴奋灶针灸法为主治疗鼻咽癌放疗后口咽黏膜放射性损伤的临床观察》，将患者 94 例随机分为试验组和对照组，每组各 47 例。治疗组采用转移兴奋灶针灸法（针刺下方取合谷、足三里、三阴交、然谷、太溪、大钟穴，上方取咽安、廉泉穴；艾灸涌泉穴）结合自拟中药方生津利咽饮含漱，对照组以生津利咽饮含漱并内服，疗程 1 个月。结果为试验组总有效率为 89.4%，对照组为 70.2%，两组有效率比较差异显著（$P<0.01$）。

书中引用的大量文献资料很有参考价值。

本书具有较高的学术价值和医教研参考价值，可供针灸专业及非针灸专业医生参考，亦可为大众养生及疾病康复提供参考。

谨为本书序。

首都国医名师、北京中医药大学原针灸学院院长、教授、博士生导师、主任医师

谷世喆

序五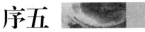

　　谢强教授潜心探讨研究盱派医学五十年，其所著《盱派上补下泻经典针刺学》即将出版，可喜可贺。邀我作序，实感惶恐。早年在母校江西中医学院，谢强教授与我有师生之谊，后又成同门师兄弟，同为澄江针灸学派传人和盱江针灸医派传人，一起曾任中国针灸学会文献研究分会理事，并参与其博士研究生课题《基于古今文献的盱江李梴上补下泻针法治疗五官疾病研究》的开题和毕业论文答辩，还前往江西中医高等专科学校指导并参与盱江医学流派工作室检查验收，悉知谢强教授毕生精力倾注于此。出于对其医德人品、敬业精神的敬重，出于对其学术素养、专业能力的尊敬，出于对共同专业领域和彼此友谊情感的珍爱，即使惶恐，也乐意谈点读后感，以为序。

　　纵观谢强教授的著作，其对李梴"上补下泻"针法的渊源与传承、腧穴应用规律、针法特点、临床机理、当代临床应用状况等，都进行了详细的阐述，不仅系统全面，而且条理清晰，有独到的见解。

　　治疗头面五官疾病，包括牙痛、耳鸣、耳聋、中耳炎、鼻炎、鼻窦炎、鼻出血、干眼症、眼肌麻痹、近视、眼肌型重症肌无力、糖尿病（性）眼病、青光眼、复视、视神经炎、慢性喉炎、声带麻痹、吞咽困难、口腔溃疡、偏头痛、面瘫等的针灸选穴，多取四肢远端和局部穴结合应用。从源头上讲，都遵循了《黄帝内经》"上病下取""远道刺"的古典针法秘旨，但针灸文献中尚未有"上补下泻"的针法之说。

　　到了明代，盱江南丰名医李梴擅长针术，他在《医学入门·卷一·针灸》中写道："又有一言真秘诀，上补下泻值千金。"可以说，是李梴首创了"上补下泻"针法。此针法被后来的历代医家推崇。针灸大家杨继洲更推崇备至，其在《针灸大成》书中对"南丰李氏补泻法"多有称颂。

谢强教授不仅秉承其祖辈（祖母杨满金）的经验，后又师承魏稼，再借鉴浙江嘉兴盛燮荪名老中医经验，潜心探讨研究旴江李梴《医学入门》"上补下泻"针灸法，并加以发展创新，形成了"谢氏转移兴奋灶针灸法"。

这一针法，以"上病下取，近病远治，针（穴）分主应，下主上应，先主后应，主重（泻）应轻（补）"二十四字诀为应用规律，很有新意，是在继承中的发展。

这一针法，主要是继承了《黄帝内经》"上病下取""远道刺"古典针法的秘旨，在中医经络学说及针灸腧穴、治疗学说基础上，以李梴"上补下泻"针法具有的深厚中医基础理论作根底，以丰富的临床实践作检验，其理钩深诘微，其法根植经典，其方简便易行，其术鲜明独特，其效迅捷安全，结合现代医学之神经反射学说、神经－内分泌－免疫－网络等学说，创新发展并阐明了"上补下泻转移兴奋灶"的原理。

从实践应用看，该针法广泛应用于五官科临床，穴少而精，易学易用，重视针灸禁忌，安全效佳，也适宜于临床内、外、妇、儿、骨伤等科使用推广。

谢老虽年过古稀，依旧精神矍铄，精力旺盛，夜以继日为旴江医学流派的发掘、传承、发扬发光发热。他利用工作室平台，不遗余力地将其学术思想与临证经验传播到海内外，把江西独有的旴江医学流派、医业医家医药医方传承创新，发扬光大，可点可赞，可钦可佩！

江西省国医名师、江西中医药大学第四附属医院（江西省中西医结合医院）主任中医师、博士生导师

宋南昌

2023 年 8 月于南昌

前言

2011 年国家中医药管理局批准建设"全国名老中医谢强传承工作室"，2015 年国家中医药管理局批准"国家中医药行业科研专项——中医药传统知识与技术示范研究（盱江谢氏针刀刺营微创疗法临床评价研究）"课题立项，2019 年国家中医药管理局批准建设全国中医学术流派"盱江医学流派传承工作室"，2021 年江西省中医药管理局批准建设"江西省国医名师谢强传承工作室"并且予以基金资助。《盱派上补下泻经典针刺学》是上述基金资助的又一重要研究成果。

早在 2006 年，导师魏稼教授翻阅我送去的肖永涛撰写的论文《谢强教授针灸治疗耳鼻喉科疾病经验介绍》（刊于《新中医》2006 年第二期），针对我发掘整理家传的明代盱江南丰李梴"上补下泻"针法提出的"转移兴奋灶针灸学说"，与我坐而论道。经过多番辩论，导师最后满意地对我说："'上补下泻转移兴奋灶针法'很有意义。"鼓励我对这一针灸学说作进一步研究，力争出一部著作。在导师的激励下，我数易其稿终于在 2019 年 3 月完成初稿，当我将书稿交给导师时，导师看着手上几十万字的书稿很是激动。他说："终于有人将流传在盱江流域的古江西针派的针学思想和经验发掘整理出来了！你将李梴的上补下泻针法与现代的转移兴奋灶理论融合，意义重大。此针法突显了针灸起效的真谛，上病下取，一针为率，最多四针，用穴少，创痛少，起效快，疗效佳，简便易行，易于推广应用。江西的热敏灸疗已经走向世界，我相信江西的上补下泻转移兴奋灶针疗亦很快会走向世界。""世界针灸看中国，中国针灸看江西。"导师敦促我进一步发掘古代其他医家重视"上病下取"的经验充实书稿的内容，完善书稿。又说道："我先将序言写好。"随即，一气呵成给初稿作了序。谁知这竟然成为导师的遗作。导师于 2020 年 4 月 29 日仙逝，未能目睹书稿的出版，我深为遗憾。后面三年工作较忙，加之我身体欠佳等诸多因素，书稿直至 2023 年 12 月才出版，算是完成了导师的一点遗愿。我心甚慰。

趁书稿付梓之际，感谢李芳、杨淑荣、袁莉蓉、黄冰林、章海凤、肖永涛、李思宏、宋济、孙思涵、周艳萍、叶紫仪、肖东赟、张格、徐艳玲、谢友翰、董志威、章甜等我的团队成员及研究生协助书稿资料的搜集和整理。

谢 强

2023 年 11 月

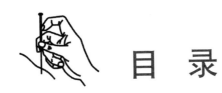

目 录

下　疾病诊疗编

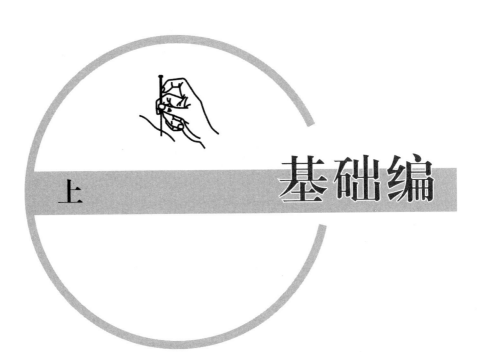

上 基础编

第一章 概述

第一节 针法概念

上补下泻针刺法，又名上补下泻转移兴奋灶针刺法，是一种既传统又现代的经典针刺术，属异穴补泻法。源于谢强家传明代江西的旴江医派著名医学家李梴《医学入门》的"上补下泻"针法，谢强在祖母杨满金和导师魏稼教授的指导下创新了这一特色针刺疗法，提倡"近病远治"，重点针刺人体远端下部腧穴以转移兴奋灶，达到缓解上部病灶的兴奋度以治愈疾病之目的，认为"上补下泻"转移兴奋灶是针灸起效的真谛，故亦名谢氏上补下泻转移兴奋灶针刺法。

疾病的发生有千般原因，其实无外乎阴与阳失衡（中医学）、兴奋与抑制失衡（西医学）。上补下泻针刺法，倡导"近病远治"，通过重点针刺人体病灶远端的下部（四肢）的腧穴以转移兴奋灶，使失衡的阴阳和兴奋抑制重归平衡，让人体重返健康。早在明代，针灸大家杨继洲《针灸大成》即推崇李梴针法并记述："南丰李氏补泻法""又有一言真秘诀，上补下泻值千金"。医者只须掌握《黄帝内经》"上病下取"和《医学入门》"上补下泻"二个施针关键点就能很快学会和应用，所以这是一种既经典又简易的针刺术。

针灸治病以调气为首，《素问·调经论》云："五脏之道，皆出于经隧，以行气血。"《灵枢·刺节真邪》："用针之类，在于调气。"《灵枢·终始》："凡刺之道，气调而止"。可见，疾病大多是因五脏阴阳之气失衡所致。上补下泻针刺法，重点刺激人体远端下部腧穴，从阴引阳，从阳引阴，通接调气，使经气上下通接，兴奋灶转移，达到气和身安的作用。

上补下泻转移兴奋灶针刺法，返璞归真，揭秘和重现《黄帝内经》"上病下取""远道刺"古典针法秘旨，结合中医学的经络学说及西医学的神经反射学说、神经-内分泌-免疫网络学说等诠释"上补下泻针刺法"的现代机理——上病下治转移兴奋灶。此法，用针少，1～4针即可，起效快，安全效佳，如惧针者亦可用艾灸、棒压、指压等代替针刺，故亦名上补下泻转移兴奋灶针灸法，此针法既传统又创新，颇具特色。

《黄帝内经》"上病下取""远道刺"这一古典针法，是针灸临床必须遵循的操作准绳，晋唐以来医家皆沿用此法。明代江西的盱江医派李梴崇尚《黄帝内经》"上病下取""远道刺"的针刺原则，在《医学入门·针灸》提出"上补下泻"一词，云"又有一言真秘诀，上补下泻值千金"，首先提出"上补下泻"针法概念。明代针灸大家杨继洲《针灸大成》即推崇李梴这一针法思想并有专文记载"南丰李氏补泻法"，赞同"上补下泻值千金"。但近世大多医家们逐渐将《黄帝内经》"上病下取""远道刺"古典针法思想遗弃，没有得到应有的重视，渐渐被无数繁杂的针灸方法及手法掩盖和替代。

迄今，更是少有人知晓李梴"上补下泻"针法思想，虽然有些医生在临床中有意无意采取了"上病下取"方法施针，但是并不知晓这就是"上补下泻"针法，讨论和研究李梴"上补下泻"针法的人屈指可数。目前，国内仅有盛燮荪、谢强传承李梴针法，根据李梴的"上补下泻"针法思想，提出"上补下泻针刺法"。盛燮荪（浙江省嘉兴市第一医院，全国第三批老中医药专家学术经验继承工作指导老师，2022年11月22日逝世）和谢强（江西中医药大学附属医院，全国第三批老中医药专家学术经验继承工作指导老师）的两个研究团队在传承和创新中，提出了"盛氏上补下泻针法""谢氏上补下泻针法"，而且谢强团队进一步提出了"谢氏上补下泻转移兴奋灶针刺法"，倡导针灸临床应遵循《黄帝内经》《医学入门》的"上病下取""上补下泻"的针法思想，倡导"近病远治""上病下治"。可见，李梴的"上补下泻"针法亟待认真发掘整理开发应用，使这一经典针法不至于淹没于历史尘埃中。

上补下泻转移兴奋灶针刺疗法，通过在病灶下方的远端施针，形成一个高强度的新的兴奋灶（点），其强度远远高于病灶的兴奋度，转移兴奋灶，从而降低了病灶的兴奋度，缓解了病灶的病理态势，加速了病情的愈好；这都是由于针灸的转移兴奋灶作用所致，所以将这一传统针灸术新命名"转移兴奋灶针刺疗法"，冀希今人继续传承推广应用这已传承了数百年的古老珍稀针灸术，让这

3

种少创痛、简便、效佳的古老经典针术给医学界带来清新的春风，使古老的针灸疗法不再玄奥难懂而重返易简。

上补下泻转移兴奋灶针刺疗法临床操作的关键点是：针刺和艾灸皆可，施针时分主针、主穴和应针、应穴。譬如针刺，首先，施于主针，针刺人体病灶下方远端的腧穴（主穴），每次选穴1～2个，针尖朝上，重刺激，泻法，行针导气，激发针气向上行，在病灶的下方远端产生一个新的强大兴奋灶（点），远远高于上方病灶的兴奋强度，导邪下行消散，转移兴奋灶，以降低病灶的兴奋度，从而缓解病势；待主针针气上走后，方可施于应针，针刺上方病灶周围的腧穴（应穴），每次选穴1～2个，针尖朝下，弱刺激，补法，以应答主针的针气。留针期间，主针需朝上方行针1～3次，催气，导气，以激发针气上行，而应针不须行针，只需静候主针针气。艾灸亦是如此，下方主灸（主穴）的艾灸量要比上方应灸（应穴）的艾灸量大。主针（主灸）和应针（应灸）上下相配，主强应弱，互相应答，疏通经络，导邪下散，平衡阴阳，扶正祛邪，转移兴奋灶，维系人体自稳态平衡，从而改善炎症、组织增生、代谢紊乱、内分泌失调、神经功能失调等，达到治愈疾病的目的。正如李梴《医学入门·针灸》所说："百病一针为率，多则四针""通而取之……头取手足三阳，胸腹取手足三阴，以不病者为主，病者为应……先下主针而后下应针，主针气已行而后针应针……先斗气、接气，而后取气"。因此，谢强将上补下泻转移兴奋灶针刺法的应用规律归纳为二十四字诀："上病下取，近病远治，针（穴）分主应，下主上应，先主后应，主重（泻）应轻（补）。"

譬如，治疗心绞痛，先施主针，刺下方手部的内关（主穴），针尖朝上，强刺激，泻法，行针导气，激发针气向上行；待主针针气上走后，方可施于应针，针刺上端近心区的天池（应穴），针尖朝下，弱刺激，补法，以应答主针针气。留针期间，主针行针3次，每次行针0.5～1.0分钟，以催气、导气，使针气上行；应针中途不行针，以静候应答主针针气。如此上下感召，上下通达，转移兴奋灶，达到缓解心绞痛的作用。针刺取穴不宜过多，否则干扰了主穴的兴奋性，获效不会太佳。确实如李梴指出"百病一针为率，多则四针，多针者可恶"。犹如，一个广场上，东边有一位名家在演唱，不一会儿南边、北边和西边又来了几位歌者来演唱，此时这位名家即使努力演唱，但进入听众耳内的歌声也不再复之前的美妙了，究其原因就是被来自旁边的歌声干扰了。

古往今来，针刺方法繁多，手法多多，补泻各有不同，因玄奥繁复很难掌握，莫衷一是，不少医者临床都脱离了《黄帝内经》旨义，施针的"关键点"模糊，因此临床疗效常常欠佳，不如人意。《黄帝内经》《医学入门》重视"上病下取""远道刺"，即"上病下治""近病远治"，重视针手足部腧穴治疗全身疾患，尤其重视肘膝以下的五输穴。上补下泻针刺法其实就是强调：一是先在远离病灶下方的部位下针，重刺激泻之（造成一个新的强兴奋灶，兴奋强度远远高于患部的兴奋度，转移兴奋灶，"围魏救赵"，使患部的兴奋度下降，从而缓解患部的病理态势）；二是在上方病灶部位下针，轻刺激补之。但不少医者施针时，眼中只有病灶处，常常先针患部周围腧穴，后针远端腧穴，在患部腧穴施于强刺激手法，更有甚者在患部周围的针上加电刺激以求增强疗效。其实，对病灶周围的腧穴的强刺激，有可能适得其反，使病情有可能越来越重。如耳鸣，即是因听神经兴奋而鸣，此时在耳部强刺激针刺，就可能因为兴奋加兴奋而"火上浇油"，会促使耳鸣更甚；或者不少医者，也知道手足五输穴重要，先针之，但手法轻，而针患部腧穴却手法重，如此疗效亦常常不如意。因此，在针灸临床，如果注意这两个关键点，以下部腧穴为主施针，往往起效快、疗效显著，可大大提高临床治愈率。

第二节　针法渊源

上补下泻转移兴奋灶针刺法，源于谢强家传江西的旴江医派明代李梴《医学入门》"上补下泻"针法，在祖母杨满金和导师魏稼教授的指导下提出的创新特色针灸疗法——上补下泻转移兴奋灶针刺法。谢强继承发展了李梴的"上补下泻"的针法精义，阐发《黄帝内经》"上病下取"奥义，结合中医学整体观及西医学神经反射学说、神经-内分泌-免疫网络学说所创新的特色针灸疗法。

上补下泻转移兴奋灶针灸疗法，通过强刺激远离病灶处的腧穴或部位，转移兴奋灶，降低病灶兴奋度，达到治愈疾病的作用。这种意想不到的"小刺激大反应"，有类似"杠杆作用""给一个支点，就能撬起整个地球"起到意想不到的全身治疗作用。该法提供了崭新的针灸治疗学理念，为进一步探索其源流，现将有代表性的中医古籍文献中体现与"上补下泻转移兴奋灶针灸疗法"取穴思想的渊源与传承做一探索。

一、中医典籍中体现"上病下取"取穴思想的部分文献

《黄帝内经》提出"上病下取""远道刺"针刺思想，如《灵枢·终始》云"病在上者下取之"，《灵枢·官针》云"远道刺者，病在上者取之下"。后世医家尊崇之，如《针灸甲乙经》《肘后备急方》《席弘赋》《世医得效方》《针灸大全》《针灸聚英》《医学入门》《寿世保元》《针灸大成》《针灸诠述》等针灸文献，对后世有着极为深远的影响，纵观后世针灸大家在学术上的传承和成就，无不深谙于这一部部经典著作，这些医籍是后世针灸学的学术思想源头。

（一）春秋战国时期《黄帝内经》"上病下取"取穴思想的记载（表1）

表1　《黄帝内经》中的部分条文

条文	出处	单取下穴	上下配穴	左右配穴
冬取井荥，春不鼽衄	《素问·水热穴论第六十一》	√		
足少阴令人腰痛，痛引脊内廉，刺少阴于内踝上二痏，春无见血。出血太多，不可复也	《素问·刺腰痛篇第四十一》	√		
解脉令人腰痛，痛引肩，目䀮䀮然，时遗溲，刺解脉，在膝筋肉分间郄外廉之横脉出血，血变而止	《素问·刺腰痛篇第四十一》	√		
同阴之脉令人腰痛，痛如小锤居其中，怫然肿，刺同阴之脉，在外踝上绝骨之端，为三痏	《素问·刺腰痛篇第四十一》	√		
飞阳之脉令人腰痛，痛上拂拂然，甚则悲以恐，刺飞阳之脉，在内踝上二寸，少阴之前与阴维之会	《素问·刺腰痛篇第四十一》	√		
昌阳之脉令人腰痛，痛引膺，目䀮䀮然，甚则反折，舌卷不能言，刺内筋为二痏，在内踝上大筋前、太阴后，上踝二寸所	《素问·刺腰痛篇第四十一》	√		

条文	出处	单取下穴	上下配穴	左右配穴
少阳令人腰痛,如以针刺其皮中,循循然不可以俯仰,不可以顾;刺少阳成骨之端出血,成骨在膝外廉之骨独起者,夏无见血	《素问·刺腰痛篇第四十一》	√		
邪客于足少阴之络,令人卒心痛暴胀,胸胁支满,无积者,刺然骨之前出血,如食顷而已;不已,左取右,右取左。病新发者,取五日已	《素问·缪刺论篇第六十三》	√		√
邪客于手少阳之络,令人喉痹舌卷,口干心烦,臂外廉痛,手不及头,刺手小指次指爪甲上去端如韭叶各一痏,壮者立已,老者有顷已,左取右,右取左,此新病,数日已	《素问·缪刺论篇第六十三》	√		√
邪客于足厥阴之络,令人卒疝暴痛,刺足大指爪甲上与肉交者各一痏,男子立已,女子有顷已,左取右,右取左	《素问·缪刺论篇第六十三》	√		√
邪客于足太阳之络,令人头项肩痛,刺足小指爪甲上与肉交者各一痏,立已;不已,刺外踝下三痏,左取右,右取左,如食顷已	《素问·缪刺论篇第六十三》	√		√
邪客于手阳明之络,令人气满胸中,喘息而支胠,胸中热,刺手大指次指爪甲上去端如韭叶各一痏,左取右,右取左,如食顷已	《素问·缪刺论篇第六十三》	√		√
邪客于足阳跷之脉,令人目痛从内眦始,刺外踝之下半寸所各二痏,左刺右,右刺左,如行十里顷而已	《素问·缪刺论篇第六十三》	√		√
邪客于手阳明之络,令人耳聋,时不闻音,刺手大指次指爪甲上去端如韭叶各一痏,立闻……耳中生风者,亦刺之如此数。左刺右,右刺左	《素问·缪刺论篇第六十三》	√		√
邪客于足阳明之络,令人鼽衄上齿寒,刺足大指次指爪甲上与肉交者各一痏,左刺右,右刺左	《素问·缪刺论篇第六十三》	√		√
邪客于足少阴之络,令人嗌痛不可内食,无故善怒,气上走贲上,刺足下中央之脉各三痏,凡六刺,立已,左刺右,右刺左	《素问·缪刺论篇第六十三》	√		√
嗌中肿,不能内唾,时不能出唾者,缪刺然骨之前,出血立已,左刺右,右刺左	《素问·缪刺论篇第六十三》	√		√

条文	出处	单取下穴	上下配穴	左右配穴
齿龋，刺手阳明，不已，刺其脉入齿中，立已	《素问·缪刺论篇第六十三》		√	
上齿，齿唇寒痛，视其手背脉血者去之，足阳明中指爪甲上一痏，手大指次指爪甲上各一痏，立已，左取右，右取左	《素问·缪刺论篇第六十三》	√		√
胃病者，腹膜胀，胃脘当心而痛，上支两胁，膈咽不通，食饮不下。取之三里也	《灵枢·邪气脏腑病形第四》	√		
胆病者，善太息，口苦，呕宿汁，心下澹澹，恐人将捕之，嗌中阶阶然，数唾，候在足少阳之本末，亦视其脉之陷下者灸之，其寒热者取阳陵泉	《灵枢·邪气藏府病形第四》	√		
热病而汗且出，及脉顺可汗者，取之鱼际、太渊、大都、太白，泻之则热去……	《灵枢·热病第二十三》	√		
气满胸中喘息，取足太阴大趾之端，去爪甲如薤叶，寒则留之，热则疾之，气下乃止	《灵枢·热病第二十三》	√		
喉痹舌卷，口中干，烦心，心痛，臂内廉痛不可及头，取手小指次指爪甲下去端如韭叶	《灵枢·热病第二十三》	√		
风痉身反折，先取足太阳及腘中及血络出血，中有寒，取三里	《灵枢·热病第二十三》	√		
癃，取之阴蹻及三毛上及血络出血	《灵枢·热病第二十三》	√		
男子如蛊，女子如阻，身体腰脊如解，不欲饮食，先取涌泉见血，视跗上盛者，尽见血也	《灵枢·热病第二十三》	√		
衄而不止，衃血流，取足太阳；衃血，取手太阳；不已，刺宛骨下；不已，刺腘中出血	《灵枢·杂病第二十六》	√		
痿厥心悗，刺足大趾间上二寸留之，一曰足外踝下留之	《灵枢·口问第二十八》	√		
肠中不便，取三里，盛泻之……	《灵枢·四时气第十九》	√		
著痹不去，久寒不已，卒取其三里	《灵枢·四时气第十九》	√		

旴派上补下泻经典针刺学

条文	出处	单取下穴	上下配穴	左右配穴
邪在肝，则两胁中痛……取之行间……	《灵枢·五邪第二十》	√		
邪在脾胃，则病肌肉痛；阳气有余，阴气不足，则热中善饥；阳气不足，阴气有余，则寒中肠鸣腹痛；阴阳俱有余，若俱不足，则有寒有热。皆调于三里	《灵枢·五邪第二十》	√		
邪在肾，则病骨痛阴痹……取之涌泉、昆仑……	《灵枢·五邪第二十》	√		
耳鸣，取手足中指爪甲上，左取右，右取左，先取手，后取足	《灵枢·厥病第二十四》	√		√
耳聋，取手足小指次指爪甲上与肉交者，先取手，后取足	《灵枢·厥病第二十四》	√		
厥心痛，与背相控，善瘛，如从后触其心，伛偻者，肾心痛也，先取京骨、昆仑，发狂不已，取然谷	《灵枢·厥病第二十四》	√		
厥心痛，腹胀胸满，心尤痛甚，胃心痛也，取之大都、太白	《灵枢·厥病第二十四》	√		
厥心痛，痛如以锥针刺其心，心痛甚者，脾心痛也，取之然谷、太溪	《灵枢·厥病第二十四》	√		
厥心痛，色苍苍如死状，终日不得太息，肝心痛也，取之行间、太冲	《灵枢·厥病第二十四》	√		
厥心痛，卧若徒居，心痛间，动作痛益甚，色不变，肺心痛也，取之鱼际、太渊	《灵枢·厥病第二十四》	√		

由表1可知，《黄帝内经》中虽然明确具体穴位的不多，但选取的都是手足经脉，甚至独取手足末端部位如足外踝、手指爪甲处以治疗诸疾，或与患处部位上下相配治疗；且刺有先后，先取下，后取上（《素问·缪刺论》："齿龋，刺手阳明，不已，刺其脉入齿中，立已。"），体现"上病下取"上下配穴的取穴思想。

（二）西晋皇甫谧《针灸甲乙经》"上病下取"取穴思想的记载（表2）

表2　《针灸甲乙经》中的部分条文

条文	出处	单取下穴	上下配穴	左右配穴
头眩目痛，阳谷主之……风眩头痛，小海主之	《针灸甲乙经·卷之七·六经受病发伤寒热病第一（下）》	√		
眩、时仆……厉兑主之	《针灸甲乙经·卷之七·足阳明脉病发热狂走第二》	√		
头眩痛……昆仑主之	《针灸甲乙经·卷之七·太阳中风感于寒湿发痉第四》	√		
邪客于手阳明之络，令人耳聋，时不闻音，刺手大指次指爪甲上端如韭叶，各一痏，立闻。不已，刺中指爪甲上与肉交者，立闻。其不时闻者，不可刺也。耳中生风者，亦刺之如此数，右取左，左取右	《针灸甲乙经·卷之五·缪刺第三》	√		√
邪客于足太阳之络，令人头项痛，肩痛。刺足小指爪甲上与肉交者各一痏，立已，不已刺外踝上三痏，左取右，右取左，如食顷已	《针灸甲乙经·卷之五·缪刺第三》	√		√
热病发热，烦满而欲呕哕，三日以往不得汗，怵惕，胸胁痛不可反侧，咳满，溺赤，大便（《千金》作小便）血，衄不止，呕吐血，气逆，噫不止，嗌中痛，食不下，善渴，舌中烂，掌中热，劳宫主之	《针灸甲乙经·卷之七·六经受病发伤寒热病第一（下）》	√		√
热病烦心而汗不止，肘挛腋肿，善笑不休，心中痛，目赤黄，小便如血，欲呕，胸中热，苦不乐，太息，喉痹嗌干，喘逆，身热如火，头痛如破，短气胸痛，大陵主之	《针灸甲乙经·卷之七·六经受病发伤寒热病第一（下）》	√		
热病烦心，善哕，胸中澹澹善动而热，间使主之	《针灸甲乙经·卷之七·六经受病发伤寒热病第一（下）》	√		
热病烦心，心闷而汗不出，掌中热，心痛，身热如火，浸淫烦满，舌本痛，中冲主之	《针灸甲乙经·卷之七·六经受病发伤寒热病第一（下）》	√		

条文	出处	单取下穴	上下配穴	左右配穴
振寒寒热，肩臑肘臂痛，头痛不可顾，烦满，身热恶寒，目赤痛，眦烂生翳膜，暴痛，衄衊，发聋，臂重痛，肘挛，痂疥，胸满引膈，泣出而惊，颈项强，身寒，后溪主之	《针灸甲乙经·卷之七·六经受病发伤寒热病第一（下）》	√		
热中少气厥寒，灸之热去（《千金》作灸涌泉），烦心不嗜食，咳而短气，善喘，喉痹，身热痛，脊胁相引，忽忽善忘，涌泉主之	《针灸甲乙经·卷之七·六经受病发伤寒热病第一（下）》	√		
热病汗不出，且厥，手足清，暴泄，心痛腹胀，心尤痛甚，此胃心痛也，大都主之，并取太白，腹满善呕，烦闷，此皆主之	《针灸甲乙经·卷之七·六经受病发伤寒热病第一（下）》	√		
热病汗不出，胸痛不得息，颌肿，寒热，耳鸣聋无所闻，阳谷主之。泄风汗出至腰，项急不可以左右顾及俯仰，肩弛肘废，目痛，痂疥生疣，瘛疭，头眩目痛，阳谷主之	《针灸甲乙经·卷之七·六经受病发伤寒热病第一（下）》	√		
热病汗不出，默默嗜卧，溺黄，少腹热，嗌中痛，腹胀内肿，涎下，心痛如锥针刺，太溪主之	《针灸甲乙经·卷之七·六经受病发伤寒热病第一（下）》	√		
热病先头重颜痛，烦闷身热，热争则腰痛不可以俯仰，胸满，两颔痛甚，暴泄，善饥而不欲食，善噫，热中，足清，腹胀食不化，善呕泄，有脓血，若呕无所出，先取三里，后取太白、章门主之	《针灸甲乙经·卷之七·六经受病发伤寒热病第一（下）》		√	
振寒寒热，颈项肿，实则肘挛，头眩痛，狂易，虚则生疣，小者痂疥，支正主之	《针灸甲乙经·卷之七·六经受病发伤寒热病第一（下）》	√		
气喘，热病衄血不止，烦心，善悲，腹胀，逆息热气，足胫中寒，不得卧，气满胸中热，暴泄，仰息，足下寒，膈中闷，呕吐，不欲食饮，隐白主之	《针灸甲乙经·卷之七·六经受病发伤寒热病第一（下）》	√		
胁痛咳逆，不得息，窍阴主之，及爪甲与肉交者，左取右，右取左，立已，不已复取。手足清，烦热汗不出，手肢转筋，头痛如锥刺之，循循然不可以动，动益烦心，喉痹，舌卷口干，臂内廉痛不可及头，耳聋鸣，窍阴皆主之	《针灸甲乙经·卷之七·六经受病发伤寒热病第一（下）》	√		√

续表

旴派上补下泻经典针刺学

条文	出处	单取下穴	上下配穴	左右配穴
振寒瘛瘲，手不伸，咳嗽唾浊，气膈善呕，鼓颌，不得汗……尺泽主之。左窒刺右，右窒刺左	《针灸甲乙经·卷之七·六经受病发伤寒热病第一（下）》	√		√
狂歌妄言，怒恐，恶人与火，骂詈，三里主之	《针灸甲乙经·卷之七·足阳明脉病发热狂走第二》	√		
胸胁榰满，劳宫主之。多卧善唾，胸满肠鸣，三间主之。胸满不得息，颈颌肿，阳谷主之。胸胁胀，肠鸣切痛（一云胸胁支满，腹中切痛），太白主之。暴胀，胸胁榰满，足寒，大便难，面唇白，时时呕血，太冲主之。胸胁榰满，恶闻人声与木音，巨虚上廉主之。胸胁榰满，寒如风吹状，侠溪主之	《针灸甲乙经·卷之九·肝受病及卫气留积发胸胁满痛第四》	√		
身重骨酸不相知，太白主之	《针灸甲乙经·卷之九·脾受病发四肢不用第六》	√		
厥头痛，孔最主之。厥头痛，面肿起，商丘主之	《针灸甲乙经·卷之九·大寒内薄骨髓阳逆发头痛第一》	√		
心痛卒咳逆，曲泽主之，出血则已。卒心痛，汗出，大敦主之，出血立已。胸痹引背时寒，间使主之。胸痹心痛，肩肉麻木，天井主之。胸痹心痛，不得息，痛无常处（《千金》云：不得反侧），临泣主之	《针灸甲乙经·卷之九·寒气客于五脏六腑发卒心痛胸痹心疝三虫第二》	√		
胸中满痛，乳肿，溃痈，咳逆上气，咽喉喝有声，太溪主之。咳逆烦闷不得卧，胸中满，喘不得息，背痛，太渊主之。咳逆上气，舌干胁痛，心烦肩寒，少气不足以息，腹胀，喘，尺泽主之。咳，干呕烦满，侠白主之……凄凄寒嗽，咳吐血，逆气惊，心痛，手少阴郄主之。咳而胸满，前谷主之。咳，面赤热，支沟主之。咳，喉中鸣，咳唾血，大钟主之	《针灸甲乙经·卷之九·邪在肺五脏六腑受病发咳逆上气第三》	√		

条文	出处	单取下穴	上下配穴	左右配穴
腹寒胀满，厉兑主之。腹大不嗜食，冲阳主之。厥气上楷，解溪主之。大腹有热，肠鸣腹满，夹脐痛，食不化，喘，不能久立，巨虚上廉主之。肠中寒，胀满善噫，恶闻食臭，胃气不足，肠鸣腹痛，泄，食不化，心下胀，三里主之。腹满，胃中有热，不嗜食，悬钟主之	《针灸甲乙经·卷之九·脾胃大肠受病发腹胀满肠中鸣短气第七》	√		
卒疝，少腹痛，照海主之，病在左取右，右取左，立已	《针灸甲乙经·卷之九·足厥阴脉动喜怒不时发瘭疝遗溺癃第十一》	√		√
食饮善呕，不能言，通谷主之……暴喑不能言，支沟主之。喑不能言，合谷及涌泉、阳交主之	《针灸甲乙经·卷之十二·寒气客于厌发喑不能言第二》	√		
青盲，商阳主之。䀮目，目䀮䀮，偏历主之。眼痛，下廉主之。䀮目，目䀮䀮，少气，灸五里，左取右，右取左。目中白翳，目痛泣出，甚者如脱，前谷主之。白膜覆珠，瞳子无所见，解溪主之	《针灸甲乙经·卷之十二·足太阳阳明手少阳脉动发目病第四》	√		√
耳中生风，耳鸣耳聋时不闻，商阳主之。聋，耳中不通，合谷主之。耳聋，两颞颥痛，中渚主之。耳焞焞浑浑，聋无所闻，外关主之。卒气聋，四渎主之	《针灸甲乙经·卷之十二·手太阳少阳脉动发耳病第五》	√		
耳聋，取手足小指（《太素》云少指次指）爪甲上与肉交者……耳鸣，取手足中指爪甲上，左取右，右取左……	《针灸甲乙经·卷之十二·手太阳少阳脉动发耳病第五》	√		√
舌下肿，难言，舌纵，㖞戾不端，通谷主之。口僻，刺太渊，引而下之。口中腥臭，劳宫主之。口中下齿痛，恶寒颊肿，商阳主之。齿龋痛，恶清，三间主之。口僻，偏历主之。口齿痛，温溜主之。下齿龋则上齿痛，液门主之。齿痛，四渎主之。上牙齿龋痛，阳谷（一作阳溪）主之。齿龋痛，合谷主之。齿龋痛，小海主之。舌纵涎下，烦闷，阴谷主之	《针灸甲乙经·卷之十二·手足阳明脉动发口齿病第六》	√		

由表2可知，皇甫谧明确了具体的穴名来治疗诸疾，多数独取手足末端五输穴，并强调"主之"，而很少配伍患处穴位，其深谙《黄帝内经》"上病下取""远道刺"之旨。可见，其将"上病下取"思想在各类疾病治疗中运用的灵巧活泛。

（三）东晋葛洪《肘后备急方》"上病下取"取穴思想的记载（表3）

表3　《肘后备急方》中的部分条文

条文	出处	单取下穴	上下配穴	左右配穴
救卒死……灸两足大指爪甲聚毛中七壮	《肘后备急方·救卒中恶死方第一》	√		
救卒死而张目及舌者，灸手足两爪后十四壮了……	《肘后备急方·救卒中恶死方第一》	√		
卒魇不觉，灸足下大指聚毛中，二十一壮。又方，灸两足大指上聚毛中，灸二十壮	《肘后备急方·治卒魇寐不寤方第五》	√		
治卒心痛，灸手中央长指端，三壮	《肘后备急方·治卒心痛方第八》	√		
治卒吐逆方，灸两手大拇指内边爪后第一纹头各一壮。又方，灸两手中央长指爪下一壮，愈	《肘后备急方·治卒心腹烦满方第十一》	√		
卒霍乱……先手足逆冷者，灸两足内踝上一尖骨是也，两足各七壮，不愈加数，名三阴交，在内踝尖上三寸是也	《肘后备急方·治卒心腹烦满方第十一》	√		
卒霍乱……若哕（同"哕"，干呕）者，灸手腕第一约理中七壮，名心主，当中指	《肘后备急方·治卒霍乱诸急方第十二》	√		
卒霍乱……转筋，灸蹶心（脚心）当拇指大聚筋上六七壮，名涌泉。又灸足大趾下约中一壮，神验。又方，灸大指上爪甲际，七壮	《肘后备急方·治卒霍乱诸急方第十二》	√		
卒霍乱……下利不止者，灸足大趾本节内侧寸白肉际，左右各七壮，名大都	《肘后备急方·治卒霍乱诸急方第十二》	√		
卒霍乱……干呕者，灸手腕后三寸两筋间是，左右各七壮，名间使	《肘后备急方·治卒霍乱诸急方第十二》	√		

条文	出处	单取下穴	上下配穴	左右下配穴
治卒狂言鬼语方，针其足大拇趾爪甲下入少许，即止	《肘后备急方·治卒发癫狂病方第十七》	√		
治卒中急风，闷乱欲死方，灸两足大指下横纹中，随年壮	《肘后备急方·治中风诸急方第十九》	√		
治中风……若毒急不得行者，内筋急者，灸内踝；外筋急者，灸外踝上，二十壮	《肘后备急方·治中风诸急方第十九》	√		
葛氏治卒干呕不息……灸两腕后两筋中一穴，名间使，各七壮。灸心主尺泽亦佳	肘后备急方·治卒胃反呕哕方第三十	√		
葛氏，男子阴卒肿痛方，灸足大指第二节下横纹理正中央五壮，佳	肘后备急方·治卒阴肿痛颓卵方第四十二	√		

由表3可知，葛洪临床重视下部取穴，不仅针刺且更重灸治，体现了"上病下取"的取穴思想。

（四）宋代席弘《席弘赋》"上病下取"取穴思想的记载（表4）

表4　《席弘赋》中的部分条文

条文	单取下穴	上下配穴	左右配穴
气刺两乳求太渊，未应之时泻列缺	√		
列缺头疼及偏正，重泻太渊无不应	√		
虚喘须寻三里中	√		
手连肩脊痛难忍，合谷针时要太冲	√		
曲池两手不如意，合谷下针宜仔细	√		
心疼手颤少海间，若要除根觅阴市	√		
但患伤寒两耳聋，金门听会疾如风		√	
五般肘痛寻尺泽，太渊针后却收功	√		
手足上下针三里，食癖气块凭此取	√		

条文	单取下穴	上下配穴	左右配穴
阴陵泉治心胸满，针到承山饮食思	√		
委中专治腰间痛，脚膝肿时寻至阴	√		
耳内蝉鸣腰欲折，膝下明存三里穴，若能补泻五会间，且莫向人容易说	√		
睛明治眼未效时，合谷光明安可缺	√		
冷嗽先宜补合谷，却须针泻三阴交	√		
牙疼腰痛并咽痹，二间阳溪疾怎逃	√		
更有三间肾俞妙，善除肩背浮风劳		√	
最是阳陵泉一穴，膝间疼痛用针烧	√		
委中腰痛脚挛急，取得其经血自调	√		
脚痛膝肿针三里，悬钟二陵三阴交	√		
更向太冲须引气，指头麻木自轻飘	√		
转筋目眩针鱼腹，承山昆仑立便消	√		
肚疼须是公孙妙，内关相应必然瘳	√		
髋骨腿疼三里泻，复溜气滞便离腰	√		
倘若膀胱气未散，更宜三里穴中寻	√		
若是七疝小腹痛，照海阴交曲泉针	√		
久患伤寒肩背痛，但针中渚得其宜	√		
肩上痛连脐不休，手中三里便须求。下针麻重即须泻，得气之时不用留	√		
腰连胯痛急必大，便于三里攻其隘。下针一泻三补之，气上攻噎只管住	√		

由表 4 可知，席弘临床重视下部取穴，传承了《黄帝内经》"上病下治"的经旨，体现了"上病下取"的取穴思想。

（五）元代危亦林《世医得效方》"上病下取"取穴思想的记载（表5）

表5　《世医得效方》中的部分条文

条文	出处	单取下穴	上下配穴	左右配穴
伤寒阳毒……若病者三四日以上……灸太冲，穴在足大指末节后二寸或一寸半陷中，三十壮，神验	《世医得效方·卷第一·大方脉杂医科·阳毒》	√		
疟疾……于十指近甲梢针出血，及看两舌下，有紫肿红筋，亦须针去血，效	《世医得效方·卷第二·大方脉杂医科·截疟》		√	
沙证……可于两脚曲腕内两筋两骨间刺出血，愈。名委中穴	《世医得效方·卷第二·大方脉杂医科·沙证》	√		
凡上气冷发，腹中雷鸣转叫，呕逆不食，灸太冲，穴在足大指本节后二寸陷中，不限壮数	《世医得效方·卷第三·大方脉杂医科·诸气》	√		
治诸气心腹痛，小肠气，外肾吊痛，疝气小腹急痛不可忍。足大拇指、次指下中节横纹当中，灸五壮	《世医得效方·卷第三·大方脉杂医科·诸疝》	√		
症瘕……灸内踝后宛宛中，随年壮	《世医得效方·卷第四·大方脉杂医科·症瘕》	√		
干呕，灸尺一，穴在肘约上动脉，灸三壮。又灸乳下一寸，三十壮	《世医得效方·卷第四·大方脉杂医科·呕吐》		√	
干呕不止，粥药皆吐，灸间使穴三十壮，其穴在掌后二寸两筋间。若四厥脉沉绝不至者，亦灸之便通。此起死人法	《世医得效方·卷第四·大方脉杂医科·呕吐》	√		
翻胃……灸内踝下三指稍斜向前三壮	《世医得效方·卷第四·大方脉杂医科·脾胃》	√		
吐血，呕逆，灸大陵，穴在掌后两骨间是	《世医得效方·卷第七·大方脉杂医科·失血》	√		
衄不止，灸足大指节横理三毛中十壮，剧者百壮。并治阴卵肿	《世医得效方·卷第七·大方脉杂医科·失血》	√		
梦泄精，三阴交二七壮，梦断，神良。穴在内踝上大脉并四指是	《世医得效方·卷第八·大方脉杂医科·瘤冷》	√		
治胃中热病，灸三里三十壮，穴在膝下三寸	《世医得效方·卷第八·大方脉杂医科·积热》	√		

<table>
<tr><th>条文</th><th>出处</th><th>单取
下穴</th><th>上下
配穴</th><th>左右
配穴</th></tr>
<tr><td>狂痫哭泣,灸手逆注三十壮,穴在左右手腕后六寸</td><td>《世医得效方·卷第八·大方脉杂医科·心恙》</td><td></td><td></td><td></td></tr>
<tr><td>狂邪发无常,披发大唤,欲杀人,不避水火,及狂言妄语,灸间使三十壮</td><td>《世医得效方·卷第八·大方脉杂医科·心恙》</td><td>√</td><td></td><td></td></tr>
<tr><td>肿满……足第二指上一寸半,随年壮。又灸两大手指缝头,七壮,治水气,通身肿满,效。太冲、肾俞各百壮,治虚劳浮肿效</td><td>《世医得效方·卷第九·大方脉杂医科·肿满》</td><td></td><td>√</td><td></td></tr>
<tr><td>霍乱……第二脚指上,如绿豆大艾炷,灸三壮,即愈</td><td>《世医得效方·卷第十二·大方脉杂医科·肿满》</td><td>√</td><td></td><td></td></tr>
<tr><td>治白崩……灸内踝上三寸,左右各百壮,名三阴交。治漏下不止,或赤或白,灸交仪,穴在内踝上五寸</td><td>《世医得效方·卷第十五·产科兼妇人杂病科·崩漏》</td><td>√</td><td></td><td></td></tr>
<tr><td>妇人绝子。灸然谷五十壮,在内踝前直下一寸</td><td>《世医得效方·卷第十五·产科兼妇人杂病科·求嗣》</td><td>√</td><td></td><td></td></tr>
<tr><td>风翳,患右目灸右手中指本节头骨上五壮,炷如小麦大,左手亦如之。目卒生翳,灸大指节横纹三壮,在左灸右,在右灸左,良</td><td>《世医得效方·卷第十六·眼科·风证》</td><td>√</td><td></td><td>√</td></tr>
<tr><td>失音颊交错……灸足内踝上三寸宛宛中,或二寸五分,名三阴交穴</td><td>《世医得效方·卷第十七·口齿兼咽喉科·齿病》</td><td>√</td><td></td><td></td></tr>
<tr><td>治颊肿及缠喉风等证。又气急者,实热针足三里,虚热灸足三里,以手约膝取中指梢尽处是穴</td><td>《世医得效方·卷第十七·口齿兼咽喉科·喉病》</td><td>√</td><td></td><td></td></tr>
<tr><td>喉风……合谷穴,穴法口授。治牙关不开,则阳灵穴应针,各刺一刺出血,入二分,关窍即开</td><td>《世医得效方·卷第十七·口齿兼咽喉科·喉病》</td><td>√</td><td>√</td><td></td></tr>
<tr><td>瘰疬……以手抑置肩上,微举肘取之,肘骨尖上是穴。随患处左即灸左,右即灸右。艾炷如小箸头大,再灸如前,不过三次,永无恙</td><td>《世医得效方·卷第十九·疮肿科·瘰疬》</td><td>√</td><td></td><td></td></tr>
<tr><td>疔疮……掌后横文后五指,男左女右,灸七壮即瘥。屡效</td><td>《世医得效方·卷第十九·疮肿科·疔疮》</td><td>√</td><td></td><td></td></tr>
</table>

旴派上补下泻经典针刺学

由表5可知，危亦林临床重视下部取穴，不仅针刺更重灸治，体现了"上病下取"的取穴思想。危氏在辨治喉病中运用主针、应针配穴法治疗喉风牙关不开，"合谷穴……治牙关不开，则阳灵穴应针，各刺一刺出血，入二分，关窍即开"。可见，合谷穴为主穴，阳灵穴为应穴，先刺主穴，后刺应穴以应答主针的针气，这是古代针灸采取主应配穴法很早的记载。危亦林和李梴皆为旴江南丰人，据此可知明代李梴"穴分主应，刺分先后"的"上补下泻针法"私淑了元代危亦林之针术。

（六）明代朱权《延寿神方》"上病下取"取穴思想的记载（表6）

表6　《延寿神方》中的部分条文

条文	出处	单取下穴	上下配穴	左右配穴
中风仆倒欲死者，灸两足大趾下横文中，随年壮数。若毒急不得行，内筋急者，灸内踝；外筋急者，灸外踝。上三十壮	《延寿神方·卷一·中风部》	√		
霍乱吐泻……先手足逆冷者，灸两足内踝上一尖骨，各七壮。不愈，又灸三阴交，在内踝尖上三寸是穴。下利不止者，灸足大趾本节内侧白肉际，左右各七壮，名大都	《延寿神方·卷一·霍乱部》	√		
霍乱吐泻……足转筋者，灸涌泉二穴，在足心，蹷足取之，六七壮。又灸足大趾下约中一壮，神效	《延寿神方·卷一·霍乱部》	√		
治搅肠痧……针法，病轻者，用布针于两手背十指甲两角甲肉际之间各刺一针，及膝里委中穴，认青筋上刺数针，各令出血即安。重者于舌根下及脐小腹上，认青筋各刺二三，并令出血，即安	《延寿神方·卷一·搅肠痧部》		√	
治雀盲黄昏不见物者……灸大指指甲后一寸内臁，横文头白肉际，各一壮，炷如小麦，大妙	《延寿神方·卷二·眼部》	√		
治诸喉痹针法：针少商出血，立愈，在两手大指内侧如韭叶，三稜针针之。一法 针合谷二穴，在虎口，针五分，尺泽二穴，在臂中横文，出血，妙	《延寿神方·卷二·咽喉部》	√		
治心疼恶气所中者……若痛连腹脐……灸手中指端三壮	《延寿神方·卷二·心痛部》	√		
治小腹疼青黑……针手足指头出血，灸脐中七七壮，妙	《延寿神方·卷二·腹痛部》		√	

条文	出处	单取下穴	上下配穴	左右配穴
卒烦满呕逆……灸两手大拇指内边，爪后第一纹头，各一壮，又灸两手中指爪下一壮，即愈	《延寿神方·卷二·心腹烦满部》	√		
气滞腰疼……反腰有血痛者……一法，灸足踵白肉际三壮	《延寿神方·卷二·腰部》	√		
惊死，凡心下温者，刺手少阳之源即是。兑骨穴也，乃是安心之源，在手掌后兑骨之端陷中，是穴用长针，口中温暖方刺入三分，徐徐出针，以手扪其穴，其人复苏也	《延寿神方·卷二·惊忧喜笑部》	√		
暴惊欲死者，针下廉二穴，在三里下二寸，针入五分	《延寿神方·卷二·惊忧喜笑部》	√		
喜笑欲死者，针列缺二穴，在手大指后臂上三寸，及大陵二穴，在掌后横纹中，针三分，立效	《延寿神方·卷二·惊忧喜笑部》	√		
卒中邪鬼，恍惚振禁者，灸人中及两手足大指爪甲本节，令艾丸在寅上，各七壮至四十壮，愈	《延寿神方·卷二·癫痫部》	√		
气促浮肿，小便涩……灸足内踝下白肉际三壮，妙	《延寿神方·卷二·水肿部》	√		
中风……曲池二穴，在肘外辅骨，曲肘横文头陷中，拱胸取之，针七分，灸七壮，可日七至二百	《延寿神方·卷三·针灸部》	√		
搅肠痧，针两臂腕中紫筋出血。十指头刺出血……膝腕中曲秋紫筋上，出血	《延寿神方·卷三·针灸部》	√		
治小肠气及偏坠，灸大敦二穴，在足内踝上三寸，灸七壮，亦分左右	《延寿神方·卷三·下部》	√		
治男子阴卒肿痛，灸足大趾第二节下横文理正中尖五十壮，佳。又灸足大趾三壮	《延寿神方·卷三·下部》	√		
治疳眼，灸合谷二穴各一壮，艾炷如小麦大，在手大指次指两骨间陷中者	《延寿神方·卷三·婴孺部》	√		
中恶短气欲死者，灸足两母趾上甲后聚毛中各十四壮，即愈。未愈又灸十四壮	《延寿神方·卷三·婴孺部》	√		
冬月落水，微有气者……急于人中穴及两脚大母趾离甲一韭叶许，各灸三五壮即活	《延寿神方·卷三·溺水部》	√		

由表6可知,《延寿神方》中针灸重视下部取穴,传承了《黄帝内经》"上病下治"的经旨,体现了"上病下取"的取穴思想。

(七)明代徐凤《针灸大全》"上病下取"取穴思想的记载(表7)

表7 《针灸大全》中的部分条文

条文	出处	单取下穴	上下配穴	左右配穴
若是胃中停宿食,后寻三里起璇玑	《针灸大全·长桑君天星秘诀歌》	√		
耳鸣腰痛先五会,次针耳门三里内	《针灸大全·长桑君天星秘诀歌》		√	
牙疼头痛兼喉痹,先刺二间后三里	《针灸大全·长桑君天星秘诀歌》	√		
寒疟面肿及肠鸣,先取合谷后内庭	《针灸大全·长桑君天星秘诀歌》	√		
三里足膝下,三寸两筋间。能除心腹痛,善治胃中寒	《针灸大全·马丹阳天星十二穴并治杂病歌》	√		
委中曲䐴里,动脉正中央。腰重不能举,沉沉侠脊梁	《针灸大全·马丹阳天星十二穴并治杂病歌》	√		
承山在鱼腰,肠分肉间。善理腰疼痛,痔疾大便难	《针灸大全·马丹阳天星十二穴并治杂病歌》	√		
太冲足大指,节后三寸中。动脉知生死,能除惊痫风。咽喉肿心胀,两足不能动。七疝偏坠肿,眼目似云朦。亦能疗腰痛,针下有神功	《针灸大全·马丹阳天星十二穴并治杂病歌》	√		
昆仑足外踝,后跟微脉寻。膊重腰尻痛,阳跷更连阴。头疼脊背急,暴喘满中心。踏地行不得,动足即呻吟。若欲求安好,须寻此穴针	《针灸大全·马丹阳天星十二穴并治杂病歌》	√		
阳陵泉膝下,外廉一寸中。膝肿并麻木,起坐腰背重。面肿胸中满,冷痹与偏风。努力坐不得,起卧似衰翁。针入五分后,神功实不同	《针灸大全·马丹阳天星十二穴并治杂病歌》	√		
肚腹三里留,腰背委中求。头项寻列缺,面口合谷收	《针灸大全·四总穴歌》	√		

条文	出处	单取下穴	上下配穴	左右配穴
三里内庭穴，肚腹中妙诀。曲池与合谷，头面病可彻。腰背痛相连，委中昆仑穴。胸项如有痛，后溪并列缺	《针灸大全·千金十一穴歌》	√		
更向大都针眼痛，太渊穴内用行针	《针灸大全·治病十一穴歌》	√		
齿疼依前指上明。更推大都左之右，交互相迎仔细寻	《针灸大全·治病十一穴歌》	√		√
胸结身黄，泻涌泉而即可	《针灸大全·通玄指要赋》	√		
腰背疼，在委中而已矣	《针灸大全·通玄指要赋》	√		
抑又闻心胸病，求掌后之大陵	《针灸大全·通玄指要赋》	√		
阴陵泉治心胸满，针到承山饮食思	《针灸大全·席弘赋》	√		
耳内蝉鸣腰欲折，膝下明存三里穴	《针灸大全·席弘赋》	√		
睛明治眼未效时，合谷光明安可缺	《针灸大全·席弘赋》	√		
最是阳陵泉一穴，膝间疼痛用针烧	《针灸大全·席弘赋》	√		
委中腰痛脚挛急，取得目眩针鱼腹，承山昆仑立便消	《针灸大全·席弘赋》	√		
肚疼须是公孙妙，内关相应必然瘳	《针灸大全·席弘赋》	√		
大便闭涩大敦烧	《针灸大全·席弘赋》	√		
髋骨腿疼三里泻，复溜气滞便离腰	《针灸大全·席弘赋》	√		
腰连胯痛急必大，便于三里攻其隘，下针一泻三补之，气上攻噎只管在，噎不住时气海灸，定泻一时立便瘥	《针灸大全·席弘赋》		√	

由表 7 可知，徐凤临床重视选取手足远端的穴位，体现了"上病下取"的取穴思想。

（八）明代高武《针灸聚英》"上病下取"取穴思想的记载（表8）

表8 《针灸聚英》中的部分条文

条文	出处	单取下穴	上下配穴	左右配穴
头痛……脉浮，刺腕骨、京骨；脉长，取合谷、冲阳；脉弦，取阳池、风府、风池	《针灸聚英·卷之二·杂病》		√	
热病汗不出，商阳、合谷、阳谷、侠溪、厉兑、劳宫、腕骨以导气。热无度不止，陷谷，出血以泄热	《针灸聚英·卷之二·杂病》	√		
腹痛……实痛宜刺泻之，太冲、三阴交、太白、太渊、大陵	《针灸聚英·卷之二·杂病》	√		
腰疼……血滞于下，委中出血，灸肾俞、昆仑	《针灸聚英·卷之二·杂病》		√	
牙痛……合谷、内庭、浮白、阳白、三间	《针灸聚英·卷之二·杂病》	√		
胁痛……针丘墟、中渎	《针灸聚英·卷之二·杂病》	√		
眼目……有翳，取二间、合谷	《针灸聚英·卷之二·杂病》	√		
小儿疳眼，灸合谷二穴各一壮	《针灸聚英·卷之二·杂病》	√		
心痛……针太溪、然谷、尺泽、行间、建里、大都、太白、中脘、神门、涌泉	《针灸聚英·卷之二·杂病》		√	
疟……针合谷、曲池、公孙。灸不拘男女，于大椎中第一节处，先针后灸三七壮，立效。获灸第三节亦可	《针灸聚英·卷之二·杂病》		√	
喉痹，针取合谷、涌泉、天突、丰隆……头肿，针曲池穴	《针灸聚英·卷之二·杂病》		√	
咳嗽……针曲泽（出血立已）、前谷。面赤热咳，支沟；多唾，三里	《针灸聚英·卷之二·杂病》	√		
吐衄血……针隐白、脾俞、上脘、肝俞	《针灸聚英·卷之二·杂病》		√	

续表

条文	出处	单取下穴	上下配穴	左右配穴
下血，肠风多在胃与大肠。针隐白。灸三里	《针灸聚英·卷之二·杂病》	√		
淋……灸三阴交	《针灸聚英·卷之二·杂病》	√		
小水不禁，灸阴陵泉、阳陵泉	《针灸聚英·卷之二·杂病》	√		
脚气……针公孙、冲阳。灸三里	《针灸聚英·卷之二·杂病》	√		
痿……针中渎、环跳。灸三里、肺俞	《针灸聚英·卷之二·杂病》		√	
癫……针委中出血二三合。	《针灸聚英·卷之二·杂病》	√		
疮疡……从背出者，当从太阳五穴选用：至阴、通谷、束骨、昆仑、委中	《针灸聚英·卷之二·杂病》	√		
疮疡……从鬓出者，当从少阳五穴选用：窍阴、侠溪、临泣、阳辅、阳陵泉	《针灸聚英·卷之二·杂病》	√		
疮疡……从髭出者，当从阳明五穴选用：厉兑、内庭、陷谷、冲阳、解溪	《针灸聚英·卷之二·杂病》	√		
疮疡……从脑出者，则以绝骨一穴	《针灸聚英·卷之二·杂病》	√		
疮疡……曲两肘，正肘头锐骨，灸百壮，下脓血而安	《针灸聚英·卷之二·杂病》	√		

由表 8 可知，高武临床重视选取手足远端的腧穴，体现了"上病下取"的取穴思想，而且辨证论治独特，结合脉法辨经施治。

（九）明代李梴《医学入门》"上病下取"取穴思想的记载（表9）

表9　《医学入门》中的部分条文

条文	出处	单取下穴	上下配穴	左右配穴
又有一言真秘诀，上补下泻值千金	《医学入门·卷一·针灸·附：杂病穴法》	√	√	√
"通而取之……左取右，右取左……头取手足三阳，胸腹取手足三阴，以不病者为主，病者为应	《医学入门·卷一·针灸·附：杂病穴法》	√	√	√
先下主针而后下应针，主针气已行而后针应针	《医学入门·卷一·针灸·附：杂病穴法》		√	√
百病一针为率，多则四针，满身针者可恶	《医学入门·卷一·针灸·附：杂病穴法》	√	√	√
一切风寒暑湿邪，头痛发热外关起。只此一穴	《医学入门·卷一·针灸·附：杂病穴法》	√		
汗吐下法非有他，合谷内关阴交杵	《医学入门·卷一·针灸·附：杂病穴法》		√	
泄泻肚腹诸般疾，三里内庭功无比	《医学入门·卷一·针灸·附：杂病穴法》	√		
伤寒流注分手足，太冲内庭可浮沉。二穴总治流注，又能退寒热。在手针手三里，在足太冲，在背行间，在腹足三里	《医学入门·卷一·针灸·附：杂病穴法》	√		
一切内伤内关穴，痰火积快退烦热。兼针三里尤妙	《医学入门·卷一·针灸·附：杂病穴法》	√		
腰连脚痛腕骨升，三里降下随拜跪。补腕骨，泻足三里	《医学入门·卷一·针灸·附：杂病穴法》	√		
舌裂出血寻内关，太冲阴交走上部	《医学入门·卷一·针灸·附：杂病穴法》		√	
舌上生苔合谷当，手三里治舌风舞	《医学入门·卷一·针灸·附：杂病穴法》	√		
头面耳目口鼻（咽牙）病，曲池合谷为之主。二穴又治肩背肘膊疼痛及疟疾	《医学入门·卷一·针灸·附：杂病穴法》	√		
偏正头疼左右针，列缺太渊不用补	《医学入门·卷一·针灸·附：杂病穴法》	√		
疟疾……危氏只刺十手出血，及看舌下有紫肿红筋，亦须去血	《医学入门·卷一·针灸·附：杂病穴法》		√	

条文	出处	单取下穴	上下配穴	左右配穴
头风目眩项掜强，申脉金门手三里	《医学入门·卷一·针灸·附：杂病穴法》	√		
眼红或瞳仁肿痛，流泪出血，烂弦风，俱泻足临泣。或太冲、合谷	《医学入门·卷一·针灸·附：杂病穴法》	√		
耳聋临泣与金门，合谷针后听人语	《医学入门·卷一·针灸·附：杂病穴法》	√		
鼻塞鼻痔及鼻渊，合谷太冲随手努	《医学入门·卷一·针灸·附：杂病穴法》	√		
口噤喎斜流涎多……轻者只针合谷、颊车	《医学入门·卷一·针灸·附：杂病穴法》		√	
手指连肩相引疼，合谷太冲能救苦	《医学入门·卷一·针灸·附：杂病穴法》	√		
手三里治肩连脐，脊间心后称中渚	《医学入门·卷一·针灸·附：杂病穴法》	√		
冷嗽只宜补合谷，三阴交泻实时住	《医学入门·卷一·针灸·附：杂病穴法》	√		
心痛翻胃刺劳宫，寒者少泽细手指	《医学入门·卷一·针灸·附：杂病穴法》	√		
心痛手战少海求，若要除根阴市睹；太渊列缺穴相连，能祛气痛刺两乳	《医学入门·卷一·针灸·附：杂病穴法》	√		
胁痛只须阳陵泉	《医学入门·卷一·针灸·附：杂病穴法》	√		
腹痛公孙内关尔	《医学入门·卷一·针灸·附：杂病穴法》	√		
痢疾合谷三里宜，甚者必须兼中膂	《医学入门·卷一·针灸·附：杂病穴法》		√	
心腹痞满阴陵泉，针到承山饮食美	《医学入门·卷一·针灸·附：杂病穴法》	√		
脚若转筋眼发花，然谷承山法自古	《医学入门·卷一·针灸·附：杂病穴法》	√		

条文	出处	单取下穴	上下配穴	左右配穴
两足难移先悬钟（又名绝骨），条口后针能步履	《医学入门·卷一·针灸·附：杂病穴法》	√		
七疝大敦与太冲	《医学入门·卷一·针灸·附：杂病穴法》	√		
五淋血海通男妇	《医学入门·卷一·针灸·附：杂病穴法》	√		
大便虚秘补支沟，泻足三里效可拟	《医学入门·卷一·针灸·附：杂病穴法》	√		
小便不通阴陵泉，三里泻下溺如注	《医学入门·卷一·针灸·附：杂病穴法》	√		
内伤食积针三里，璇玑相应块亦消	《医学入门·卷一·针灸·附：杂病穴法》		√	
脾病气血先合谷，后刺三阴针用烧	《医学入门·卷一·针灸·附：杂病穴法》	√		
吐血尺泽功无比……	《医学入门·卷一·针灸·附：杂病穴法》	√		
喘急列缺足三里，呕噎阴交不可饶	《医学入门·卷一·针灸·附：杂病穴法》		√	
劳宫能治五般痫，更刺涌泉疾若挑	《医学入门·卷一·针灸·附：杂病穴法》	√		
神门专治心疾呆，人中间使祛颠妖	《医学入门·卷一·针灸·附：杂病穴法》	√		
妇人通经泻合谷，三里至阴催孕妊	《医学入门·卷一·针灸·附：杂病穴法》	√		
小儿惊风少商穴，人中涌泉泻莫深	《医学入门·卷一·针灸·附：杂病穴法》	√		

由表9可知，李梴重视"上病下取"，以达到"上补下泻"的目的。正如他在《医学入门·针灸》中所说："通而取之……头取手足三阳，胸腹取手足三阴。"

（十）明代杨继洲《针灸大成》"上病下取"取穴思想的记载（表10）

表10　《针灸大成》中的部分条文

条文	出处	单取下穴	上下配穴	左右配穴
疝瘕：阴跷（此二穴，在足内踝陷中。主卒疝，小腹疼痛，左取右，右取左，灸三壮。女人月水不调，亦灸）	《针灸大成·卷八阴疝小便门》	√		√
人病膨胀，喘咳，缺盆痛，心烦，掌热，肩背疼，咽痛喉肿……可刺手太阴肺经井穴，少商也，手大指侧……左取右，右取左，如食顷已	《针灸大成·卷五十二经井穴》	√		√
治气上壅足三里，天突宛中治喘痰	《针灸大成·卷二灵光赋（杨氏）》		√	
心痛：灸足大趾次指下中节横纹当中，灸五壮，男左女右，极妙。二足皆灸亦可	《针灸大成·卷八腹痛胀满门》	√		
邪客于足少阴之络，令人卒心痛暴胀，胸胁支满，无积者，刺然骨之前出血，如食顷而已，不已，左取右，右取左，病新发者，取五日已	《针灸大成·卷一缪刺论》	√		√
邪客于足厥阴之络，令人卒疝暴痛，刺足大指爪甲上，与肉交者各一痏，男子立已，女子有顷已，左取右，右取左	《针灸大成·卷一缪刺论》	√		√
邪客于足太阳之络，令人头项肩痛，刺足小指爪甲上，与肉交者各一痏，立已，不已，刺外踝下三痏，左取右，右取左，如食顷已	《针灸大成·卷一缪刺论》	√		√
邪客于手阳明之络，令人气满胸中，喘息而支胠，胸中热，刺手大指次指爪甲上，去端如韭叶各一痏，左取右，右取左，如食顷已	《针灸大成·卷一缪刺论》	√		√
邪客于足阳跷之脉，令人目痛从内眦始，刺外踝之下半寸所各二痏，左刺右，右刺左，如行十里顷而已	《针灸大成·卷一缪刺论》	√		√
人有所堕坠，恶血留内，腹中满胀，不得前后，先饮利药，此上伤厥阴之脉，下伤少阴之络，刺足内踝之下，然骨之前血脉出血，刺足跗上动脉（冲阳），不已，刺三毛上各一痏，见血立已，左刺右，右刺左（三毛，大敦穴）。善悲惊不乐，刺如右方	《针灸大成·卷一缪刺论》	√		√

条文	出处	单取下穴	上下配穴	左右配穴
邪客于手阳明之络，令人耳聋，时不闻音，刺手大指次指爪甲上，去端如韭叶各一痏，立闻，不已，刺中指爪甲上与肉交者，立闻，其不时闻者，不可刺也。耳中生风者，亦刺之如此数，左刺右，右刺左	《针灸大成·卷一缪刺论》	√		√
邪客于足阳明之络，令人鼽衄，上齿寒，刺足大指次指爪甲上与肉交者，各一痏，左刺右，右刺左	《针灸大成·卷一缪刺论》	√		√
邪客于手足少阴、太阴、足阳明之络，此五络皆会于耳中，上络左额角，五络俱竭，令人身脉皆动，而形无知也，其状若尸，或曰尸厥。刺足大指内侧爪甲上去端如韭叶（隐白），后刺足心（涌泉），后刺足中指爪甲上各一痏（厉兑），后刺少商、少冲、神门	《针灸大成·卷一缪刺论》	√		
邪客于足少阳之络，令人胁痛不得息，咳而汗出，刺足小指次指爪甲上与肉交者，各一痏（窍阴），不得息立已，汗出立止。咳者温衣饮食，一日已，左刺右，右刺左，病立已。不已，复刺如法	《针灸大成·卷一缪刺论》	√		√
邪客于足少阴之络，令人嗌痛，不可纳食，无故善怒，气上走贲上，刺足下中央之脉（涌泉），各三痏，凡六刺，立已，左刺右，右刺左。嗌中肿，不能纳唾，时不能出唾者，缪刺然骨之前出血立已，左刺右，右刺左	《针灸大成·卷一缪刺论》	√		√
上齿，齿唇寒痛，视其手背脉血者去之，足阳明中指爪甲上一痏（厉兑），手大指次指爪甲上各一痏（商阳），立已，左取右，右取左	《针灸大成·卷一缪刺论》	√		√
足少阴令人腰痛，痛引脊内廉，刺少阴于内踝上二痏，冬无见血，出血太多，不可复也（即复溜穴，针三分，灸五壮）	《针灸大成·卷一刺腰痛》	√		
厥阴之脉令人腰痛，腰中如张弓弩弦，刺厥阴之脉，在腨踵鱼腹之外，循之累累然，乃刺之（蠡沟针二分，灸三壮）	《针灸大成·卷一刺腰痛》	√		
三阳之经，从头下足，故言头有病，必取足穴而刺之	《针灸大成·卷二标幽赋》	√		
泻络远针，头有疾而脚上针	《针灸大成·卷二标幽赋》	√		

续表

条文	出处	单取下穴	上下配穴	左右配穴
心胀咽痛，针太冲而必除。脾冷胃疼，泻公孙而立愈	《针灸大成·卷二标幽赋》	√		
阴陵泉治心胸满，针到承山饮食思	《针灸大成·卷二席弘赋》	√		
照海、支沟，通大便之秘；内庭、临泣，理小腹之膜	《针灸大成·卷二玉龙赋》	√		
头面之疾针至阴	《针灸大成·卷三肘后歌》	√		
顶心头痛眼不开，涌泉下针定安泰	《针灸大成·卷三肘后歌》	√		
又有一言真秘诀，上补下泻值千金	《针灸大成·卷三杂病穴法歌》		√	

由表 10 可知，杨继洲临床重视选取手足远端的腧穴，不仅针刺，而且重灸治，体现了"上病下取"的取穴思想。

（十一）明代龚廷贤医籍"上病下取"取穴思想的记载（表 11）

表11　龚廷贤医籍中的部分条文

条文	出处	单取下穴	上下配穴	左右配穴
治一切惊狂谵妄，逾墙上屋，詈骂不避亲疏等症。以病者两手大拇指，用细麻绳扎缚定，以大艾炷置于其中两个甲，及两指角肉四处着火，一处不着即无效，灸七壮，神验	《鲁府禁方·卷一福集·衄血》	√		
针急喉闭法，于大指外边指甲下根，不问男女左右，用布针针之，令血出即效。如大势危急，两手大指俱针之，其效尤捷	《鲁府禁方·卷一福集·衄血》	√		
小儿雀目，夜不见物，灸手大指甲后一寸内臁横纹头、白肉际，各一炷，如小麦大	《济世全书·巽集卷五·眼目》	√		
喉闭……倘牙关已闭，不可针，遂刺少商二穴，在手大指内侧去爪甲角如韭菜叶许，以手勒去黑血，口即开，仍刺喉间，仍以前剂或诸吹喉消肿止痛之药，选而用之	《济世全书·巽集卷五·咽喉》		√	

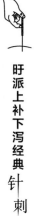
盱派上补下泻经典针刺学

条文	出处	单取下穴	上下配穴	左右配穴
癫痫，不拘五般。以两手中指相合灸之。神效	《寿世保元·卷十·灸法·灸诸病法》	√		
治痫疾尽发，灸阳跷申脉，在外踝下赤白肉际；夜发，灸阴跷照海	《寿世保元·卷十·灸法·灸诸病法》	√		
癫狂，诸般医治不瘥者，以两手并两足大拇指，用软绳急缚之，灸三壮。要四处着艾，半在肉，半在甲。要四处尽烧，一处不烧则不效矣，此法神效	《寿世保元·卷十·灸法·灸诸病法》	√		
凡夜梦魇死者，皆由平日神气不足，致使睡卧神不守舍，魂不依体……啮患人足踵，即大指甲侧，即苏	《寿世保元·卷十·灸法·灸诸病法》	√		
一论妇人月家得此，不时举发，手足挛拳，束如鸡爪，疼痛，取左右膝骨两旁，各有一个小窝，共四穴，俗谓之鬼眼，各灸三，壮即愈	《寿世保元·卷十·灸法·灸诸病法》	√		
治阴毒腹痛，脉欲绝者，先以男左女右手足中指尽头处各灸三壮，又灸脐下一寸五分，名气海穴，脐下三寸，名关元穴，各灸七壮极，效	《寿世保元·卷十·灸法·灸诸病法》		√	
治衄秘法，急用线一条，缠足小指，左孔取左，右孔取右，侧出则俱听取，于指头上灸三壮，如绿豆大。若衄多时不止者，屈手大指，就骨节尖上灸，各三壮，左取右，右取左，俱衄则俱取	《寿世保元·卷十·灸法·灸诸病法》	√		√
脑顶后疽，一名夭疽，俗名对口，男左女右，脚中指下俯面第三纹正中，用好蕲艾灸七壮	《寿世保元·卷十·灸法·灸诸疮法》	√		
瘰疬已破未破，以男左女右手搦拳后纹尽处，豌豆大艾炷灸三壮，三四日已	《寿世保元·卷十·灸法·灸诸疮法》	√		
妇人难产及胞衣不下，急于产妇右脚小指尖上灸三壮，炷如小麦大，立产	《寿世保元·卷十·灸法·灸诸疮法》	√		
小儿雀目，夜不见物，灸手大指甲后一寸内臁横纹头白肉际各一炷，如小麦大	《寿世保元·卷十·灸法·灸诸疮法》	√		
小儿吼气，无名指头灸之，良愈	《寿世保元·卷十·灸法·灸诸疮法》	√		

条文	出处	单取下穴	上下配穴	左右配穴
喉痹危急，死在须臾，牙关紧闭，病人大指外边指甲下根，不问男左女右，用衣针针之，令血出，即效。如大势危急，两手大指俱针之，其功尤效	《寿世保元·卷六·喉痹》	√		
一人，患喉闭，以防风通圣散治之，肿不能咽，此证须针之，无奈牙关已闭，遂刺少商穴出血，口即开，更以胆矾入患处……	《寿世保元·卷六·喉痹》	√		
小儿发痧……甚者宜以针刺十指背近其爪处一分许，可先将儿两手自臂捋下，血聚指头方刺	《寿世保元·卷八·发痧》	√		
治自缢气已脱，极重者，只灸涌泉穴，男左女右，灸脚三壮，即活	《寿世保元·卷十·五绝》	√		

由表 11 可知，龚廷贤临床重视选取手足远端的腧穴，不仅针刺，而且重灸治，体现了"上病下取"的取穴思想。

（十二）清末民初黄石屏《针灸诠述》"上病下取"取穴思想的记载（表 12）

表12　《针灸诠述》医籍中的部分条文

条文	出处	单取下穴	上下配穴	左右配穴
治痹……肌痹，取阳关、附分	《针灸诠述》		√	
治痹……骨痹，用青灵、极泉	《针灸诠述》		√	
口㖞，用通谷、大敦、天牖、八邪	《针灸诠述》		√	
治目痛赤，合谷为主，丝竹空为辅，左痛先针右手合谷，右痛先针左手合谷，针尖斜向内，偏头痛斜向外	《针灸诠述》		√	√
牙痛以双合谷为主，颊车为辅	《针灸诠述》		√	
少商穴放血少许，治咽痛极效，重症加针合谷，再重加针少海、天突，男先针左，女先刺右	《针灸诠述》		√	
通治风寒热三种肺咳：列缺、经渠、尺泽……肺俞、膻中	《针灸诠述》		√	
受寒发咳脉沉而紧为寒咳：阳溪、水突、气舍……	《针灸诠述》		√	
劳咳失血：鱼际、尺泽、间使、神门……肺俞、肝俞、脾俞	《针灸诠述》		√	

条文	出处	单取下穴	上下配穴	左右配穴
肩臂痹痛：列缺、偏历、肩髃、肩髎	《针灸诠述》		√	
皮痹膝寒：复溜、厉兑	《针灸诠述》	√		
筋痹足挛：承筋、承山	《针灸诠述》	√		
痹在肺脏者取其合：尺泽。痹在肝脏者取其合：曲泉。痹在心脏者取其合：少海。痹在脾脏者取其合：阴陵泉。痹在肾脏者取其合：阴谷。痹在大肠者取其俞：三间。痹在小肠者取其俞：后溪。痹在膀胱者取其俞：束骨	《针灸诠述》	√		
霍乱转筋阴证：腕骨、尺泽、曲池……期门	《针灸诠述》		√	
干霍乱：合谷、中脘……	《针灸诠述》		√	

由表 12 可知，黄石屏以针治疗疾病颇具特色，如针尖的内外方向；分男女而针左右；腧穴上下相配；先后次第针刺；左病右取，右病左取等，各类疾病多选取手足远端穴位，体现了"上病下取"取穴思想。

综上所述，古代医家临床取穴重视遵循《黄帝内经》"上病下取"针法思想，大都重视手足下部腧穴，而且重视手足部的特定穴和特定部位，有着主穴远取、远近结合、辨证辨经取穴等特点，对各类疾病的治疗远端用穴比重较高。作为众经之源的二部经典著作——《黄帝内经》《针灸甲乙经》更加注重"上病下取"的取穴方法，而且多独取下部腧穴（部位）疗上部之疾，后世医家皆遵从。遵从经旨"上病下取"，重视远端取穴，有的独取下穴，也有上下穴相配但以下穴为主、上穴为辅，或刺分先后等多法，发展和拓宽了"上病下取"之法。可见，上补下泻转移兴奋灶针法，充分总结了《黄帝内经》以来前人"上病下取"的针灸经验。

二、李梴"上补下泻"针法的渊源与传承

"上补下泻"一词，出自明代盱江医派李梴《医学入门·针灸·附：杂病穴法》"又有一言真秘诀，上补下泻值千金"。李梴擅针术，倡导异穴补泻，遵《黄帝内经》"上病下取"之经旨，首先提出"上补下泻"针法思想，并且强调临

床"百病一针为率,多则四针"。"上补下泻"针法,在明代以前针灸文献中无此说,故为李氏首创。此法历代医家多有私淑,推崇备至,沿用至今,疗效不衰。明代针灸学家杨继洲推崇其术,在所撰《针灸大成》中收载了李梴"上补下泻"针法,赞同"上补下泻值千金"。

"上补下泻"具体针法,见《医学入门·针灸·附:杂病穴法·迎随》中:"通而取之……头取手足三阳,胸腹取手足三阴,以不病者为主,病者为应……先下主针而后下应针,主针气已行而后针应针……先斗气、接气而后取气"。可见,李梴"上补下泻"针法体现了《黄帝内经》"上病下取"的取穴思想。谢强家族祖居盱江流域,家传乡贤李梴"上补下泻"针法已历八代,今谢强根据家传"上补下泻针法",将针法的要点概括为二十四字诀:"上病下取,近病远治,针(穴)分主应,下主上应,先主后应,主重(泻)应轻(补)"。

(一)李梴传略

李梴,字健斋,生卒年不详,约生活于明代中晚期,江西盱江流域南丰州(今江西省抚州市南丰县)人,明代著名儒医,为江西历史上十大名医之一,是盱江医派的著名代表医家。李氏于万历三年(1575年)刊行《医学入门》,首创"上补下泻针法"治疗各科疾病,此针法采取异穴补泻,与通常的同穴补泻迥异,提倡"百病一针为率,多则四针,满身针者可恶",颇具特色。明代著名针灸学家杨继洲推崇其术,历代医家多有私淑,推崇备至,沿用至今,疗效不衰。

1. 生平

李梴,少习儒,为邑庠生,自幼好学,负奇才,轻名利。其兄李桥,为明代名进士,历任要职。李梴青年时期因病习医,博览群书,勤于临床,医声斐然。常以儒理释医理,尝谓:"学者不深入易,则于死生之故不达,利济人物,终无把握。"晚年因感初学者苦无门径可寻,乃立志于门经书之编纂,于隆庆五年(1571年)开始撰写《医学入门》,"闭户四祀,寓目古今方论,论其要,括其词,发其隐而类编之,分注之",经四年之久,著成《医学入门》8卷,于万历三年(1575年)刊行于世。全书医文并茂,寓医学于诗词歌赋之中,方便初学者,所以后世一致称赞《医学入门》是一部很好的学医入门指导书籍。书中颇多独特见识,尤其是专论针刺补泻,影响甚大,流传甚广,其中创立了独特的

"上补下泻针法"，这种"异穴分施补泻"方法使针灸临床辨证施治更准确、易掌握，起效快，更安全。该书还一度流传到日本、朝鲜、越南等地，尤其是日本汉方医界学者认为"学医不可无规格"（"规格"，即指李梴《医学入门》），认为学医的弟子一律要以李梴的《医学入门》为教材，可见《医学入门》在日本广泛流传，影响深远。

李梴不慕荣利，致力医学研究，理论渊博，经验丰富，行医于江西、福建两省各地，赢得了病家的高度赞誉，声名远扬，与崔嘉彦、陈自明、严用和、危亦林、龚廷贤、龚居中、喻昌、黄宫绣、谢星焕并列为江西历史上十大名医。

2. 学习背景

李梴，大约生活在明代嘉靖至万历年间。明朝在结束了金元时期的混乱之后，经过十几代统治者的励精图治，成为继汉唐盛世后又一个兴盛的中原王朝，在洪武、永乐时期一度被称为是"治隆唐宋""远迈汉唐"。此时期医家们传承了金元时期百家争鸣的学术思想，并通过自身的临床实践，加以融会贯通，形成了更为系统完善的理论体系。受有宋以来"不为良相，则为良医"观念的影响，明代许多知识分子在仕途不得志或因亲疾而改弦更张，致力于医学，前者如李时珍、吴崑，后者如汪机、李中梓、王肯堂等，李梴也是青年时期因病而学医。儒医的大批出现，由此著书立说沛然，促进了医学知识的交流与传播，加速了医学理论的创新和发展。

从时代背景来看，李梴的针灸思想承袭了宋金元时期和明代当时的各针灸名家的思想。从地域背景来看，李梴为江西盱江流域南丰人，曾行医于江西、福建等地。如宋代针法代表人物主要是席弘，金元时期针法代表人物主要有金元四大家及张元素、何若愚、窦汉卿、罗天益、王国瑞、滑寿、危亦林等，明代针法代表人物主要有陈会、刘瑾、刘纯、徐凤、汪机、高武、薛己等，代表作有《席弘赋》《世医得效方》《神应经》《医学小经》《针灸大全》《针灸问对》《针灸聚英》等，李梴尤其是受本土盱江医派的医家如席弘、危亦林、陈会、刘瑾、徐凤的影响最为密切。综上所述，这些代表人物的学术思想对李梴浸淫久远，对其学术思想的形成影响深刻。

3. 私淑

历代医家针法渊源大致有四：一是源于私淑前贤著作；二是源于师授；三是源于家传；四是源于民间医生及劳动大众的生活实践经验。譬如，席弘的针术来自世代为宫廷医官的先祖家传；而窦汉卿的针术既有师授传承因素，也有私淑《黄帝内经》等经典的启示，还有从道人宋子华等处得来的经验。

据考，李梴因病学医，具体师从何人未详，其自幼好学，博览群书，多私淑前贤经典。从少习儒，熟知四书五经等儒家经典，尝谓"学者不深入易，则于死生之故不达……"。可知其对中国古老的众经之首《易经》也谙熟于心。

据李梴所著《医学入门·医学入门引》所云："子值离索之失，而考诸《素问》《玄语》，知本者钦。"可知其取法中医经典《黄帝内经》，遵经用经。

据李梴所著《医学入门·集例》所汇集的理论思想来看，吸收了大量明代以前重要医学著作的内容。该书除以刘纯《医经小学》等书作为蓝本外，还选取了数十种前代的医学著作，上自《素问》《灵枢》《难经》《伤寒杂病论》《金匮要略》《脉经》，下迄唐、宋、金、元、明等朝代的医籍，如《医林史传》《原医图赞》《大观本草》《针灸铜人》《伤寒六书》《南阳活人书》《妇人良方》《仁斋直指》《世医得效方》《玉机微义》《素问玄机原病式》《脾胃论》《丹溪心法》《外科枢要》等。可见，李梴遵经典、用经典，追根溯源，私淑众多名医，实集明代以前医学思想之大成。

李梴所著《医学入门》中本草部分，折中于李东垣、朱丹溪、方广、王纶之论；内伤杂病部分，对张仲景伤寒、刘河间温暑、李东垣内伤、朱丹溪杂病学说大加赞赏，并全文引录且附以己见；妇人、小儿、外科部分，以陈自明、杨仁斋、薛己等学说为主，传承发扬了前贤学说及临床经验。

（二）李梴针学思想

《医学入门》刊行于明万历三年（1575 年），明崇祯九年（1636 年）补刻。全书共 8 卷，法宗《黄帝内经》《难经》，广采各家医书之精义，分类编辑而成。

该书参酌诸家，附以己见，编以歌诀，释以微义撰著而成。所持之论，均有依本，又有创新和发展。全书采用歌赋的形式而后附以注文，歌赋与注文均博采历代各家学说，根据前人的思想自行编写，既符合经旨，又阐明了自己的特殊见解，"实集明代以前医学之大成"。后世视其为医学入门之作，又为医学百科全书，受到国内外医家的重视和流传，对后世影响深远。

1. 从著作行文中探渊源

（1）李梴"上补下泻"针法重穴法。李梴的"上补下泻"针法，包括穴法和补泻手法，含义深刻，将穴法和补泻手法完美地结合，效如桴鼓。李梴"上补下泻"针法治疗各类疾病内容，集中在《医学入门·卷一·针灸·附：杂病穴法》中，仅从目录名称"杂病穴法"来看，可知李梴"上补下泻"针法重穴法。从李梴著作行文亦能看出其重"穴法"。

为了叙述方便，下面将李梴《医学入门·卷一·针灸·子午八法》《医学入门·卷一·针灸·附：杂病穴法》《医学入门·卷一·针灸·附：杂病穴法·迎随》，分别简称为《子午八法》《杂病穴法》《迎随》，以便论述。列表如表13。

表13 李梴重穴法的条文

序号	歌赋原文	出处	感悟
1	八法者，奇经八穴为要，乃十二经之大会也。言子午八法者，子午流注兼奇经八法也	《子午八法》	可以看出，李梴认为的"子午八法"，子午之意为子午流注；八法之意指选穴、定穴，意指与奇经八脉交会的八穴即八脉交会穴，李氏直接指出"八法"即八穴之法，可见其对"穴"的重视
2	神针大要有四：曰穴法。周身三百六十穴，统于手足六十六穴。六十六穴，又统于八穴，故谓之奇经……	《子午八法》	可以看出，李氏认为针灸首要、大要重在选穴、审穴，将其上升为"法"的地位，可见其对"穴"法的重视，也可看出其对八脉交会穴的精义有深刻的领悟
3	神针大要有四：（第一）曰穴法…… ……此穴法之大概也	《子午八法》	《子午八法》整个篇章都在论述五输穴和八脉交会穴的名称、作用主治、禁忌、刺法，并编译歌诀以便记忆。篇头以"神针大要"第一"曰穴法"为始，篇尾以"此穴法之大概也"为终，可见整个章节都在讲述穴法
4	《杂病穴法》歌赋起首就说"杂病随证选杂穴，仍兼原合与八法……十二原穴与八会穴，皆经络气血交会之处"	《杂病穴法》	可见，李梴治疗杂病讲究辨证选穴，多选取原穴、合穴和八脉交会穴，重视原合配穴。在接下来的歌赋词中治疗各类疾病，李梴也多选用肘膝关节以下的五输穴、原穴、八脉交会穴为主，如以曲池合谷为主治疗头面耳目口鼻（咽牙）病；取列缺太渊泻法治疗偏正头疼；以申脉金门手三里治疗头风、目眩、项强等等，可以看出李梴针灸疗疾选穴多取远道穴，以肘膝以下四肢末端穴为主

续表

序号	歌赋原文	出处	感悟
5	歌赋篇尾点出"又有一言真秘诀，上补下泻值千金"	《杂病穴法》	篇尾引出最为重要的李梴"上补下泻"针法的文词表述。结合整篇歌赋重在对全身多种疾病的辨穴、审穴、选穴，对针刺补泻的描述只是简单陈述"补"或"泻"，对于具体如何补泻未明确点明，可知李梴"上补下泻"针法重辨穴、审穴、选穴，强调"穴法"的重要性

表 13 显示，李梴重"穴法"，临床治病重审穴、辨穴，并将之上升到"法"的高度，强调"穴法"的重要地位。

其后，李梴在《医学入门·卷一·针灸》中又特意归纳了《治病要穴》与《治病奇穴》，并且将二者独立成篇，详述这些穴位的主治疾病及取穴方法，以此提倡医家辨证选穴应"易精简"。精益求精，甚至可在病灶下方的远端独取一穴即可获效。不取多穴，取穴少而用穴精，正如李梴所倡导："百病一针为率，多则四针。"

综上所述，可知李梴重穴法，疗病讲究辨证选穴，选穴远取、下取为主，多取四肢远端的五输穴、原穴、八脉交会穴为主。

当代著名针灸学家、江西盱派针灸名医魏稼教授主编的全国高等中医药院校研究生教材《针灸流派概论》对古代针灸流派的代表人物的学术渊源、特点与影响及现代应用情况进行了深入探讨，论述范围广泛，具有前瞻性和临床实用性，书中提出了穴法、手法、刺营出血等十八大针灸流派，可见魏氏亦提示了穴法的重要性。

临床注重选用腧穴或对腧穴理论颇有造诣的针灸流派称穴法派。用穴，上升为"法"的高度就不仅仅是腧穴定位这么简单，其深刻含义还包括穴性、穴效，并且结合症状、病证及经络属性、腧穴属性等等诸多复杂的因素。由于辨证选穴是穴法派的理论核心，历来得到学者广泛认同，故辨证选穴派即所称的穴法派。李梴《杂病穴法》歌赋起首就说"杂病穴法：针家以起风废瘫痪为主，虽伤寒内伤，亦皆视为杂病……杂病随证选杂穴……后世每以针四肢者为妙手"。可见，李梴治疗疾病讲究辨证选穴，属于穴法派代表无疑。

（2）古代穴法派代表医家及著作。穴法派的重要性非同寻常，代表人物不胜枚举，并各有建树，为上溯其源流，下面从穴法派的基础篇、代表人物篇、穴法支流派篇来举例说明其传承脉络，如此可以深刻了解李梴穴法的源流。见表14、表15、表16。

表14　穴法派的基础篇

序号	时代	著作	穴法的学术特点
1	战国	《黄帝内经》	1. 丰富的经穴和穴法理论。 2. 确立了按病因、八纲、经络、脏腑辨证方法。 3. 确立了局部取穴、周围取穴与远隔取穴的三大选穴原则 4. 论述了取腧穴、取经络、取部位、取病所的针灸处方原则 5. 重视四肢部位腧穴的应用
2	西汉	《难经》	1. 论述了奇经八脉的辨证。 2. 论述了八会穴、俞募穴、五输穴的应用
3	东汉	《伤寒杂病论》	1. 论述了治风穴：风池、风府。 2. 论述了妇人中风热入血室刺期门一法

表15　穴法派的代表人物篇

序号	时代	代表人物	著作	穴法的学术特点
1	西晋	王叔和	《脉经》	1. 按八纲经络脏腑辨证选穴、先脉后证再提出穴位。 2. 重视俞募与五输合用。 3. 按"七情""六淫"病因辨证选穴。 4. 按三焦辨证选穴。 5. 重针、灸、药合用
2	西晋	皇甫谧	《针灸甲乙经》	1. 在腧穴数量上，增到340穴。 2. 临床辨证选穴更加细致。 3. 充实了腧穴定位理论。 4. 在腧穴主治与选用方面记载更详细。 5. 充实和细化了穴法理论。 6.《甲乙经》是我国最早、最全面、最经典的穴法派理论的代表之作
3	隋代	巢元方	《诸病源候论》	1. 对经络病机辨证的发挥，如阴郄治衄，丰隆止血。 2. 风病的辨证选穴，认为中风多从俞入，五脏中风必取背俞穴
4	唐代	孙思邈	《千金要方》等	1. 受王叔和、皇甫谧学术思想影响巨大。 2. 提出了"孔穴主对"说。 3. 补充了很多经外奇穴如悬命穴和十宣穴。 4. 首次命名"阿是穴"

序号	时代	代表人物	著作	穴法的学术特点
5	宋代	王执中	《针灸资生经》	1. 受王叔和、皇甫谧和孙思邈学术思想影响。 2. 罗列了近200种病症的辨证取穴内容。 3. 证明阿是穴的应用价值，成为"以痛为输"的代表人物
6	金元时期	李东垣	《脾胃论》等	1. 重脾胃的辨证选穴，多取昆仑、三里、中脘穴，如妇人常取血海。 2. 重辨证选穴刺营出血，以治虚实诸证。 3. 外感内伤辨证选俞募穴
7	金元时期	罗天益	《卫生宝鉴》	1. 灸治脾胃病辨证选穴，多取三里、中脘、气海、三阴交等穴 2. 重辨证选穴刺营出血
8	金元时期	朱丹溪	《格致余论》等	1. 热证用灸，辨证选穴，为灸治实热证或虚热证的机理作了发挥。 2. 重辨证选穴刺营出血。 3. 应用火针
9	明代	汪机	《针灸问对》等	1. 独特辨证观，强调四诊辨证，注重"审经与络"，结合脏腑辨证和气血辨证。 2. 注重按经取穴和局部取穴。 3. 结合脉诊辨证取穴。 4. 注重远道取穴。 5. 提出"治病无定穴"说

表16 穴法支流派篇

序号	派别	代表人物	年代	穴法学术特点
1	辨时选穴派	何若愚	金代	1. 首创"子午流注"名称。 2. 最早提出子午流注纳甲取穴法，开创时间针灸学的先河，是按时取穴流派的鼻祖
2		王国瑞	元代	1. 创立了十二经夫妻相合逐日按时取原穴说。 2. 创立了"飞腾八法"
3		徐凤	明代	1. 编成"子午流注逐日按时定穴诀"。 2. 提出"灵龟八法"，自创"只取本时天干"
4		高武	明代	1. 创立了按时按经选穴补泻说

序号	派别	代表人物	年代	穴法学术特点
5	特定穴法派	王叔和	西晋	1. 强调俞募穴相互配用
6		刘完素	金元时期	1. 重五输穴的应用。 2. 提出"接经三法"。 3. 创用"八关大刺"。 4. 偏重井穴、荥穴、原穴的运用。 5. 善用放血疗法。 6. 对热证可灸有所发挥。 7. 创"痛症分经取原法"
7		张元素	金元时期	1. 重五输穴的应用。 2. 多用原穴、井穴，创"五输接经法"。 3. 创"大接经法"刺井疗中风。 4. 提出"经络取原说"和"拔原法"
8		王好古	金元时期	1. 重原穴、五输穴的应用。 2. 提出原穴"拔原"说。 3. 根据脏腑配属取五输，辨证辨经选五输，根据邪属阴阳配五输，依传变规律配五输。 4. 杂病善取井穴
9		李东垣	金元时期	1. 提出泻背俞穴治疗外感疾病及上热下寒证。2. 补腹募穴治疗内伤疾病
10		窦汉卿	金元时期	1. 重八脉交会穴的应用。 2. 详细介绍了流注八穴的位置、归经及取穴方法。 3. 总结出八穴的 213 种主治病症
11		王国瑞	元代	1. 以八脉交会穴为基础创"飞腾八法"
12		徐凤	明代	1. 也以八脉交会穴为基础创"灵龟八法"。 2. 扩大八穴的主治证候，增加到了 234 种
13		高武	明代	1.《拦江赋》以八脉交会穴的临床应用为基础，创担截配穴法
14	以痛为腧派	《黄帝内经》	春秋战国	1. 最早提出"以痛为输"思想
15		孙思邈	唐代	1. 命名"阿是穴"，提出"有阿是之法……不问孔穴，即得便快成痛处，即云阿是，灸刺皆验"
16		王执中	宋代	1. 提出"按之酸痛是穴"学说，改变了腧穴固化的传统观念
17		王国瑞	元代	1. 将其称之为"不定穴"
18		徐凤	明代	1. 谓之"天应穴"

由表14至表16可知，李梴穴法的传承关系，承袭了从上古岐伯黄帝到明代穴法派中各针灸名家的学术思想，尤其是穴法支流派中的特定穴法派，临床重五输穴、原穴、八脉交会穴治疗全身各种病症。

（3）私淑历代针灸名家前贤。从李梴著作行文中可知，李氏针法不仅沿袭《黄帝内经》《难经》经典，还私淑宋代席弘（江西旴派）、宋代庄绰、宋代何若愚、元代危亦林（江西旴派）、元代窦汉卿、明代徐凤（江西旴派）、明代凌汉章、明代高武、明代董宿、明代方贤、明代张世贤等针灸名家。见表17。

表17　从李梴著作行文探渊源

序号	原文	出处	考证
1	经络，修明堂仰人伏人图歌，而注以《黄帝内经》……穴法主治，与《铜人针灸经》及徐氏、庄氏皆同	《集例》	《铜人针灸经》经考系元代书商抄录《太平圣惠方》卷九十九《针经》的全文，作者已无可考。徐氏经考为明代江西旴派徐凤。庄氏经考为宋代山西清源人庄绰
2	灸必依古，针学曾受五家手法，取其合于《素》《难》及徐氏、何氏，录之以备急用	《集例》	可见，李氏取法乎上，法宗中医经典《素问》《难经》。徐氏经考为明代江西旴派徐凤。何氏经考为宋代著名针灸学家何若愚
3	针法多端，今以《素》《难》为主	《子午八法》	说明其"上补下泻"针法核心主旨取法中医经典《素问》《难经》
4	赋云：气刺两乳求太渊……	《杂病穴法》	经考此处的"赋"即是《席弘赋》，经比对发现，《杂病穴法》与《席弘赋》属于同源文献。可知，李梴针法思想承袭宋代江西旴派席弘针派
5	疟痰《素问》分各经，危氏刺指舌红紫	《杂病穴法》	此处的"危氏"即是元代江西旴派名医危亦林，危氏善用刺血治疗疟疾
6	窦师曰：公孙冲脉胃心胸……	《杂病穴法》	此处的"窦师"即是元代著名针灸大家窦汉卿
7	《拦江赋》	《杂病穴法》	《拦江赋》被高武的《针灸聚英》首载，据考为明代针灸医家凌汉章所作
8	《图注难经》云：手三阳从手至头……	《迎随》	经考《图注难经》是明代张世贤撰

序号	原文	出处	考证
9	尝爱雪心歌云：如何补泻有两般……此诀出自梓桑君	《迎随》	雪心歌即是《补泻雪心歌》，是对宋代江西旴派席弘针派补泻法的简要概括。席弘号梓桑君
10	《奇效良方》有诗最明	《迎随》	《奇效良方》即《太医院经验奇效良方大全》，为明代董宿、方贤等编撰的一部荟萃前人经验的医书
11	其法具载徐氏针灸，乃窦文真公之妙悟也	《迎随》	"徐氏"乃江西旴派医家徐凤。"窦文真公"即是元代窦汉卿。
12	补泻一段，乃庐陵欧阳之后所授，与今时师不同	《迎随》	"庐陵欧阳"经考，姓氏、生卒不详，为江西庐陵人，多数学者认为系席弘针法传人

由表17可知，李氏针法不仅沿袭经典《黄帝内经》《难经》，还私淑前贤针法思想精髓如宋代的席弘（江西旴派）、庄绰、何若愚，元代的窦汉卿、危亦林（江西旴派），明代的徐凤（江西旴派）、凌汉章、高武、董宿、方贤、张世贤等。

李梴《针灸》行文，多次频繁出现"徐氏""徐氏诸书""徐氏针灸""窦师""窦太师""窦文真公"等词。据考，徐凤针法思想多承袭窦汉卿窦氏针法一脉，故可知李氏对"窦""徐"两位针灸名家的思想精髓多有妙悟。现将李梴《医学入门·针灸》和窦汉卿《标幽赋》著作中的行文（表18）作一比较。

表18 《医学入门·针灸》和《标幽赋》条文比较

《标幽赋》	《医学入门·卷一·针灸》
轻滑慢而未来，沉涩紧而已至	如针下沉重紧满者，为气已至；如针下轻浮虚活者，气犹未至
阳跷阳维并督脉，主肩背腰腿在表之病；阴跷阴维任带冲，去心腹胁肋在里之疑	又云：阳跷阳维并督脉；三脉属阳。主肩背腰腿在表之病；阴跷阴维任冲带，五脉属阴。去心腹胁肋在里之病，此奇经主病要诀也
更穷四根三结，根据标本而刺无不痊	能究根结之理，根据标本刺之，则疾无不愈

《标幽赋》	《医学入门·针灸》
但用八法五门，分主客而针无不效	以不病者为主，病者为应，先下主针而后下应针，主针气已行而后针应针
空心恐怯，直立侧而多晕	若空心立针，侧卧必晕
头风头痛，刺申脉与金门	头风目眩项挟强，申脉金门手三里
天地人三才也，涌泉同璇玑百会；上中下三部也，大包与天枢地机	三部，大包为上部，天枢为中部，地机为下部。又百会一穴在头应天，璇玑一穴在胸应人，涌泉一穴在足应地，是谓三才
两间两商两井，相依相倚而列两支	两井两商二三间，手上诸风得其所。此六穴相依相倚，分别于手之两支，手上诸病治之
左手重而多按，欲令气散	先以左手大指爪重掐穴上，亦令气血散耳
大抵疼痛实泻，痒麻虚补	痒麻虚补，疼痛实泻，此皆先正推衍《黄帝内经》通气之法

由表 18 可知，李梴《医学入门·卷一·针灸》和窦汉卿《标幽赋》中的行文有非常多相似之处，因此可推断李梴针法承袭于窦汉卿针法。

（4）"应针"探源及传承。李梴"上补下泻"针法的精髓是："上病下取，针（穴）分主应，远取为主，下主上应，先主后应，主重（泻）应轻（补）。"李梴《医学入门·针灸》云："通而取之……头取手足三阳，胸腹取手足三阴，以不病者为主，病者为应……先下主针而后下应针，主针气已行而后针应针。"可见，李梴在此提出了"应针"这一名词和概念，主针、应针配合是"上补下泻针法"的主要临床原则之一。

应针（应穴）中"应"中是应答、应和；宋代以前未出现"应针"一词。但是自宋代始，江西旴派席弘已经提出了"应针"这一概念，至元代危亦林提出了"应针"一词，明代徐凤提出了"应穴"一词，李梴受之影响，传承本土医家的针学思想明确提出了"先下主针而后下应针，主针气已行而后针应针"的"上补下泻"针法。如宋代江西旴派席弘《席弘赋》"气刺两乳求太渊，未应之时泻列缺"；元代江西旴派危亦林《世医得效方·卷第十七·喉病·针灸法》"合谷穴……治牙关不开，则阳灵穴应针，各刺一刺出血……关窍即开"；明代江西旴派的徐凤《针灸大全·卷四·窦文真公八法流注》云"公孙二穴通冲脉……主治三十六症。凡治后证，必先取公孙为主，次取各穴应之"；等等，提出了"应针""应穴"概念。可见，至明代旴派李梴传承席弘、李梴、徐凤的针学思想，明确提出了"应针"一词。此外，李梴还受不少前人的影响。譬如：

春秋战国时期，《黄帝内经》"病在上者取之下""齿龋，刺手阳明，不已，刺其脉入齿中，立已"。针刺上下腧穴上下互动效应，亦体现有主应配穴的针刺取穴思想。

金元明时期，窦汉卿所著《标幽赋》提出了与之相类似的"客针"概念，王国瑞在《扁鹊神应针灸玉龙经》、凌汉章在《得效应穴针法赋》等书中提出了"应穴"概念，但没有明确的"应针"一词。

元代窦默《针经指南·标幽赋》云："但用八法五门，分主客而针无不效""头风头痛，刺申脉与金门。眼痒眼痛，泻光明于第五。"可见，窦氏提出了"客针"概念，运用了主针和客针的上下互动效应，但没有提出"应针"一词，没有明确表明客针有应答主针的作用。

元代王国瑞在《扁鹊神应针灸玉龙经·穴法歌（穴法相应三十七穴）》云："承浆应风府，风池应合谷。迎香应上星，翳风应合谷。听会应合谷，哑门应人中……足三里应膏肓……膏肓应足三里……"可见，王氏提出了"应穴""应针"概念，表明应穴有应答主穴的作用，但没有明确提出"应针"一词；且应穴有的在下，有的在上，如"足三里应膏肓""膏肓应足三里"，这与李梴的"应针""应穴"必须是针刺上部患处周围腧穴的原则不同。

明代凌汉章《得效应穴针法赋》云："行步难移太冲奇，应在丘墟。人中除急臂之强痛，应在委中。取神门去心内之呆痴，应在太冲。风伤项急始求于风府，应在承浆……"可见，凌氏提出"应穴"概念，但没有明确提出"应针"一词。且应针的腧穴有的在下，有的在上，如"人中除急臂之强痛，应在委中""取神门去心内之呆痴，应在太冲"，这与而李梴的"应针"必须取上部患处周围腧穴的原则不同。

李梴之后，明代杨继洲私淑李梴"上补下泻"针法思想，在他的《针灸大成》中收入了李梴的"上补下泻"针法，有"上补下泻值千金"称颂。可知，李梴"上补下泻"针法得到后世关注，但清代以后渐渐被人们忽视淡忘，现今少有人知道"上补下泻"针法。

当代浙江盛燮荪团队撰有《略论李梴"上补下泻"针刺法》《盛氏"上补下泻"针法学术思想探析》《盛氏针灸临床经验集》等，重视和突出"上补下泻"针法的主应针配合应用，传承和推广李梴"上补下泻"针法思想。

当代江西谢强团队撰有《基于古今文献的盱江李梴上补下泻针法治疗五官疾病研究》《盱江谢氏转移兴奋灶针刺法的临床应用》《盱江谢氏"上补下泻"针法治疗过敏性鼻炎的临床特色》《盱医谢强五官针灸传珍》等，重视和突出"上补下泻针法"的主应针配合应用，传承和推广李梴"上补下泻"针法思想。

上补下泻针法的"应针"源头和传承脉络为：春秋战国《黄帝内经》→宋代席弘《席弘赋》→元代窦汉卿《针经指南》→元代王国瑞《扁鹊神应针灸玉龙经》→元代危亦林《世医得效方》→明代凌汉章《得效应穴针法赋》→明代徐凤《针灸大全》→明代李梴《医学入门》→明代杨继洲《针灸大成》→当代盛燮荪《盛氏针灸临床经验集》→当代谢强《盱江谢氏转移兴奋灶针刺法的临床应用》《盱医谢强五官针灸传珍》《盱派上补下泻经典针刺法》。

综上所述，可知李梴的"上补下泻"针法中的"针分主应、刺分先后"承袭于《黄帝内经》、席弘、窦汉卿、王国瑞、危亦林、凌汉章、徐凤的针法思想，并且在他们的基础上又有所发挥，有自己的妙悟创新，提出来"主针"和主应针上下配合施针，倡导"上补下泻"针法。李梴之后，明代著名针灸大家杨继洲在《针灸大成》中直接引录李梴的"上补下泻"针法及"应穴"的应用，由此李梴"上补下泻"针法思想至今仍有传承，浙江盛燮荪和江西谢强的团队在坚持传承和推广应用。

（5）针灸歌赋《杂病穴法》对盱派席弘针学的传承。李梴针灸治疗各类疾病的内容集中在《医学入门》的《杂病穴法》中，其首创的"上补下泻"一词也是在《杂病穴法》中提出"又有一言真秘诀，上补下泻值千金"。故而研究《杂病穴法》歌诀条文可以集中看出李氏"上补下泻"穴法思想的学术渊源和传承。

将历代医籍有关治疗性针灸歌赋与李梴《杂病穴法》歌赋进行比较，其中发现《席弘赋》《长桑君天星秘诀歌》《天元太乙歌》与《杂病穴法》之间的内容有很多类似之处，经考证表明《席弘赋》《长桑君天星秘诀歌》《天元太乙歌》是同源文献，皆系江西盱派席弘针灸医门针法的传承，源头为《席弘赋》，体现了席弘的针灸穴法思想，为席弘所传无疑，亦说明《席弘赋》的影响力之大。因此，李梴的穴法思想私淑和传承了席弘针学，又有所创新和发展。李梴《杂病穴法》歌赋与注文均根据前人的著作内容自行编写，不仅法宗经典又有发挥，阐明了自己独特的临床和学术见解。现将各歌赋比较如表 19、表 20。

表19　四赋相似条文比较

《长桑君天星秘诀歌》	《天元太乙歌》	《席弘赋》	《杂病穴法》
若是胃中停宿食，后寻三里起璇玑。胸膈痞满先阴交，针刺承山饮食喜	胃中有积取璇玑，三里功深人不知。阴陵泉主胸中满，若刺承山饮食宜	胃中有积刺璇玑，三里功多人不知。阴陵泉治心胸满，针到承山饮食思	内伤食积针三里，璇玑相应块亦消。心腹痞满阴陵泉，针到承山饮食美
冷风湿痹针何处？先取环跳次阳陵	环跳能除腿股风，冷风膝痹症皆同	冷风冷痹疾难愈，环跳腰俞针与烧	冷风湿痹针环跳，阳陵三里烧针尾
肚腹浮肿胀膨膨，先针水分泻建里	腹胀浮沉泻水分，喘粗三里亦须针	水肿水分兼气海，皮内随针气自消	水肿水分与复溜，胀满中脘三里揣
虚喘须寻三里中	耳聋气闭喘填胸，欲愈须寻三里中	谁知天突治喉风，虚喘须寻三里中	喘急列缺足三里，呕噎阴交不可饶

四赋互相比较，可以看出《天元太乙歌》《席弘赋》《天星秘诀歌》《杂病穴法》之间有很多相似内容，可得出《天元太乙歌》《席弘赋》《天星秘诀歌》《杂病穴法》属于同源文献。而前三首歌赋的内容阐述的多是席弘针法思想的精髓，可知李梴《杂病穴法》所载的穴法传承于本土盱派席弘针灸医门的针灸学术思想，亦可以看出席弘针灸医门的学术经验在整个明代的传播非常广泛。

席弘针灸医门传承。席弘，名宏，字宏达，号梓桑君。生卒年不详，江西盱江流域临川人。宋代著名针灸医家，盱江针灸学派的代表人物。席氏撰有《席横家针灸书》（已佚）、《席弘赋》《天元太乙歌》等（经后裔整理）。席氏精针灸，擅长治疗内、妇、五官等科疾病，出生针灸世家，从宋代迄明代初期已经传承 12 代，是我国当时针灸传承最久远的医门。席氏针灸医门传承有序，其传人陈会撰、刘瑾补辑的《神应经》中附有"传宗图"，记载了医门12代的传衍状况，清代以来仍有后裔席瑾传承其针术。

《席弘赋》，最早收载于明代江西盱派徐凤的《针灸大全》，深刻反映了席弘针灸学术思想。此后，经《针灸全书》《针灸大成》《针灸聚英》转载，由此传承至今。徐凤，字廷瑞，自署其籍贯为"江右石塘"，即江西弋阳石塘人，为盱江医派针灸代表人物之一。

《席弘赋》歌诀中的"补泻""审穴"是施针的关键所在，充分运用了上病下取、特定穴相配等方法治疗各类疾病，其选穴、配穴和手法皆有很多妙解。譬如，善用经脉起、止穴，这在其他古代医家的医籍中是不多见的，而今之医家也很少使用经脉起、止穴治疗危重病证。这种善用经脉起、止穴的取穴思想，也体现《黄帝内经》"上病下取"的取穴思想。

从席弘针灸治疗各类疾病的取穴看（表20），虽采用了局部患处取穴，但是多数重点选取了下方手足远端穴位治疗各类疾病，如耳聋取足部的金门配耳部的听会；眼疾取手部的合谷和足部的光明配眼部的睛明；咽喉病取足部的太冲配头部的百会等。可知，李梴遵的"上补下泻"针法承袭于席弘针灸医门思想，而其又有所阐发和创新。

席弘针灸医门外传主要医家：陈会，江西盱江流域丰城人，为席弘医门第11代传人。陈氏总结席氏医门针灸经验，撰成了针灸医籍《广爱书》（12卷）。刘瑾，江西盱江流域南昌人，席弘针灸医门第12代传人，其在明太祖朱元璋第十七子朱权的指令下，对其师陈会的《广爱书》重校勘缩写为1卷，更其名曰《神应经》，书名是朱权所定。此外，朱权的《乾坤生意》首次刊载《长桑君天星秘诀歌》，体现席氏针法的精髓（经李鼎教授考证认为此秘诀歌出自席弘医门）。《神应经》的问世，使席氏医门经验得以流芳百世。后世私淑其学，代代传承。席弘一派的学术思想对整个明代有着深远影响，明代杨继洲的《针灸大成》收录了《神应经》的"补泻迎随诀"，并命名其为"《神应经》补泻"。席弘针派的《席弘赋》和《神应经》，在明代已远传海外。

《神应经》以病症配穴为主要内容，其中治疗各类疾病选穴多选取肘膝关节以下的五输穴、原穴等，并且选配患处腧穴，重视"上病下取"。如：合谷、迎香，治面痒肿；合谷、百会、后顶，治头项俱痛；合谷、攒竹，治头风冷泪出；合谷、曲池，治咽中闭；合谷、少商、廉泉，治单蛾；前谷、听会等，治耳鸣；二间、迎香等，治齆鼽；又如单取下穴曲泽、间使、内关、大陵等，治心痛；鱼际，治心烦怔忡；腕骨，治烦闷；风市、委中，治腰痛难动；阳辅，治腰如坐水；尺泽、曲池、合谷等，治挫闪腰疼、胁肋痛；太冲、三阴交，治妇人漏下不止；足临泣、三阴交，治月事不利；腕骨，治小儿惊风；太冲，治小儿卒疝；等等。皆体现了"上病下取"及上下配穴的思想。

可知，李梴"上补下泻"针法承袭于陈会、刘瑾传承的席弘针法一派。

表20　同源文献中各类疾病条文比较

《席弘赋》	《长桑君天星秘诀歌》	《天元太乙歌》	《杂病穴法》
列缺头痛及偏正，重泻太渊无不应		列缺头疼及偏正，重泻太渊无不应	偏正头疼左右针，列缺太渊不用补
手连肩脊痛难忍，合谷针时要太冲		手挛脚背疼难忍，合谷乃须泻太冲	手指连肩相引疼，合谷太冲能救苦
耳聋气痞听会针，迎香穴泻功如神	耳聋气闭喘填胸，欲愈须寻三里中	耳聋气闭翳风穴，喘绵绵寻三里中	耳聋临泣与金门，合谷针后听人语。
气刺两乳求太渊，未应之时泻列缺		气刺两乳求太渊，未应之时列缺针	太渊列缺穴相连，能祛气痛刺两乳
冷嗽先宜补合谷，三阴交泻即时住			冷嗽只宜补合谷，三阴交泻即时住
心痛手颤少海间，若要寻根觅阴市		心疼手颤少海间，欲要除根针阴市	心痛手战少海求，若要除根阴市睹
转筋目眩针鱼腹，承山昆仑立便消	脚若转筋眼发花，先针承山次外踝		脚若转筋眼发花，然谷承山法自古
胃中有积刺璇玑，三里功多人不知。阴陵泉治心胸满，针到承山饮食思	胃中有积取璇玑，三里功深人不知。阴陵泉主胸中满，若刺承山饮食宜	若是胃中停宿食，后寻三里起璇玑。胸膈痞满先阴交，针刺承山饮食喜	内伤食积针三里，璇玑相应块亦消……心腹痞满阴陵泉，针到承山饮食美
	脾病血气先合谷，后刺三阴交莫迟		脾病气血先合谷，后刺三阴交针烧
鸠尾能治五般痫，若下涌泉人不死			劳宫能治一般痫，更刺涌泉疾若挑
谁知天突治喉风，虚喘须寻三里中	耳聋气闭喘填胸，欲愈须寻三里中	虚喘须寻三里中	喘急列缺足三里，呕噎阴交不可饶

由表 20 显示并结合前文所述可知，《天元太乙歌》《席弘赋》《长桑君天星秘诀歌》《神应经》皆体现了江西盱派席弘针灸医门的针灸学术思想，歌诀和经文中多取下部远端穴治疗各类疾病，重视"上病下取"；亦反映了李梴《杂病穴法》的穴法传承于席弘思想。然而，对比上表可以看出《杂病穴法》穴法与其他同源文献中的内容也有不同，李氏穴法不拘一格，另辟蹊径，有继承又有所发挥和创新。

（三）李梴"上补下泻"针法思想对后世的影响和传承

1. 对明代《针灸大成》的影响

李梴《医学入门》中的针灸思想对后世的针灸学家有着深广的影响，尤其明代针灸学家杨继洲《针灸大成》10 卷中，就有 6 卷独立成篇的分别收入了李梴《医学入门》有关针灸的文献。

如《针灸大成·卷之三·杂病穴法歌》直接将李氏《医学入门》的《杂病穴法》独立成篇收入书中，与其他历代针灸名家歌赋并列一起。

在《针灸大成·卷之四·南丰李氏补泻》称李氏独特的针刺补泻方法为"南丰李氏补泻"，与"《黄帝内经》补泻"《难经》补泻"《神应经》补泻"齐名，独立成篇。

《针灸大成·卷之五》收入《医学入门》的《流注开阖》，独立成篇。

《针灸大成·卷之六》中的十二经穴歌，采用了李梴编撰的独具特色的经穴歌。

《针灸大成·卷之七》全文引用《医学入门》的《治病要穴》，独立成篇。

《针灸大成·卷之九》全文引用《医学入门》的"捷要灸法"和"取膏肓穴法"，独立成篇。

《针灸大成》是一部中国针灸学史上流传广泛、影响巨大的针灸学专著，已有 50 种版本，并有日、法、德等多种译本，受到国际上的认可。现今《针灸大成》风行天下，一刊再刊，传播广泛，还被鉴定为珍贵的古医籍，具有很高的医学实用价值，这也促进了李梴"上补下泻针法"的传播。

纵观《针灸大成》篇幅，引用李梴《医学入门》的内容最多，可知李梴的针灸思想藉由《针灸大成》的广泛流传对后世医家的影响巨大，可后人只知杨继洲而少知李梴，实为遗憾。

经过文献查找，发现清代廖润鸿所著的《勉学堂针灸集成》也大篇幅的引用了李梴《医学入门》的内容。

鉴于上述，可知李梴《医学入门》的针灸学术思想对后世的影响深远。

2. 对当今医家的影响与承袭

（1）盛燮荪团队"盛氏上补下泻针法"。浙江省嘉兴市第一医院盛燮荪团队将李梴"上补下泻"针法广泛应用于临床，称之"盛氏上补下泻针法"。盛氏团队所撰《略论李梴"上补下泻"针刺法》《盛氏针灸临床经验集》等论述应用此法治疗现代各种疑难杂症，尤其对癌痛的移疼住痛效果显著。例如：

盛燮荪、陈峰、朱勇所撰《略论李梴"上补下泻"针刺法》，文中仅就李梴的"上补下泻"针法经验，结合自身较多的临床验证，作一初步讨论。文中从三个方面阐述李梴针法的精义，较契合李氏思想。

胡天烨、马睿杰、方剑乔等应用"盛氏上补下泻针法"经验，认为盛燮荪教授传承了李梴"上补下泻"针法思想。通过跟随盛燮荪教授临证，总结盛老及其传人的医案，从中体会"盛氏上补下泻针法"的特点。如盛氏传承人陈峰，用"盛氏上补下泻针法"治疗癌痛，以太冲、合谷为主穴，运用提插法，远道刺激为重为泻；以局部疼痛处阿是穴为应穴，施以捻转法，刺激宜轻为补，取得满意疗效。陈峰运用"盛氏上补下泻针法"治疗癌痛，拓展此法的应用范畴，说明"盛氏上补下泻"针法有较好的临床效益和经济价值，值得在临床推广应用。此法应用于临床不仅疗效显著，而且可以减少因补泻不当而产生的疼痛不适感，获患者信赖，易于接受针刺，有利于安全医疗。

戴晴、盛燮荪、陈峰治疗颈型颈椎病应用上补下泻针法，以手阳明经为主治疗，取风池、大椎穴等，以捻转补法为主；曲池、合谷穴等以提插泻法为主，经治疗症状消失。表明上补下泻针法在临床上可用于各类病症，对于痛证有较好的疗效。

王道均治疗中晚期癌痛。以双侧合谷、太冲穴为主，为"下穴"，施以泻法；以阿是穴或癌痛患者病痛部位相近的穴为辅，为"上穴"，施行补法。结果显示，治疗组总有效率优于对照组，为94.29%。

陈东水用"上补下泻"针法治疗肩周炎。局部取肩三针、臂臑、天应穴；远部肩前侧痛取尺泽、太渊穴；肩外侧痛取曲池、合谷穴；肩后侧痛取天井、外关穴。临床疗效显著。

许旭杰治右手无名指挛曲，取右手关冲和左足窍阴穴，三棱针点刺出血，一次好转。治左手腕关节扭伤，取左手神门和通里附近的阿是穴、右足照海和太溪穴。治左手肘关节风湿痛，取左手肘髎、曲池穴，直刺补法；梁丘、犊鼻穴，直刺；皆施行捻转泻法。效果尤佳。许氏亦为盛燮荪弟子，传承李梴针法思想，擅于上补下泻针法。

盛燮荪传承人胡天烨等用病案反证李梴"上补下泻"针法的效应，指出若与李氏"上补下泻"法相反而施，易出现不良反应。如肩痛，取肩部局部穴施泻法，下部穴用补法，反致加重疼痛，甚至影响肢体活动功能，值得深思。

戴晴等亦反证，认为"上补下泻"针法若相反而施，往往于针刺后病处更为酸痛，甚至活动受限。若患者前来求助解决，亦可在合谷等下部穴位行重泻法，即可解除。

（2）谢强团队"谢氏上补下泻针法"。江西中医药大学附属医院（江西省中医院）谢强团队将李梴"上补下泻"针法广泛应用于临床，称之"谢氏上补下泻针法""谢氏上补下泻转移兴奋灶针法"，或简称"转移兴奋灶针法"。谢氏团队所撰《盱江谢氏"上补下泻"针法治疗过敏性鼻炎的临床特色》《基于古今文献的盱江李梴上补下泻针法治疗五官疾病研究》《盱江谢氏转移兴奋灶针刺法的临床应用》等论述了应用此法治疗现代各种疑难杂症，尤其对五官科病症效果显著，并且对针法机理和临床应用进行了深入探讨。

谢强、李芳、李思宏所撰《简易经典的特色针刺法——盱江转移兴奋灶针刺法》，阐述谢强传承了盱江明代李梴"上补下泻"针法所创新的一种简易经典特色针刺法——转移兴奋灶针法。谢强分析了病理兴奋灶的产生、治疗兴奋灶的建立、病理兴奋灶的转移，论述了转移兴奋灶针法的临床机理。例如：

谢强分析了病理兴奋灶的产生。病症的产生，大多是由于内外刺激因素（创伤、感染、应激等）作用于人体，引起免疫应答或神经兴奋，从而启动 NEI（神经 - 内分泌 - 免疫）网络的调控机能处理刺激。当刺激超出 NEI 网络的调节代偿能力时，内环境稳态被破坏而致病。在局部表现为变质、渗出、增生等亢进的免疫应答或其他神经内分泌功能紊乱，引起红、肿、热、痛等症状或麻木、紧束、异物感等表现复杂的神经症，再由外周神经反馈而被脑部感知。这一过程，概括为局部病灶兴奋性增加，成为一个病理兴奋灶（点）。

谢强分析了治疗兴奋灶的建立。施针时，先下主针，先针刺取病灶下方远端的手足肘膝以下穴位，泻法，强刺激，其不仅有局部治疗作用，还有全身治疗作用。这一过程概括：建立一个新的治疗兴奋灶（点），并尽量强化局部刺激，使新部位产生比病灶更强的兴奋度，从而降低病灶的兴奋度，缓解病灶的病理态势。因此，就可充分发挥 NEI 网络对人体的调节机能来治愈疾病。虽然，针灸本身不提供任何外源性物质，但能通过刺激病灶下方远端的腧穴，引起腧穴局部的神经兴奋而达到治疗目的。

谢强分析了病理兴奋灶的转移。通过主针对病灶下方远端腧穴产生的神经强烈兴奋，由外周神经传输到中枢神经，兴奋整个 NEI 网络的调控机制，通过调节内分泌激素、神经递质、神经肽等物质的分泌，使功能的储备与协同得以改善和调整，抑制功能异常。尤其使 HPA 系统兴奋，分泌 ACTH 调节抗炎和免疫作用物质，以降低局部组织中的 PGE2、5-HT、HA 的含量，缓解水肿、疼痛等症状，缓解炎性反应；抑制 IL-1、IL-6 活性物质，缓解发热症状及充血、水肿、疼痛、增生等。可见，通过转移兴奋灶，从而改善病灶局部环境和微循环功能，促进炎症吸收、消退和增生组织吸收、软化、消散；最终，使局部病灶的炎症得到控制，神经内分泌功能恢复正常，重新建立内环境的稳态，以达治愈病症的目的。这一过程，可概括为新兴奋灶（点）对原病理兴奋灶（点）的抑制，即兴奋灶（点）的转移。

谢强强调，针刺时要做到异穴分施，主泻而应补即"上补下泻"。针刺时，主针先取病灶下方的远端（或健侧处腧穴），施以较重刺激手法，为泻，使主穴的兴奋强度远远高于患部病灶的兴奋度，转移兴奋灶，从而降低患部的兴奋度，缓解患部病灶的病理态势；然后，应针取上方近病灶处的腧穴，施以较轻刺激手法，为补，避免了有些疾病针刺时不宜强刺激患部，恐有加重患部病状之虞。譬如，急症面瘫，患部（乳突部）疼痛不宜刺激，更不宜施于针刺泻法。因此，主针可取远端（健侧）的合谷针刺之，重刺激，泻之，在下方远端产生一个新的兴奋灶，其兴奋强度远远高于患部的兴奋强度，转移兴奋灶，从而降低患部的兴奋度以缓解疼痛，有助于改善面瘫。其后，应针可取病灶周围的风池（不宜取乳突下的翳风穴）针之，轻刺激，补之，以应答主针针气。

谢强强调，针刺时要做到"针（穴）分主应"。"以不病者为主，病者为应""先下主针而后下应针"。如胸闷咳喘，病位在胸，胸骨上缘的天突即是应穴（应针）；下方远端手部为"不病"部位，取手腕处的内关即是主穴（主针）。因此，先针刺主穴内关（主针），较重刺激，泻之，转移兴奋灶；后针刺应穴天突（应针），弱刺激，补之。上下主应，相互应答。

谢强强调，针刺时要做到先主后应、先泻后补。即主针先刺，重刺激，泻法；应针后刺，轻刺激，补法。由于先主后应、先泻后补，就能达到弱化和转移局部病灶的兴奋强度。如治疗突聋引起的耳暴鸣，先施主针，针刺下方手部外关（主穴），重刺激，泻法，在下方远端手部外关穴处产生一个新的兴奋灶，其兴奋强度远远高于上方耳患部的兴奋强度，转移兴奋灶，从而降低患部听神经的兴奋度，有助于缓解耳鸣；其后，施以应针，针刺上方耳患部周围的翳风，轻刺激，补之，应答主针针气。此法可避免先针刺患部腧穴，甚至重刺激或电针刺激，造成听神经兴奋度增强，使耳鸣加重。可见，先主后应，先泻后补，可弱化和转移局部病灶的高兴奋性，有助于疾病的痊愈。

李芳、黄冰林、谢强等所撰《盱江谢氏转移兴奋灶针刺法的临床应用》，阐述了上补下泻转移兴奋灶针法治疗各科疾病的临床应用。例如：

治疗头颈胸腹手足部疾病，先施主针刺下方远端主穴，后施应针刺上方病灶患部应穴；主针用重手法泻之，应针用轻手法补之。留针期间，在主穴行针 3 次，每次 0.5～1.0 分钟，以催气、导气，使针气上行；应穴中途不捻针，以静候应答主针。亦可施于艾灸，主穴重灸，转移兴奋灶；辅穴轻灸，以应答主穴。例如：

治疗头痛：太阳头痛应先施主针，刺后溪，重刺激，泻之，转移兴奋灶；后施应针，刺风池、天柱，轻刺激，补之，应答主针针气。少阳头痛应先施主针，刺外关，重刺激，泻之，转移兴奋灶；后施应针，刺太阳、率谷，轻刺激，补之，应答主针针气。阳明头痛应先施主针，刺合谷，重刺激，泻之，转移兴奋灶；后施应针，刺上星、印堂，轻刺激，补之，应答主针针气。厥阴头痛应先施主针，刺太冲，重刺激，泻之，转移兴奋灶；后施应针，刺百会、前顶，轻刺激，补之，应答主针针气。每次取主穴、应穴各一个，交替取用。

治疗三叉神经痛：先施主针，刺下方手足部的合谷、太冲、内庭，重刺激，泻之，转移兴奋灶；后施应针，刺四白、下关、地仓，轻刺激，补之，应答主针针气。每次取主穴、应穴各二个，交替取用。

治疗急性结膜炎：先施主针，刺下方手足部的合谷、商阳、太冲，重刺激，泻之，转移兴奋灶；后施应针，刺眼睛周围的太阳、攒竹、丝竹空，轻刺激，补之，应答主针针气。每次取主穴、应穴各二个，交替取用。

治疗耳源性眩晕：先施主针，刺下方手足的足三里、太溪、液门、外关，重刺激，泻之，转移兴奋灶；后施应针，刺耳周围的听宫、翳风、风池、百会，轻刺激，补之，应答主针针气。每次取主穴、应穴各二个，交替取用。

治疗落枕：先施主针，刺外劳宫，重刺激，泻之，转移兴奋灶；后施应针，刺天柱、阿是穴，轻刺激，补之，应答主针针气。每次取应穴一个，交替取用。

治疗肺炎（轻症）：先施主针，刺下方手足部的内关、曲池、尺泽、太溪、鱼际，重刺激，泻之，转移兴奋灶；后施应针，刺胸背部的天突、大椎、肺俞、膈俞、膏肓，轻刺激，补之，应答主针针气。每次取主穴、应穴各二个，交替取用。

治疗急性单纯性胃炎：先施主针，刺下方手足部的内关、足三里、梁丘、公孙，重刺激，泻之，转移兴奋灶；后施应针，刺腹部的中脘、下脘、章门、天枢，轻刺激，补之，应答主针针气。每次取主穴、应穴各二个，交替取用。

治疗急性乳腺炎：先施主针，刺下方手足部的内关、梁丘、曲池、足三里、太冲穴，重刺激，泻之，转移兴奋灶；后施应针，刺胸背部的乳根、膻中、天宗、期门穴，轻刺激，补之，应答主针针气。每次取主穴、应穴各二个，交替取用。

治疗急性盆腔炎：先施主针，刺下方手足部的合谷、曲池、行间、中封、太冲，重刺激，泻之，转移兴奋灶；后施应针，刺腰腹部的冲门、次髎、中极，轻刺激，补之，应答主针针气。每次取主穴、应穴各二个，交替取用。

治疗外伤性截瘫（上肢瘫痪）：先施主针，刺下肢的条口和手肘关节下方的手三里、外关，重刺激，泻之，转移兴奋灶；后施应针，刺肩背部肩髃、大椎、大杼，轻刺激，补之，应答主针针气。每次取主穴、应穴各二个，交替取用。

治疗肱骨外上髁炎：先施主针，刺足部条口和手部的手三里、中渚，重刺激，泻之，转移兴奋灶；后施应针，刺肩髃和颈背部的大椎、大杼，轻刺激，补之，应答主针针气。每次取主穴、应穴各二个，交替取用。

治疗漏肩风：肩前区疼痛为主，后伸时疼痛加剧，先施主针，取合谷，重刺激，泻之，转移兴奋灶；后施应针，取肩髃，轻刺激，补之，应答主针针气。肩外侧疼痛为主，外展时疼痛加剧，先施主针，取外关，重刺激，泻之，转移兴奋灶；后施应针，取肩髎，轻刺激，补之，应答主针针气。肩后侧疼痛为主，肩内收时疼痛加剧，先施主针，取后溪，重刺激，泻之，转移兴奋灶；后施应针，取肩贞，轻刺激，补之，应答主针针气。肩前近腋部疼痛为主且压痛明显，先施主针，取合谷，重刺激，泻之，转移兴奋灶；后施应针，取肩前，轻刺激，补之，应答主针针气。每次取主穴、应穴各一个，交替取用。

治疗膝关节痛：先施主针，取膝关节病灶下方的悬钟、昆仑、阳陵泉，重刺激，泻之，转移兴奋灶；后施应针，取膝关节病灶周围的膝眼、鹤顶、鼻犊，轻刺激，补之，应答主针针气。每次取手足主穴、应穴各二个，交替取用。

治疗踝关节痛：先施主针，取足部的仆参，重刺激，泻之，转移兴奋灶；后施应针，取足踝部病灶周围的太溪，轻刺激，补之，应答主针针气。每次取手足主穴、应穴各一个，交替取用。

谢强、杨淑荣等所撰《转移兴奋灶针灸法为主治疗鼻咽癌放疗后口咽黏膜放射性损伤的临床观察》，将94例患者随机分为试验组和对照组，每组各47例。治疗组采用转移兴奋灶针灸法，上补下泻（针刺下方取合谷、足三里、三阴交、然谷、太溪、大钟穴，上方取咽安、廉泉穴；艾灸取涌泉穴）结合自拟中药方生津利咽饮含漱，对照组以生津利咽饮含漱并内服，疗程1个月。结果显示：试验组总有效率为89.4%，对照组为70.2%，两组比较差异显著

旴派上补下泻经典针刺学

（ $P<0.01$ ）。转移兴奋灶针灸法有疏通经络、清降虚火、益气生津、润利口咽的作用。

任元元等所撰《转移兴奋灶针灸法为主治疗感音神经性耳鸣的临床观察》，将 100 例患者随机分两组，试验组和对照组各 50 例，试验组采用转移兴奋灶针灸法为主结合自拟方聪耳息鸣饮，对照组运用西药对照观察。结果显示：试验组总有效率为 84%，与对照组 72% 相比，差异显著（ $P<0.01$ ）。

胡启煜等所撰《转移兴奋灶针法思想在中医耳鼻咽喉科的应用》，认为转移兴奋灶针法不仅可用于中医耳鼻咽喉科中，还可广泛应用于各科之中，因其选穴简单、取穴方便、操作快捷等优点值得在临床上推广使用。

丁亚南等所撰《转移兴奋灶针灸法治疗暴聋机理探讨》，对转移兴奋灶针灸疗法治疗暴聋的机理进行探讨，从传统针灸治疗的另一个角度认识和理解针灸治疗机理。

范新华等所撰《针灸与药物治疗突发性耳聋疗效对比观察》，将 80 例突发性耳聋患者随机分为两组，每组 40 例。观察组采用转移兴奋灶针灸疗法，取涌泉（泻法，手法稍重）、听宫、听会、耳门，同时配合艾条热敏化悬灸涌泉穴；对照组采用常规药物治疗。结果显示：观察组总有效率为 80.0%，优于对照组的 55.0%。两组比较差异显著（ $P<0.01$ ）。

杨淑荣等所撰《"转移兴奋灶"针灸法治疗喉源性咳嗽的临床研究》一文中将 160 例患者随机分为试验组、对照组各 80 例。试验组予针刺三阴交、开音 1 号、咽安等穴并结合艾灸涌泉穴治疗；对照组予西医常规治疗。结果显示：试验组总有效率分别为 62.03%、94.93%，对照组总有效率分别为 45.00%、88.75%。两组总有效率比较均有显著性差异（ $P<0.05$ ）。

范新华等所撰《转移兴奋灶针灸法治疗突发性耳聋机理探析》，文中对谢强教授应用转移兴奋灶针灸疗法治疗暴聋的机理进行探讨，认为此法较宜于治疗突发性耳聋。

范新华等所撰《转移兴奋灶针灸疗法治疗突发性耳聋 80 例的临床观察》一文中将 80 耳突发性耳聋患者随机分为两组，转移兴奋灶针灸法治疗 40 耳，常规西医治疗 40 耳，治疗 3 个疗程。结果显示：试验组总有效率 80%，对照组总有效率 55%。两组比较差异显著（*P*<0.01）。

杨淑荣等所撰《谢强教授五官科特色针灸疗法》一文中介绍了谢强教授倡导的五官科特色针灸疗法——转移兴奋灶针法的具体操作及临床运用。

常向辉等所撰《转移兴奋灶针法治疗急性咽炎 60 例的临床观察》，将符合条件的 60 例急性咽炎患者按 1∶1 对照随机分为两组。试验组 30 例采用转移兴奋灶针法治疗，对照组 30 例采用常规西医治疗。结果显示：试验组愈显率 90%，对照组愈显率 70%。两组比较差异显著（*P*<0.01）。

丁亚南等所撰《转移兴奋灶针灸疗法治疗急性扁桃体炎 80 例的临床观察》，将 80 例急性扁桃体炎患者按 1∶1 对照随机分为两组。试验组 40 例采用转移兴奋灶针灸疗法治疗，每日 1 次；对照组 40 例，采用常规西医治疗。结果显示：试验组总有效率 95%；对照组总有效率 82.5%。两组比较差异显著（*P*<0.01）。

此外，谢强采取上补下泻转移兴奋灶针刺法在临床的广泛应用，其中以针刺为主治疗急性创伤性喉炎技术、刺营治疗急性扁桃体炎技术、刺营治疗慢性肥厚性咽炎伴鼾症技术，已经列为国家中医药管理局中医适宜技术，向全国推广应用，使谢氏上补下泻转移兴奋灶针刺疗法得到广泛应用。

（3）其他医家应用"上补下泻"法。通过对各数据资源系统以"上补下泻"作"全文"检索，文献时间范围不限，共得到 94 篇论文，其中多为探讨李梴独特的学术思想和辨治风格。文献中多数仅有"上补下泻"的文词表述，有的将"上补下泻"理念应用于理法方药中，有的对"上补下泻"针法仅进行初步和简单的论述，而针治的临床验案不多。

方基良介绍"一针为率"3 则医案，重视"下泻"治疗头痛目眩独取四关穴之肝经原穴太冲，用针行凉泻法，强刺激，3 次而痊愈。

王健针刺治疗肩周炎。采取类似"上补下泻"方法，针刺顺序是先条口透承山，后刺合谷、曲池、肩髃。先刺下肢穴，后刺上肢穴和病灶处穴，上补下泻，诸穴合用，共奏通络止痛之功。

王丽治疗肩周炎。应用类似"上补下泻"方法，先刺条口透承山，后刺合谷、曲池、肩髃。此针刺顺序是循经气流注方向施治，诸穴合用，上补下泻，通络止痛。

孔立红治疗肩周炎。先刺合谷，次刺曲池，再刺肩髃。诸穴合用，取其左病右取、上病下取、上补下泻之意。

吴濂清治疗急性肠炎。取穴中脘、气海、天枢（双）、阴陵泉（双）。手法为上补下泻。下肢穴位提插捻转2～3分钟，腹部穴位搓捻15～20秒钟。针毕，脐周绞痛立止。

宋福春应用气功按摩方法治疗急性软组织扭挫伤。采取上补下泻等方法，疗效显著。将上补下泻法灵活运用于气功按摩治疗中，拓展了上补下泻针法的应用范围，不只限于针刺中，还可将此理念用于其他治疗方法里。

徐力推拿治疗小儿发热。对阴虚内热的发热小儿施予上补下泻法推按，推揉足三里增进食欲，推点涌泉引气下行以退虚热。

王芳芳治疗寒湿腰痛。应用上补下泻方法，取脾经的阴陵泉、肾经的复溜，行泻法，取膀胱经相应背俞穴及阳明经穴，行补法；辨治湿热腰痛，取腰部腧穴予补法，患侧下肢腧穴行泻法等。王氏采取局部穴用补法、下肢穴用泻法疗腰痛，可见阳经补而阴经泻是其特色。

唐玉枢治疗历节痼疾。论述其师吴棹仙艾灸风毒八穴的临床应用，采取了上补下泻法。风毒八穴皆为下肢诸穴，以膝关节为界，上穴用补法，下穴用泻法。唐氏以膝关节部位的上下位置为界，施行上补下泻。

（4）其他医家应用"上病下取"法。李梴"上补下泻"针法重视"上病下取"，因此对各数据资源系统以"上病下取"主题词检索到110篇论文。

畅建修治疗头痛。采取"上病下取"分经论治，前额痛，针内庭、合谷；偏头痛，针足临泣、风池；枕后痛，针后溪、金门；口舌糜烂，用附片、吴茱萸各等份捣烂，醋调敷足心，上病下取，引火归元，疗效显著。

孙萌萌、刘建武综述针治少阳头痛。发现足临泣、太冲是当今医家针治少阳头痛频率最高的二穴；有医家选取照海或太冲、太溪、丰隆、足三里等下肢远端穴位，治疗少阳头痛；有医家基于数据挖掘技术分析发现历代针灸治疗少阳头痛，非常重视选用四肢远端穴位。此外，"上病下取"不仅应用于针刺，还应用于刺络放血、电针等多法中。

郦雪芬治疗月经性偏头痛。取下方太冲透刺涌泉配合体针，疗效显著。

周国荣、陈伟平、林雯治疗左下齿疼痛。取合谷（右）、丰隆（左），用泻法，效佳。

班秀文治疗外感风寒而头痛、鼻塞。用吴茱萸配生姜、生葱白捣烂，加温，外敷下方涌泉穴，效显效速。

刘颖取下方足三里、丰隆、悬钟、三阴交穴治疗重症眩晕，疗效显著。

冯富忠取下方光明（右）、太冲（右），用泻法治疗失眠不寐、左眼睑跳动甚，效佳。

李磊、王学平治疗小儿流涎证属脾气不足者。以吴茱萸10克研细末，醋调糊状，敷下方双足涌泉穴，流涎明显减少。

姜云武治疗偏头痛。以下方双侧足临泣、太冲为主穴，患侧太阳、风池等为辅穴。对四肢穴用提插泻法，强刺激，要求针感上行，向头痛部位传导，疗效显著。

周建洲用中渚、上明二穴治疗眼目疾病。上明为局部取穴，中渚为远部取穴，疗效迅速。

曹文然选下方太溪、足三里、阴廉、阳陵泉等穴电针治疗呃逆，效佳，且未见复发。

综上所述，"上补下泻"法运用于临床涉及各科病种较多。可见，"上补下泻法"不仅在针刺而且在气功、推拿、刺络放血、艾灸等治疗中也可灵活运用，甚至有医家将上补下泻理念应用在处方用药中。如当今医家对肩周炎的"上补下泻"施针的先后次序研究颇多，其次是"上补下泻"施针在癌痛中的运用文章和综述类文章较多，对于癌痛取穴规律的研究颇多。此外，盛氏传承人在治疗肩周炎案例中，没有按"上补下泻"施针，而是相反施行"上泻下补"针刺，出现致使病情加重的教训，由此进一步说明针灸临床遵循"上补下泻"方法非常重要，这是针灸疗法取得速效、显效的关键所在。

三、谢氏对李梴"上补下泻"针法的传承与发展

谢强倡导的"上补下泻转移兴奋灶针灸疗法"，是传承明代乡贤旰派医学家李梴的"上补下泻"针法思想，用现代医学神经反射学说、神经－内分泌－免

疫网络（NEI 网络）学说及 NEI 网络调节下的"自稳态"思想以诠释"上补下泻针法"的现代机理，在祖母杨满金和导师魏稼教授的指导下提出的创新特色针灸疗法——转移兴奋灶针刺法。

（一）源于家传的本土旴派李梴"上补下泻"针法思想

谢强的天祖父谢怀翎，极为推崇家乡明代李梴"上补下泻"针法思想，认为此针法临床适应症广泛，适宜治疗内、外、妇、儿、五官各科疾病，取穴精少，重点突出，实用效佳。

1974 年，谢强刚刚进入江西中医学院附属医院（江西省中医院）工作时，祖母杨满金告知：家传数百年的"上补下泻针法"，来自本土乡贤李梴的《医学入门》书中，你的天祖父谢怀翎传承家学，年少时将家藏《医学入门》熟记于心，经过几十年实践体悟，已将李梴"上补下泻"针法的操作具体化，传与子孙，简便易学，只要记住关键点就能行走天下。其天祖父认为，虽然李梴《医学入门》叙述的针法文字简少，未能详述临证针刺补泻具体如何操作，其实可以化繁为简，只需记住手中只有"主针"和"应针"，眼中只有"患处"和"远处"；最精妙关键点是"主针"先针刺离开病灶的远端穴位（越远越佳），针尖要向上朝患处方向，重手法针刺，须强刺激或较强刺激，此即为泻，激发针气上行；留针期间，须行针 1～3 次，重症和久治不愈症在留针期间宜行针 3 次以上，每次行针 0.5～1.0 分钟，以提插为主亦可结合捻转，加强针气的传送；待主针的针气上行后，方能施于"应针"，针刺患处周围穴位，针尖要朝"主针"方向，手法宜轻，进针宜浅，须弱刺激，此即为补，留针期间不行针以静候应答"主针"针气。取穴以少为佳，1～3 穴即可，最多 4 穴。手法好可以只扎"主针"不须再扎"应针"，多则干扰针气，只有急症、重症、久治难愈症取穴可适当多些。

谢祖母举例说：比如治疗胃脘痛，首先应该确定"主针"和"应针"，要记得应用"上补下泻"原则，可以将常用的下方足三里作主针的穴位，上方胃疼处的中脘作应针穴位，先施"主针"刺足三里穴，针尖朝上，手法要重，待针气上行，再施"应针"刺上方胃部的中脘穴，针尖朝下，手法要轻，中途"主针"要行针激发针气上行，新手要行针 3～4 次，熟手行针 1～2 次，老手在进针时针气已经上行明显也可以不再行针了。"应针"中途不要行针，只需静候"主针"针气。

谢祖母还说：虽然世间流传许多针刺精妙手法和针灸处方，都可以酌情融入于自家针法中，但要确定主针和应针，要做到上病下取，均须遵循主针重刺激、应针弱刺激的原则，这样才可获得不差的疗效。现在传给你了，这是家传之秘不可轻传，有德者传之，无德者就是家人也不可传。1996年，谢祖母逝世前，表示非常赞同谢强根据家传李梴"上补下泻"针法思想而倡导的现代"上补下泻转移兴奋灶针刺法"，认为李梴和家传的"上补下泻针法"与谢强提出的现代"上补下泻转移兴奋灶针刺法"有异曲同工之妙，且更加实用效佳，很适宜临床操作应用。

（二）源于《黄帝内经》"远道刺""上病下取"

上补下泻转移兴奋灶针刺法，遵循《黄帝内经》针灸取穴重视"上病下取""远道刺"的取穴思想。如《灵枢·官针》云："远道刺者，病在上，取之下。"《素问·五常政大论》云："病在上取之下。"可见，《黄帝内经》"上病下取""远道刺"，反映了治病必求其本的中医整体观念，是上补下泻转移兴奋灶针刺法的理论根源所在。

（三）吸收了现代医学神经反射等学说

上补下泻转移兴奋灶针刺法，吸收了现代医学神经反射学说、神经－内分泌－免疫网络（NEI网络）学说，综合了NEI网络调节下的"自稳态"思想和中医经络理论的"整体观"核心精神，概括了对针灸调节NEI网络治疗疾病这一过程，使之更加直观易于理解和运用。

中医经络理论的整体观和结构与NEI网络相关，NEI网络与中医经络功能系统均对人体内外环境的信息起整体调控作用，这是转移兴奋灶针刺法理论融汇中西的依据。因此，将"上补下泻转移兴奋灶针灸疗法"结合现代观，新命名为"转移兴奋灶针灸疗法"。

（四）传承与发展

谢强传承家传的李梴"上补下泻针法"，在中医整体观的指导下吸收了现代医学神经反射学说、神经－内分泌－免疫网络（NEI网络）学说，综合了NEI

网络调节下的"自稳态"思想，用"转移兴奋灶"观念结合中西医思维，从基础理论到临床实践来解析和探索古老的"上补下泻针法"。

1.上补下泻，重视经脉根本

上补下泻转移兴奋灶针刺法之补泻，不同于习用的同穴补泻，属异穴补泻，重视经气的上下感传。例如，重视经络标本根结学说。标本与根结，是基于经脉之气生发于下，十二经脉皆为向心性循行。根与本、结与标位置相近或相同，其含义相似。

根和本，部位在下，皆经气始生发之地，为经气之所出。结和标，部位在上，皆为经气归结之所。因此，强调四肢远端腧穴的重要性，经脉气血产生运动的根源在人体下部，根源于四肢，四肢的腧穴（尤其是肘膝以下的五输穴）在针灸治疗中具有非常重要的地位。所以，以针刺远离病灶的下部腧穴为主针（主穴），上方近病灶的腧穴为应针（应穴），通过先刺下方主针，后刺上方应针，上下应答，经气沟通，转移兴奋灶，达到调和阴阳、扶正祛邪的目的。

2.重视主针，建立新兴奋灶

先施主针，通过强刺激远离人体患部病灶的腧穴（主穴），由针刺作用产生一个新的兴奋灶，其兴奋强度远远高于患部病灶的兴奋强度，从而降低患部的兴奋度，缓解患部病灶的病理态势。后施应针，轻刺激患部病灶周围腧穴（应穴），以应答主针针气；通过"转移兴奋灶"，改善全身各种痛症、炎症、组织增生、功能失调等，平衡阴阳，维系自稳态的平衡，以达治愈疾病的目的。

3.上补下泻，转移兴奋灶

上补下泻转移兴奋灶针刺法，吸收了现代医学神经反射学说、神经－内分泌－免疫网络（NEI网络）学说，综合了NEI网络调节下的"自稳态"思想和中医经络理论的"整体观"核心精神，概括了对针灸调节NEI网络治疗疾病这一过程，使之更加直观，易于理解和运用。中医经络理论的整体观和结构与NEI网络相关，NEI网络与中医经络功能系统均对人体内外环境的信息起整体调控作用，这是上补下泻转移兴奋灶针刺法理论融汇中西的依据。

可见，上补下泻转移兴奋灶针刺法，是以江西旴派明代李梴《医学入门》"上补下泻""近病远治"思想为理论基础，结合中医经络理论、整体观与西医神经反射学说、神经－内分泌－免疫网络学说而创研的简易经典的特色针刺法。因为，此法侧重选取远离病灶的下部的腧穴，有着"转移兴奋灶"缓解病症作用，故谢强将之命名为转移兴奋灶针刺法。

旴派上补下泻经典针刺学

第二章　针法理论基础

上补下泻转移兴奋灶针刺法，宗《黄帝内经》"上病下取"取穴原则和李梴的"上补下泻"针法思想，其中"上"和"下"具体所指为何？"上"，即指疾病发生在头面躯干，针刺之应该用补法；"下"，即指取远离病灶下方四肢部位的腧穴，针刺之应该用泻法。故而，通过阐述以手足部位腧穴治疗疾病的机理，以探索针法的理论基础，更具代表意义。上补下泻转移兴奋灶针刺法的刺激方式多种多样，有针刺、艾灸、推拿、指压、棒压、按摩、拔罐、放血、刮痧、穴位注射、药物穴敷、电磁声光技术等等。下面以针刺刺激方式为代表讨论之。

第一节　传统医学理论基础

一、以《黄帝内经》"上病下取"理论为临床思维核心

上补下泻转移兴奋灶针刺法，是以《黄帝内经》"上病下取"思想为治则指导。"上病下取"理论，出自《灵枢·官针》中"远道刺者，病在上，取之下"。《素问·五常政大论》云："气反者，病在上，取之下。"《黄帝内经》的这一论述提出了"气反者"，什么是气反呢？明代医家张景岳解释说："气反者，本在此而标在彼也。"认为"其病既反，其治亦宜反。病在上，取之下，谓如阳病者治其阴，上壅者疏其下也"（《类经·运气类》）。景岳先生的论述，奠定了"上病下治"适用于病证标本不完全一致的"气反者"，属于中医反治法的范畴，意思为各类疾病发生部位在躯干头面，此为标部，治亦宜反，治疗却不该着重在标部，应该找到远端下部四肢的本部治之。这些论述，对后世医家的临床实践起到重要的指导作用，至今仍有着十分重要的意义。

上补下泻针法，即是"治亦宜反"，因为疾病发生部位为标部，治亦宜反，治疗却不该着重在标部，治病必求于本，应该找到远端的本部先治之，后在标部治疗以应答、呼应本部，通经接气。因此，在远离患部下方的远端施以重刺激，刺激阈值高过病灶处，降低病灶的兴奋度，转移兴奋灶。如此，一是可以导上泛之浊邪下降，二是可以引上浮之阴阳气血下行，以达愈病目的。

"上病下治"，在临床应用范围十分广泛，人体躯干脏腑头面疾病，标在上本在下，所以治病求本治亦在下，应该"上病下取"腧穴。故上补下泻转移兴奋灶针刺法重视选用四肢腧穴为主穴，病灶局部穴位为应穴，以治疗各类疾病，体现了中医治病求本的整体观。"上病下取"重视整体与局部的关系，在古代典籍中尤其多见应用于治疗各类疾病。盱派朱权、徐凤《四总穴歌》"肚腹三里留，腰背委中求，头项寻列缺，面口合谷收"，亦证实了上补下泻转移兴奋灶针刺法重视"上病下取"的有效性和实用性。

后世医家，在治疗疾病时对于局部取穴还是远端取穴这两种截然相反的取穴思路常常疑惑犹豫，应如何选择？上补下泻转移兴奋灶针刺法运用"上病下取"思想作为治疗各类疾病的原则，不仅采用远道取穴，甚至独取手足穴位。

譬如，治疗三叉神经痛，先施主针，取下方手部的外关（主穴），重刺激，泻之，转移兴奋灶，若头痛缓解可不施应针；若头痛未缓解，则接着施应针，取瘈脉（应穴），轻刺激，补之，以应答主针针气。正可谓符合上补下泻转移兴奋灶针刺法原则，传承了《黄帝内经》《医学入门》"上病下取""上补下泻"针法旨义。

综上所述，临证运用上补下泻转移兴奋灶针刺法时，应辨别阴阳虚实，辨明病机，分而治之，"上病下取"达到"上病下治"的目的。实证，强刺激远端部位起到引邪下出或通利下导等作用；虚证，较强刺激远端部位，起到引火归原、引阳入阴、引热下行等作用。

二、以标本根结五输理论为经络学基础

经络学说是中医的精髓，经络有"处百病，决生死"的重要作用。经络运输的气血"外濡腠理""内溉脏腑"，进而使躯干头面得到气血的温煦和濡养，保持人体的正常生理功能。标本根结，反映的是经气上下两极间的关系，即经气的起

始与归结的两极关系，而手足肢末是经气紧密深聚分布之处，是经气发生之处，系经气之本源所在。五输穴，亦反映了经气所出在手足肢末，经气从肢末逐步向上、向心流注。因此，转移兴奋灶针灸疗法重视手足肢末的取穴，达到上补下泻治疗疾病的作用。

上补下泻转移兴奋灶针刺法，以经络标本根结及五输穴理论为指导，以"经气发于肢末"为穴法依据，重视"上病取下"的经气治疗作用。《黄帝内经》："凡刺之道，气调而止。""刺之要，气至而止。"针灸的最终作用对象不是穴位，而是穴位、经络中的经气疏通，通过激发、调整经气以治疗疾病。

人体是一个复杂的生命系统，标本根结理论是补充说明经气弥散作用的另一种运行模式。标本根结及五输穴理论表明，经脉之根本在于手足末端，经气出自手足末端，并循经向心性流动，归于头面胸腹。

标本根结理论认为，经络的分布与气血的流注，以手足肘膝以下为"根"与"本"，以头面、胸腹为"结"与"标"。其中，十二经之"本"在手足远端，"根"为手足末端的井穴，经气出于此，表明手足之末为经脉之根本所在。

五输穴理论亦认为，经气出于手足末端之井穴，溜于荥，注于输，行于经，入于合，如江河水流汇入湖海，经气充盛合于脏腑。可见，五输穴理论与标本根结理论相合，经气出于五输之井，表明手足之末为经脉之根本所在。

据《灵枢·根结》所论，六经中的"根、溜、注、入"穴位，"根穴"即是五输的井穴，"溜穴"即是五输的原穴，"注穴"即是五输的经穴或合穴，所涉穴位多为五输穴。标本根结理论提示了手足与头面五官、躯干胸背的整体联系，补充了经气弥散作用的另一种运行模式，反映了经气循行的多样性。可见，五输穴理论与标本根结理论的经气流注规律相一致，前者是后者在针灸临床应用的具体表现，后者为前者治疗疾病提供理论依据。

可知，基于标本根结理论、五输穴理论更进一步地突出了手足远端腧穴在治疗上的重要作用，也在临床实践中反映出这些理论的重要性。另一方面，标本根结理论强调了手足与头身的整体联系，为运用五输穴治疗头面、躯体、内脏病症提供了理论依据。由此，说明手足四肢部腧穴在治疗中的重要性，亦进一步说明上补下泻转移兴奋灶针刺法注重"上病下取"腧穴的重要所在。

《黄帝内经》的标本根结理论，为后世医家推崇备至，沿用至今。古代医学经典中对该标本根结理论的重要性有很多描述，如表21。

表21　医学经典中对标本根结理论重要性的描述条文

序号	原文	出处
1	能知六经标本者，可以无惑于天下	《灵枢·卫气》
2	夫阴阳逆从标本之为道也，小而大，言一而知百病之害	《素问·标本病传论》
3	知标本者，万举万当	《素问·标本病传论》
4	更穷四根三结，依标本而刺无不痊	《标幽赋》
5	此言能究根结之理，依标本刺之，则疾无不愈	《杂病穴法》
6	不知根结，五脏六腑折关败枢，开合而走，阴阳大失，不可复取	《灵枢·根结》

由表21可知，标本根结理论对指导临床治疗意义非凡，能知标本根结可以"无惑于天下""知百病""万举万当"。此"更穷四根三结，依标本而刺无不痊""则疾无不愈"。

鉴于上述，标本根结及五输穴经络理论为上补下泻转移兴奋灶针刺法重视"上病下取""上补下泻"，运用手足四肢腧穴治疗头面躯干疾病提供了经络学理论依据。上补下泻转移兴奋灶针刺法，可通过刺激手足四肢下端穴位，调动本部之集中经气，治疗标部头面躯干之疾病，符合中医临证"治病必求其本"思想。正如《黄帝内经》所云："经脉所过，主治所及"，这便是上补下泻转移兴奋灶针刺法治疗各类疾病的经络学基础。

三、顺应标本根结五输调理经气是疗效发挥的关键

上补下泻转移兴奋灶针刺法的精髓，渊源于《黄帝内经》标本根结和五输穴理论，通过主针刺激下方"本""根"部四肢下端穴位，应针刺激上方"标""结"部躯干头面病灶局部腧穴，穷究"本""根"之理，深探经气本源，激发脏腑精气，调动经气升达集聚于躯干头面，使经通气接、邪气开散，以治疗上方"标""结"部各类疾病。可见，顺应标本根结调理经气是上补下泻转移兴奋灶针刺法疗效发挥的关键。

（一）标本理论

"标本"："标"，原意指树梢，引申为人体上部，与人体头面胸背的位置相应；"本"原意指树根，引申为人体下部，与人体四肢末端相应。十二经脉，皆有"标"部和"本"部，为经络腧穴分布的上下对应部位。人体头面躯干为"标"，经气弥散于人体上方"标"部；人体肢端为"本"，经气深聚于人体下方"本"部，这是经气的本源所在。譬如，头面五官犹如树木之枝叶，四肢末端犹如树木之根部，只有根部的根深蒂固才能有标部的枝繁叶茂。

经脉标本与相应腧穴和躯干头面的关系情况，如表22。

表22 经脉标本相关

十二经脉	本		标	
	部位	对应腧穴	部位	对应腧穴
足太阳	跟以上5寸	跗阳	两络命门（目）	睛明
足少阳	窍阴之间	足窍阴	窗笼（耳）之前	听会
足阳明	厉兑	厉兑	颊下，夹颃颡	人迎
足少阴	内踝下上3寸	交信、复溜	背俞与舌下两脉	肾俞、廉泉
足厥阴	行间上5寸	中封	背俞	肝俞
足太阴	中封前上4寸	三阴交	背俞与舌本	脾俞、廉泉
手太阳	外踝之后	养老	命门（目）之上1寸	攒竹
手少阳	小指次指之间上2寸	中渚	耳后上角下外眦	丝竹空
手阳明	时骨中上至别阳	曲池	颜下合钳上	迎香
手太阴	寸口之中	太渊	腋内动脉	中府
手少阴	锐骨之端	神门	背俞	心俞
手厥阴	掌后两筋之间2寸	内关	腋下3寸	天池

从表22可以发现，本部穴位多分布在肘膝关节以下，标部穴位多数分布于头面，少数分布在躯干部。通过十二经脉的标本流注，将头面躯干与手足末端紧密联系起来。因此，标本理论为转移兴奋灶针灸疗法采取"远取为主"，运用

手足部腧穴治疗人体上部各类疾病疗效的发挥奠定了理论基础。

《素问·标本病传论》提出了逆取法和从取法，经云："故治有取标而得者，有取本而得者，有逆取而得者，有从取而得者……"李梴在《医学入门》中强调"有在标而取本者，有在本而取标者，有先治其标者，有先治其本者，无非欲其阴阳相应耳。此《黄帝内经》至论"。可知，"从取法"为标部疾病从标治之，本部疾病则从本治之，为近取；"逆取法"为本部的疾病反从标治之，标部疾病反从本治之，为远取。

上补下泻转移兴奋灶针刺法，重视在手足下端"本部"泻之，如只用"主针"独泻合谷穴治头面五官诸疾，为"有其在标而求之于本"的逆取法；亦重视"标本"同取，标本结合，上补下泻，如针"本部"内关穴、"标部"天池穴治胸闷。如此，远近皆取，标本兼治。不同之处在于针分先后，手足下端本部"主针"先刺，强刺激泻之，所谓"有先治其本者"；头面胸腹标部"应针"后刺，弱刺激补法之。正如李梴所云："无非欲其阴阳相应耳。"

（二）根结理论

"根结"："根"，意为根本、开始，多为井穴经气所出之处；"结"，指结聚、归结，多指头、胸腹部经气所归之处。"根""结"，在经络理论上指的是经气所起和所归的部位。马莳在《灵枢注证发微》中注曰："脉气所起为根，所归为结。"《类经》云："脉气由此而出，如井泉之发，其气正深也。"强调了根部如井泉，气深始发。《标幽赋》认为"更穷四根三结，依标本刺而无不痊"。这里，"四根"指的就是手足四肢末端为十二经脉的"根"，"三结"指的就是以头、胸、腹三部为十二经脉的"结"。

在《灵枢·根结》中叙述了足六经的"根"部腧穴与"结"部位置，"太阳根于至阴，结于命门……阳明根于厉兑，结于颡大……少阳根于窍阴，结于窗笼……太阴根于隐白，结于太仓。少阴根于涌泉，结于廉泉。厥阴根于大敦，结于玉英"；还论述了六阳经根、溜、注、入理论，如"足太阳根于至阴，溜于京骨，注于昆仑，入于天柱、飞扬也……手阳明根于商阳，溜于合谷，注于阳溪，入于扶突、偏历也"。但是，文中没有叙及手三阴经的"根"部腧穴与"结"部位置。"根、溜、注、入"是手、足阳经的经气在人体出入流行的部位。

"根"多为"井穴"，是指脉气起源之所；"溜"多为"原穴"或"经穴"，是指脉气流行之处；"注"多为"经穴"或"合穴"，指脉气蓄积灌注之所；"入"是指脉气汇入之处。

《灵枢·根结》提到："九针之玄，要在终始……不知终始，针道咸绝。"此处的"终始"意指根结，始为根，终为结。四肢远道穴是根处，是经气始发处，是调整经气的初始部位，也是调整经气的关键位置。正如道家《老子》第六十四章："慎终如始，则无败事。"重视"初""始"，"不忘初心，方得始终"，可知"初"的可贵，"始"的重要，亦知"根"的重要非同寻常。标本根结理论，揭示了头面五官、躯体与手足的整体关系，表现了经气运行的多样性，进一步说明四肢肘膝以下的腧穴治疗远隔部位的躯干脏腑、头面五官各类疾病的重要性。

经脉根结与相应腧穴和躯干头面的关系情况，如表23。

表23　经脉根结相关

经脉	根（井穴）	入	结
足太阳	至阴	飞扬、天柱	命门（目）
足阳明	厉兑	丰隆、人迎	颡大（钳耳）
足少阳	窍阴	光明、天容	窗笼（耳）
足太阴	隐白	—	太仓（胃）
足少阴	涌泉	—	廉泉（舌下）
足厥阴	大敦	—	玉英（玉堂）
手太阳	少泽	支正、天窗	—
手少阳	关冲	外关、天牖	—
手阳明	商阳	偏历、扶突	—

从表23可以发现，根部穴位多分布在肘膝关节以下，结部穴位多数分布于头面和躯干部。通过十二经脉的根结流注，将头面躯干与手足末端紧密联系起来。因此，根结理论为上补下泻转移兴奋灶针刺法采取"上病下取""远取为

主"、运用手足部腧穴治疗人体上部各类疾病疗效的发挥奠定了理论基础。

从根结"根、溜、注、入"理论的阐述，不难发现"结"部和"入"部穴位多分布于头面五官周围，"根"部皆在四肢远端穴位处，说明了人体上部腧穴与四肢肘膝以下腧穴上下联通，关系密切。

譬如，临床常用"根部"井穴涌泉治疗失眠、头痛、眩晕、痤疮、青光眼、耳鸣、鼾症等头面五官"结部"火热证，引火引气下行，导阴液上行，滋液灭火；亦常用三商穴刺络放血疗眩晕、突聋、青光眼、三叉神经痛、咽喉急症、胆囊炎等。正如李梴在《子午八法》中云："井者，若水之源始出也""所出为井，井，常汲不乏，常注不溢"。井穴，是脉气起始生发之地，泉源不竭，突显"根"部初始、本源的特点。结为脉气的所归处，为头胸腹的器官和部位。根结，反映出经气上下两极间紧密相连生理病理关系。

"根溜注入"理论中，"根溜注"皆为四肢末端的腧穴，"入"分为"下入"和"上入"。经过"根溜注"后经气已汇聚，进而"下入"于络穴以充养其相表里的经脉，"上入"于颈项部以滋养头面五官；阳气上升后，物极必反，升极而降，进而下降以滋养脏腑。由此可知，"根结注入"理论将四肢、躯干、头面五官和脏腑密切联系起来，牵一发而动全身。也由此知经气发自手足末端，并循经向心性流动，归于躯干头面，敷步全身滋养脏腑，可以说经气发于肢末，濡润脏腑躯体。

《子午流注针经·流注经络图说》云："凡刺之道，须卫气所在，然后迎随，以明补泻。"说明针刺取效的关键秘诀是卫气充足，不匮乏，之后才能施行补泻。而表里的阴阳两经相交于四末，四末乃经脉阴阳之气交合之处，营卫之气通行之道。四末为阴阳顺接之处，刺激四末更容易充分调动充足的卫阳之气，激发阳气的温煦、推动、卫外、固摄、气化的作用，祛除病邪，平衡阴阳，使疾得愈。正如《素问·阳明脉解》所云："四肢者，诸阳之本也。"《灵枢·终始》云："阳受气于四末。"说明四肢末端不仅是诸阳发源和根本处，还是阳最旺盛的地方。

《灵枢·邪气藏府病形》云："诸阳之会，皆在于面。"由此可知，阳气的源头在四末，上达会聚于头面，正如根结理论的"根"部皆在四末，结部在头面胸背一样。阳气是人体防御邪气的关键，而阳气的根本在四肢末端；阴气是人

旺派上补下泻经典针刺学

体的物质基础，而阴气的根本在五脏；阳以阴为基，而五脏阴精的生成又与阳气气化相关。如此，针刺四肢末端"根"部，激发泉源不竭的阳气，促阴阳相互化生，以达气血调和，阴阳平衡，疾病乃愈。

此外，在标本理论中，十二经脉均有"标"部和"本"部；而在根结理论中，《灵枢·根结》中仅记载了足三阳三阴的根与结，而无手三阳三阴之经的根与结。且"根"都是井穴，而"本"未必都是井穴，由此可知，"标本"的范围较"根结"为广。故而李梴在《医学入门》中强调"究根结之理，依标本而刺，疾无不愈"。

根据"标本根结"的理论，针刺选穴不仅取"根结"腧穴，更取范围较广的"标本"部的腧穴，临床疗效甚佳。故可以大胆设想，除各类疾病外的任何疾病都可以运用"本部"手足四肢（肘膝关节以下腧穴以下的五输穴最佳）与"标部"头面胸腹腧穴相配治疗，甚至独取"本部""根部"手足腧穴即可。正如李梴《医学入门》所说"百病一针为率"，以及朱权、徐凤《四总穴歌》"肚腹三里留，腰背委中求，头项寻列缺，面口合谷收"。如果针刺时，针尖朝上激发经气上行则取效更为迅捷。如此，皆说明位居四肢"本部""根部"腧穴的重要性，这也是"上补下泻转移兴奋灶针刺法"取效的关键所在。

（三）五输穴理论

五输穴，在肘、膝以下的分布规律和经气流注的深浅规律有着显著的相关性，故其相互对应的腧穴疗效上亦有着明显的规律性。五输穴主治范围广，疗效显著，取穴简便，操作安全，深受历代医家推崇，广泛应用临床各科疾病，是上补下泻转移兴奋灶针刺法常用的远端特定穴。

五输穴，位于手足四肢肘、膝之下，十二经脉均有5个，分别命名为井、荥、输、经、合。五输穴与标本根结的经气流注规律相合，是后者在临床针灸实践中的具体反映，亦为上补下泻转移兴奋灶针刺法取穴提供更具体的取穴参考。

1.五输穴理论

十二经脉之气，源于五输，故可通过刺激五输穴激发脏腑经气治疗人体疾病。根据《灵枢·九针十二原》所载："经脉十二，络脉十五，凡二十七气，以上下，所出为井，所溜为荥，所注为输，所行为经，所入为合。二十七气所行，皆在五输也。"人体经脉有十二条，络脉有十五条，合计二十七条经络，其经络之气（二十七气）发于五输，流向躯干，如从涓涓细流逐渐汇成滔滔江海。

五输穴的分布，亦应此意。"井"穴，居于手足末端，就像水之源头，系经气所出之地；"荥"穴，居于掌指、跖趾关节之前，如水流尚微一般，系经气流行之处；"输"穴，居于掌指、跖趾关节之后，如水流由小变大一般，系经气渐盛之处；"经"穴，多居于腕、踝关节以上，如水流宽大通畅一般，系经气盛行之处；"合"穴，多居于肘膝周围，如江河汇入湖海一般，是经气充盛、深入汇合于脏腑、躯干、头面。

五输穴是临床常用要穴，历代医家推崇备至，为首选用穴。临床应用上，可通过针刺五输穴调节全身经气、脏腑功能以治疗各种疾病，正所谓"治水先治源"。此外，为拓展五输穴的临床运用，古代医家将五输穴与五行相配属，初见于《灵枢·本输》，完善于《难经》，为子母补泻手法及子午流注针法奠定了理论基础。

由上可知，经络遍布全身，沟通脏腑、躯干、头面，经络之经气如水流从四肢末端流向脏腑、躯干，上布头面。故躯干头面部的疾病，局部经气失衡，可针刺五输穴以激发、调整经气治疗疾病，常有四两拨千斤之效。

2. 五输穴总汇

井穴：少商（肺）、商阳（大肠）、厉兑（胃）、隐白（脾）、少冲（心）、少泽（小肠）、至阴（膀胱）、涌泉（肾）、中冲（心包）、关冲（三焦）、足窍阴（胆）、大敦（肝）。

荥穴：鱼际（肺）、二间（大肠）、内庭（胃）、大都（脾）、少府（心）、前谷（小肠）、足通谷（膀胱）、然谷（肾）、劳宫（心包）、液门（三焦）、侠溪（胆）、行间（肝）。

输穴：太渊（肺）、三间（大肠）、陷谷（胃）、太白（脾）、神门（心）、后溪（小肠）、束骨（膀胱）、太溪（肾）、大陵（心包）、中渚（三焦）、足临泣（胆）、太冲（肝）。

经穴：经渠（肺）、阳溪（大肠）、解溪（胃）、商丘（脾）、灵道（心）、阳谷（小肠）、昆仑（膀胱）、复溜（肾）、间使（心包）、支沟（三焦）、阳辅（胆）、中封（肝）。

合穴：尺泽（肺）、曲池（大肠）、足三里（胃）、阴陵泉（脾）、少海（心）、小海（小肠）、委中（膀胱）、阴谷（肾）、曲泽（心包）、天井（三焦）、阳陵泉（胆）、曲泉（肝）。

井穴：位于手足之末，乃经气之源，为阴阳经交接、经气交通之处，有通经开窍启闭之功，常用于治疗神志昏迷、心下满。

荥穴："荥主身热"善治一切火热证。

输穴："输主体重节痛""荥输治外经"，输穴善治肿胀疼痛，可解除经脉循行线路上相关的病痛，常用于治疗体重节痛。

经穴："经主喘咳寒热""病变于音者，取之经"，经穴功善调寒热，常用于治疗喘咳寒热等肺系病症。

合穴："合主逆气而泄""合治内腑"，合穴为经气会合之处，气血旺盛，善调脏腑气机，常用于治疗逆气而泄等六腑病症等。

正如《灵枢·顺气一日分为四时》所说："病在脏者，取之井；病变于色者，取之荥；病时间时甚者，取之输；病变于音者，取之经；经满而血者，病在胃及以饮食不节得病者，取之于合。"《难经·六十八难》亦说"井主心下满，荥主身热，输主体重节痛，经主喘咳寒热，合主逆气而泄"。《难经·七十四难》指出："春刺井，夏刺荥，季夏刺输，秋刺经，冬刺合。"

3. 五输穴与标本根结的流注关系

五输穴与标本根结的经气流注规律相一致，前者是后者在针灸临床应用的具体表现，后者为前者治疗疾病提供理论依据。

标本根结理论认为，经络的分布与气血的流注，以手足肘膝以下为"根"与"本"，以头面、胸腹为"结"与"标"。其中，十二经之"本"在手足远端，"根"为手足末端的井穴，经气出于此，表明手足之末为经脉之根本所在。

五输穴理论亦认为，经气出于手足末端之井穴，溜于荥，注于输，行于经，入于合，与前者理论相合。据《灵枢·根结》所论，六经中的"根、溜、注、入"穴位，"根穴"即井穴，"溜穴"即原穴，"注穴"即经穴或合穴，所涉穴位多为五输穴。

故可以认为，基于标本根结理论和五输穴理论更进一步地突出了手足远端腧穴在治疗上的重要作用，是标本根结理论在临床针灸实践中的具体反映。另一方面，标本根结理论强调了手足与头身的整体联系，为运用五输穴治疗头面、躯体、内脏病症提供理论依据。

综上所述，标本根结及五输穴理论为"上病下取""上下同取"等治疗原则提供了理论依据。《素问·阴阳应象大论》的"清阳实四肢"、《灵枢·动输》的"夫四末阴阳之会，此气之大络也"等均说明手足末端是阴阳两气之"本"与"根"，对于治疗躯干、脏腑、头面五官疾病有着重要作用。本部、根部腧穴的临床应用，如"头面之疾针至阴""顶心头痛眼不开，涌泉下针定安泰"（《肘后歌》）；"肚腹三里留，腰背委中求，头项寻列缺，面口合谷收"（《四总穴歌》）；"心胀咽痛，针太冲而必除，脾冷胃疼，泻公孙立愈"（《标幽赋》）；"耳聋临泣与金门，合谷针后听人语"（《医学入门》）；等等。又如标部、结部腧穴的应用，"头晕目眩，要觅于风池"（《通玄指要赋》）；"耳聋气闭，全凭听会、翳风"（《百症赋》）；等等。再如标本根结部腧穴配合应用，"廉泉中冲，舌下肿痛堪取；天府合谷，鼻中衄血宜追"（《百症赋》）；等等。可见，历代医家重视应用手足四肢末端穴位治疗头面躯干疾病，亦是标本根结理论临床应用的具体反映。

四、"通经接气"为针法效应特点

李梃在《医学入门·迎随》中单列"通而取之"之法，"通者，通其气也""主针气已行而后针应针"。上补下泻转移兴奋灶针刺法，治疗各类疾病亦强调气机的贯通，注重先泻后补，转移兴奋灶，"通经接气"为其效应特色。针刺注重经气两极的治疗作用，强调针分主应，以下部或健部为主，位于上部的已病部位为应，先刺主针，主针的针气上行后，再刺应针，以应针应答主针针气，上行应答，使气接经通，气血顺畅，阴阳平衡。可知，主针和应针的上下应答、通经接气是针法取得效应的关键所在。

上补下泻转移兴奋灶针刺法，通经接气效应的产生，其核心在于人为的激

旴派上补下泻经典针刺学

发和增强经气感传并操控经气感传的方向。通常针刺同一经脉最易达到通经接气，以手阳明大肠经为例，针刺手部的合谷穴和颈前部的扶突穴治疗咳喘，在病灶局部和远端腧穴之间建立一条被激发和增强的感传通道，更有利于针感向上传导，使经气靶向性地升达至病灶患处周围，很容易达到经接气通、调和气血、平衡阴阳、祛除病邪之目的，往往咳喘可得到迅速缓解。

《灵枢·九针十二原》曰："刺之要，气至而有效。"针刺治疗起效的核心是气至病所，气不至则效不达，气速至则效速。"通经接气"即是"气至"另一种表达方式。只有当针灸调控经气使气达病所，经接气通，疾病才会缓解。当良性的针刺感觉传达至病所，患者感受到的针下之感如"痒麻酸胀、疼痛、寒或热、电击感"等异样感觉，而医家手下有"如鱼吞钩、沉涩紧满"之感，即是气至。李梴在《迎随》中有诸多关于"气至"的描述，如表24。

表24 李梴《迎随》中"气至"的描述条文

序号	原文
1	如针下沉重紧满者，为气已至；如针下轻浮虚活者，气犹未至
2	引之气犹不至，针如插豆腐者死
3	如觉针下紧满，其气易行
4	其气遍体交流
5	其气自得通行

经络的针感传导的过程，即是经气运行的内在表现形式。经研究发现，经络感传的方向，是从被针刺的腧穴沿其所在经脉的两个不同方向分别传导的。如针刺感传停止，则会不再向远处传导，而原路归返，并在归返途中逐渐消失或抵达针刺原处消失，此现象称为经络的"往返传导"。这种经络"往返传导"现象，证明了可以通过"调气"或改变针芒方向，人为地进行调控经气感传强度和方向，使经气持续传导至病所，而不消失和归返。古医籍中有很多关于"调气"的表述，如表25。

表25 古医籍中关于针灸"调气"的条文

序号	原文	出处
1	此皆先正推衍《黄帝内经》通气之法，更有取气、斗气、接气之法	《医学入门·迎随》
2	先斗气、接气而后取气，手补足泻，足补手泻，如搓索然	《医学入门·迎随》
3	通而取之……针嘴朝向病处……执住直待病人觉热方停	《医学入门·迎随》
4	胀满中脘三里揣……如要取上焦胞络中之病，用针头迎向上刺入二分补之，使气攻上	《医学入门·杂病穴法》
5	欲气前行按之在后，欲气后行按之在前	《金针赋》
6	转针向上气向上，转针向下气向下	《针灸大成》

从表25可知，第一、二条文表明，李梴注重"通气之法"，取气、斗气、接气，补泻分施，使气机贯通，通经接气，以求气至有效。

第四条文表明，李梴在"通而取之"中"以针引气"举例说明倒针之法和倒针之效，以及针芒方向的上下左右不同其作用亦不同。"针头迎向上，使气攻上"，治疗上部疾病，下方远端腧穴先刺，针芒多向上，朝向病灶处。

第六条文表明，通过调控针刺方向，人为激发、控制、引导经气活动，使气至病所，诸疾向愈。上补下泻转移兴奋灶针刺法亦是如此操作，采取毫针针刺，先选取一个离病灶较远的同经脉的下部远端腧穴，进针时针尖朝病灶方向，使针感反应向上，边运针边候气，同时用语言诱导患者针感会向上行走，直至针感反应通达病灶为止（若行针时针感反应在途中停止，则在中止处加针以引气，直至靠近病灶）。继之，针刺上部病灶周围腧穴，针尖朝下，针刺之以应答和感召下部远端经针气，有助于上下经气交感，中途不行针以静候主针针气。留针期间，下部远端腧穴行针3次，每次0.5～1.0分钟，以催气、导气、接气，留针20分钟。

李梴在《杂病穴法》中仅有取穴法，并无具体补泻法可作参考。那么"上补下泻"法中的"补泻"手法怎样体现呢？一般认为，泻法刺激量大，强刺激；补法较之前者刺激量小，弱刺激。李氏摒除纷繁复杂的补泻手法，在《迎

旴派上补下泻经典针刺学

随》中曰："补则从卫取气，宜轻浅而针……泻则从荣弃置其气，宜重深而刺。"可知，此处补泻以针刺轻、重、浅、深来衡量，补法轻浅而针，泻法重深而刺。谢氏转移兴奋灶针刺法还从留针时间长短和是否行针来区别补泻刺激量。

上补下泻转移兴奋灶针刺法，正是借鉴了这种经络感传的双向传导。先针刺下部四肢远端腧穴采取强刺激，以激发经气达到远治作用，针芒朝向病处，人为激发、调控、引导针感向上，朝病灶处传导，加强经气感传，使气至病所，基于经络"往返传导"现象，务必强刺激远端腧穴，刺激的阈值强度达到阻止其经气原路返回。所以必须重手法、强刺激远端穴，激发调控经气升达至病灶处；再针刺上部病灶周围腧穴施予弱刺激，轻浅针之，以应答、感召远端经气，使主穴和应穴针气更有效地汇合和连接，有利经气"上下通接"，经通气接，疾乃易愈。

《杂病穴法》中载有李梴针刺治疗各类疾病的经验，其中大多是独取下部穴泻法，超过总数一半以上，如此以达激发健旺之经气发挥远治作用，针芒向上，强化针感传导。《盱医谢强五官针灸传珍·上篇总论·谢氏五官科常用特色针法》记载：治疗五官急症，"如只取远端下部的合谷，再在五官病灶处取一腧穴即可，甚至取合谷一穴亦有良效，全在医者手法运用得当。临床往往可见，先在下端腧穴行针时，上部病灶的症状马上得以缓解，亦可不再针上部腧穴，因为针刺下部腧穴已经起到转移兴奋灶的作用，上部病灶的兴奋度下降，充血、水肿、神经性疼痛正在缓解、消散"。仅取合谷一穴治疗五官诸疾，亦有良效。转移兴奋灶针刺疗法可以治疗虚实不同证，无论虚证和实证，皆可异穴分施，上补下泻。

（一）通经调虚（虚证）

通经调虚，"以通达补"，使经气通而气血生。"通"，即畅通、通接；"调"，即调理，调和，调补。人体若经络不畅，阳气亏虚，身体失以温煦而为病。可采取针刺下方手足部腧穴时，针芒向上，稍强刺激，平补平泻，激发卫阳之气，以气通达病灶；然后，针刺上方病灶周围腧穴，轻浅弱刺，补法，以应答和感召下部远端经气，上下感应，应答相和，如此疾易愈好。

上补下泻转移兴奋灶针刺法，采取泻下方足部腧穴、补病灶周围腧穴的"上补下泻"取穴法治疗虚证。如泻足三里、太溪，补听宫、百会治眩晕；泻太溪，补廉泉、肺俞治慢性咽炎等。这种虚证补泻分施法，即是"以通达补"通经调虚的应用。

上补下泻转移兴奋灶针刺法，还采取泻下肢腧穴、补上肢腧穴的"上补下泻"取穴法。如泻至阴，补合谷，治妇人痛经虚者；泻足三里，补支沟，治大便虚秘等。这种虚证补泻分施法，即是"以通达补"通经益虚的应用。

（二）通经疏邪（实证）

通经疏邪，"以通疏邪"，使经气疏达而清邪。"通"，即通利；"疏"即疏邪。外感六淫，或内生风火痰浊，壅塞经络而为病。转移兴奋灶针刺疗法治疗实证，先针刺下方四肢腧穴，针芒向上，重深而刺，强刺激，泻法以激发经气疏通壅塞，使气通达病灶，引邪下散；然后针刺上方病灶周围腧穴，轻浅弱刺，平补平泻，以应答和感召下部远端经气，上下感应，应答相和，如此疾易愈好。

上补下泻转移兴奋灶针刺法治疗诸疾实证，亦是补泻分施，上补下泻。如泻三里、内庭，平补平泻中脘，治疗腹泻甚者；泻悬钟、委中，平补平泻环跳治腰痛甚者等。

上补下泻转移兴奋灶针刺法，上补下泻，上下呼应，经接气通，不仅通经调虚治虚证和通经疏邪治实证，而且虚实证具可补泻，效如桴鼓。故可知，"通经接气"为上补下泻转移兴奋灶针刺法的效应特点。

由上可知，上补下泻转移兴奋灶针刺法具有双向调节作用，虚证、实证具可补泻，异穴分施，"上补下泻"，师古不泥，不为"虚补实泻"常规所困，其核心全在于选穴的独具匠心和手法的运用得当。

五、以《黄帝内经》"左病右治""右病左治"理论为治则补充

上补下泻转移兴奋灶针刺法，不仅重视《黄帝内经》"上病下治"经旨，亦以《黄帝内经》"左病右治""右病左治"经旨为治则补充。若人体躯干头面仅一侧患病，则取对侧健部远端（四肢）腧穴为主，患侧病灶处腧穴为应治之，

以此恢复人体上下、左右的气血阴阳平衡，这是《黄帝内经》"交经刺""右病左治""左病右治"理论的具体应用。

《素问·阴阳应象大论》云："故善用针者……以右治左，以左治右……用之不殆。"此为传统针灸中极其重要的治疗原则，体现了中医的整体观念。人体经络气血上下左右前后相互交通，周流不息，如环无端，维系机体整个的阴阳平衡。若外邪入侵或内生五邪，人体阴阳失调，周身经络气血偏移，"左盛则右病，右盛则左病"，此处的"盛"乃亢盛之意，"承乃制，亢则害"。故可通过交叉取穴，取健侧治疗，一则平息产生的相对亢盛的气血，二则调理失衡的阴阳。

据《黄帝内经》所载，"左病取右，右病取左"，有巨刺法和缪刺法，巨刺针经脉，缪刺刺络脉，左病刺右，右病刺左。

"左病右治，右病左治"思想，又不同于《黄帝内经》的巨刺法和缪刺法。巨刺法和缪刺法，不取患侧络脉或经穴，仅仅独取健侧络脉或经穴治疗患侧疾病。转移兴奋灶针灸疗法，发挥了其独特的思维，将上补下泻的"上下"转换为"左右""健患"，"右泻左补""左泻右补"，亦可说"健泻患补"，其理论来源于其疗法核心"针分主应""以不病者为主"。李梴在《子午八法》中指出"左病取右，而应之以左；右病取左，而应之以右"。还指出"左右病必互针者，引邪复正故也"。"左病取右"，意为如治疗"左病"以右侧健侧腧穴为主穴，先刺，泻法。"应之以左"，意为左侧患侧腧穴为应穴，后刺，补法。故而转移兴奋灶针灸疗法宗李梴针法精义，区别于《黄帝内经》的巨刺法和缪刺法，采取健患侧皆刺，针分主应，健主患应，刺分先后，先健后患，健泻患补。

金观源教授在《现代针灸反射学说》中指出：这种左右配穴法为异侧取穴法，此法较同侧局部取穴可以充分发挥针刺的全身调节作用。在镇痛方面，异侧取穴法有独特的作用，有利于在针刺刺激的同时运动患部。许多软组织损伤常因局部疼痛而无法活动，不动又可能加剧疼痛物质的局部积聚，故如能通过针刺健侧时又配合患部运动，则可以加快患侧局部病痛的缓解或加快损伤的痊愈。Fang 等对 65 例疼痛性疾病患者比较了同侧与对侧电针镇痛效果的差异，发现它们在缓解疼痛上功效类似，而在改善运动障碍上则以对侧刺激较好。他们进一步在大鼠实验中证明同侧与对侧刺激在中枢神经系统内的针刺镇痛机制可能分享相同的高位传入通路。

上补下泻转移兴奋灶针刺法的"左病右治，右病左治"思想，健患两侧穴皆刺，健主患应，先健后患，健泻患补，以恢复人体上下、前后、左右的气血阴阳平衡，继承了《黄帝内经》"左病右治，右病左治"思想，又是对《黄帝内经》的巨刺法和缪刺法只刺健侧的引申、拓展、实践和创新。

第二节　现代医学理论基础

上补下泻转移兴奋灶针刺法，最早受巴甫洛夫条件反射学说启发，继后吸收了金观源教授针灸反射学说及神经－内分泌－免疫网络（NEI 网络）学说，用以诠释转移兴奋灶针刺法机理。上补下泻转移兴奋灶针刺法，体现了当今 NEI 网络调节下的"自稳态"思想和中医经络理论的"整体观"核心精神，概括了针灸调节 NEI 网络治疗疾病这一过程，使针灸疗法更加直观而易于理解和掌握，以便古老而传统的针灸疗法进一步推广应用。

一、条件反射学说

针灸疗法刺激性质与巴甫洛夫学说刺激性质相近，针灸刺激与神经系统反射有密切关系，针灸效应的调节作用与神经系统兴奋、抑制、扩散、诱导作用有相似性。马继兴等医家曾尝试运用巴甫洛夫学说以科学解释针灸治疗机制，并展开大量研究和讨论，对近现代"针灸科学化"影响较大。在此时代背景下，谢强亦受巴甫洛夫学说启发，提出转移兴奋灶针刺法。

苏联生理学家 I.P. 巴甫洛夫（Ivan Petrovich Pavlov，1849—1936）所创立的研究高级神经活动的学说，其核心思想是条件反射学说。巴甫洛夫把意识和行为看作"反射"，即机体通过中枢神经系统，对作用于感受器的外界刺激所发生的规律性反应。机体生来对保存生命具有根本意义的反射，称作无条件反射；在无条件反射基础上，后天习得的反射则称作条件反射。中枢神经系统在机体应对刺激、调节机体活动适应内外环境变化中，扮演着主导作用。

（一）兴奋抑制与针灸补泻

巴甫洛夫认为，神经活动的基本过程是兴奋和抑制。兴奋是指神经活动由静息状态或较弱的活动状态，转为活动的状态或较强的活动状态。抑制是指神经活动由活动的状态或较强的活动状态，转为静息的状态或较弱的活动状态。兴奋和抑制，相互联系，相互作用，还可相互转化。

兴奋或抑制也是针灸对一定部位的神经所起到的作用表现，在临床上针灸通过"补""泻"手法实现兴奋或抑制。补法可促使机能衰退之组织或器官兴奋亢进；泻法则与之相反，可以使功能过于亢进的组织或器官得以抑制减弱。

按照巴甫洛夫学说，个体对于外界刺激所引起的反应主要取决于两个因素，即刺激的性质和力量、个体本身的反应性。针灸疗法，本身就是一种外来刺激，因而便可以运用巴甫洛夫学说来解释针灸补泻。其决定因素也主要有两方面：

其一，针灸补泻的作用与患者当时身体生理病理状态有关，即个体本身的"机能活动性"，这和机体内的组织器官当时的生理状态有密切联系，当个体原有功能状态处于兴奋亢进时，针灸可以抑制它，当机体原有功能状态低下时，针灸又可以兴奋它。譬如，心律失常，针刺内关穴，可治疗心动过速，亦可治疗心动过缓。但是，原先就是正常心率，则针灸对其无明显影响。

其二，针灸补泻与刺激方式相关，主要包括以下因素：（1）刺激的强度因素：弱刺激呈现兴奋现象，强刺激呈现抑制现象，而强弱本身与刺激力量的大小、针体直径的粗度、刺激局部面积的大小、针刺方向及深度有关。（2）刺激的时间因素：同一强度的刺激在持久的时间中其效果必大于短暂刺激。（3）刺激的频率因素：频率即指同一时间内刺激作用的次数，频率增加，其刺激的反应效果也增大。一般认为"补法"的刺激较弱，呈现兴奋现象；"泻法"的刺激较强，呈现抑制现象。

（二）诱导作用与兴奋灶的转移

巴甫洛夫认为，兴奋和抑制是相互联系、相互作用的。当一种神经过程进行的时候，可以引起另一种神经过程的出现，这叫相互诱导。大脑皮层某一部位发生兴奋的时候，在它的周围会引起抑制过程，这叫负诱导；在一个部位发生抑制引起它周围发生兴奋的过程，叫正诱导。诱导可以是同时性的诱导，也可以是相继性的诱导。当皮层某一部位的抑制使其后在这一部位出现的兴奋加强，这就是相继性的诱导。

临床上，针灸的刺激部位并不局限于局部患处，对于患处之外、远隔部位的某种程度上的刺激，使正常区域局部皮肤引起高度兴奋，可以产生疼痛的转移，或者更确切地说是"兴奋的转移"，这与巴甫洛夫学说中所指出的负诱导原理相一致。针灸刺激非患部的治疗作用，乃是因为大脑皮质内皮肤分析器中新的额外兴奋灶产生，引起皮肤内的负诱导现象，使得皮质内的旧兴奋灶消弱，并使皮质内作用恢复正常。但刺激所引起的效应与刺激的力量也密切相关。

谢强受巴甫洛夫高级神经活动的学说启发并结合临床，提出"上补下泻转移兴奋灶针刺法"，认为疾病的产生，是内外因素的刺激对神经系统的影响，导致局部病灶兴奋性增加，而出现疼痛、充血、水肿等病理反应，治疗上就可通过针刺的强刺激作用于远端穴位造成新的兴奋灶，新兴奋灶的兴奋强度远远高于病灶局部的兴奋度，从而抑制病灶局部的兴奋，有助于镇静安神、炎症吸收消退及增生组织软化吸收，使病灶局部充血、水肿、增生及疼痛迅速改善，达到治愈疾病的目的。

二、针灸反射学说

目前认为，反射在针灸治病的过程中发挥着重要的作用。美籍著名针灸学家金观源教授 1976 年创造性地提出了"针灸反射学理论"，倡导"针灸反射疗法"（反映点针灸）。金观源教授应用反射学的观点，把经络归结为人体所具有的生理、病理反射系统，提出反映点是穴位的本质，以身体反射区的概念来继承与发展经典的经络体系，归纳总结有内脏反射区、躯体反射区和中枢反射区，这些反射区对应十四经络。并指出针灸治疗各种病症的方法，实际上是一种反射疗法。该理论尝试结合现代医学知识较为全面地解释了传统针灸理论，为针灸与现代医学之间架起了一座桥梁。

人体的内环境稳态的调控和维持的过程中，神经系统调节起到主要的作用。

反射，是神经调节的基本方式，是高等动物机体在中枢神经系统的参与下对内外环境变化产生的适应性反应。

谢强倡导上补下泻转移兴奋灶针刺法，吸收、运用了针灸反射学理论的思想，认为上补下泻转移兴奋灶针刺法采取"上病下取""上补下泻"，通过强刺激病灶下方远端腧穴、弱刺激上方病灶局部腧穴，触发反射，利用原本已经存在身体各部之间的信息通路（经络），把不同调控信息输入机体调节系统，在人体远端建立新的高强度兴奋灶，降低病灶患处的兴奋度，促进、强化机体维稳机制，促使机体自愈。金观源教授"针灸反射学理论"认为：

（一）反射

反射，是神经调节的基本方式，是高等动物机体在中枢神经系统的参与下，对内外环境变化产生的适应性反应。反射弧是完成反射必须的结构，是神经调节的基础。针灸刺激可激发反射弧及其反馈回路，通过神经调节，强化患者本身的调节系统和自愈机制，实现治疗疾病的目的。

反射弧由感受器、传入神经、神经中枢、传出神经、效应器五个部分组成。反射过程如下：一定的刺激被一定的感受器所感受，感受器发生了兴奋；兴奋以神经冲动的方式，经过传入神经传向中枢；通过中枢的分析与综合活动，中枢产生兴奋；中枢的兴奋，又经一定的传出神经到达效应器，使根据神经中枢传来的兴奋对外界刺激做出相应的规律性应答活动，发射过程完成。然而，人体内各种效应器上都分布有监视效应器活动情况的特殊感受细胞或感受器，效应器引起的效果又会通过这些感受器再传回中枢，使中枢能得到效应器工作情况的消息，及时调整所发出的神经冲动，使各效应器的活动能够准确、协调。这一过程，称为反馈。通过反馈，保证有效的控制活动。这其实是一个闭合回路，现在有学者称之为反射环。由此可知，每一个反射活动都是连锁反射，一个刺激发动一个反射。反射的效应又成为新的刺激，引起继发性反射活动，使反射链锁样地进行下去。

为了适应外环境，保持生存及具有学习的能力，通常具有由内反馈及外反馈联合组成的反馈系统。当感受器接受的反馈输入来自机体内环境时，效应器也只对内环境输出信息，这种反馈称为内反馈。相反，当感受器接受的反馈输入来自外环境时，效应器也只对外环境输出信息，这种反馈则称为外反馈。生物在实行任一动作或行为时，内、外反馈是同时进行的。这两种反馈系统的联系，就构成一种学习机。

反馈分为负反馈与正反馈。在一个自动控制系统中，当反馈信息的作用与控制信息的作用方向相反，因而可以纠正控制信息的效应时，这一类反馈调节称为负反馈。不仅是躯体定向运动，身体内稳态的维持也都是靠负反馈调节来实现的。针灸对内脏活动的调节，大都是通过促进负反馈的途径实现的。负反馈的重要作用之一是增加系统的稳定性，免受外界刺激的干扰。负反馈也相当于滤波过程。如神经中枢必须对感受器接受的大量信号加以选择，由于中枢对信号加工的能力有一定限度，如不加选择，任何自环境输入的信号都送到中枢，势必引起中枢的混乱。例如，当一种新的气味暴露几秒钟后，嗅觉对该气味的感受就明显减弱。

还有一些过程，反馈信息不是制约控制部分的活动，而是促进与加强控制部分的活动，称为正反馈。一旦发动起来就逐步加强、加速，直至完成，如凝血、排便、分娩等。它可以增加系统对外界刺激及环境改变的感受灵敏度，增加效应器的功率，以便作出更有效的反应。针灸镇痛、麻醉，就是通过促进正反馈途径实现的。

（二）腧穴感受器与补泻手法

转移兴奋灶针灸疗法，提倡"上补下泻"异穴分施补泻手法，不同腧穴采用不同的刺激强度。强调下方的远部腧穴，泻法，强刺激，激发经气；上方病灶部近端腧穴，补法或平补平泻，弱刺激，应答经气，促进气至病所。其现代医学原理，亦可借针灸反射学说进行解释。金观源教授认为：

腧穴，是针灸信息输入人体的刺激部位。目前，已对几乎所有传统经穴与常用的经外奇穴进行了解剖学与组织学的研究，对其局部层次与组织结构有了相当清楚的了解。尚未发现穴位处有任何不同于现代医学所认识的组织之外的特异结构存在。而且，所有针灸感传和效应，可因阻断刺激部位的传入神经消失。故可以推断，穴位刺激的反应是通过刺激局部存在的感受器与相应神经分支引起的。穴位所在部位的主要感受器及神经干支，共同组成了穴位针感的形态学基础。

在大多数肌肉丰厚处的穴位上针刺时，针尖或针体所能刺激到的组织结构，从外向内至少有六个层次：皮肤、皮下组织、肌肉或肌腱、神经干或其分支、血管与骨膜。表浅穴位可以无肌肉组织，但其他组织都可能存在。刺到的神经，既可以是感觉性传入纤维，也可以是有运动性传出纤维并行的混合神经。刺到的血管，既可以是深部的动脉，也可以是表浅的静脉或毛细血管。也有刺激到滑囊、滑膜或各种淋巴组织的时候，骨膜组织也经常被刺入。

为了确定针灸时，穴位里真正被激发的感受器或神经，前人已做了大量组织学的研究。有的人认为，是肌肉中广泛存在的肌梭，因为不仅它们的分布与许多穴位的敏感点位置及深度相吻合，而且针感与肌电活动有平行关系。有的人又因一些部位（如手掌面第三、四掌骨间距掌指横纹一寸处的牙痛穴）找不到肌梭，但仍能引起针感与针刺效应，而认为是那些穴位上分布的环层小体、麦氏小体等压觉感受器起作用。也有的人在一些浅表穴位包括耳穴上，发现只有游离神经末梢或神经纤维，针刺时同样会有针感及疗效，故认为不能把游离神经末梢等排除在外。由于这些研究者都有严格的科学实验依据，这些不同的结论，是从不同的侧面反映了同一个事实，即穴位上的感受器不是单一的，而是多重的，主要由游离神经末梢、肌梭、环层小体等组合而成。

不同性质的刺激，可兴奋不同的体表感受器引起各种感觉。触觉是微弱的机械刺激兴奋了皮肤浅层的触觉感受器引起的；压觉是指较强的机械刺激导致的深部组织变形时引起的感觉。触觉可分为精细触觉和粗糙触觉，它们的传入途径不同。精细触觉与深部压觉同行，走深感觉传导途径；而粗糙触觉与痛、温觉同行，走浅感觉传导途径。

任何形式的刺激，只要达到一定强度就能引起痛觉。伤害性刺激作用于皮肤和身体的表浅组织时，可以先后出现两种性质不同的痛觉，即快痛和慢痛。快痛是一种尖锐而定位清楚的"刺痛"，它在刺激时很快发生，撤除刺激后很快消失。慢痛是一种定位不明确的"烧灼痛"，它在刺激后 0.5～1.0 秒才能被感觉到，其痛感强烈而难以忍受，撤除刺激后还持续几秒钟，并伴有情绪反应及心血管和呼吸等方面的变化。这一现象，称为疼痛的双重反应。它说明在痛觉的传导上，存在着不同传导速度的神经纤维。实验证明传导快痛的外周神经纤维主要是有髓鞘的Ⅲ类纤维，其兴奋阈较低。而传导慢痛的外周神经纤维主要是无髓鞘的Ⅵ类纤维，其兴奋阈较高。较轻的伤害性刺激只能引起快痛，而强烈的伤害性刺激则引起具有双重反应的疼痛。

引用《新针灸学》朱琏教授的观点：针刺手法，主要分为强刺激与弱刺激两种。弱刺激具有加强组织兴奋性的作用，又称兴奋法。强刺激主要起镇静或抑制作用，又称抑制法。弱刺激时，进针后迅速捻针或捣动，用强烈、短促的手法刺激，使患者产生短促的酸胀麻感后，随即出针，一般不留针。它适用于休克、虚脱、弛缓性麻痹、肌张力降低、感觉减退或丧失等情况。强刺激时，进针后缓慢连续捻针或捣动，或在较长时间内捻、留针反复进行。手法要缓慢持久，逐渐增强其刺激强度，留针时间长，它适用于疼痛、痉挛、精神兴奋等。对于一个穴位或刺激部位来说，刺激量的大小是单位刺激强度与刺激持续时间的乘积。它可以用公式表示如下：刺激量 = 刺激强度 × 刺激持续时间。刺激强度取决于两个方面：一方面是刺激本身的强度，如针刺时捻转或提插的幅度与频率，当幅度大或频率快时，刺激强度自然就大。另一方面是患者的个体差异，即患者全身或刺激局部的敏感性，不同人的体表对外界刺激的敏感性有很大的个体差异。当患者的体表敏感性低时，即使强烈的刺激也只有微弱的感觉；或者刺激的部位十分敏感时，即使微弱的刺激也有强烈的感觉。

综上所述，可以看出针灸时要获得目标治疗效果，异穴分施补泻是十分必要的。一方面，不同腧穴里面的感受器分布不同，引起不同的针感，所触发的反射弧带来的效应也有所差异。另一方面，不同强度的刺激通过不同的传导机制可引起不同的针灸效应，尤其是强刺激可引起诱发神经调节系统兴奋的双重效应。转移兴奋灶针灸疗法，提倡"上补下泻"，强调远部腧穴用泻法，强刺激，患部近端腧穴用补法或平补平泻，弱刺激；通过对下方远端穴位强烈的刺激，创造新兴奋灶（点），产生对病灶较强的抑制，促使病灶局部的充血、水肿、疼痛等炎症缓解。

（三）多种刺激信息与治疗手段

上补下泻转移兴奋灶针刺法，根据病情需要灵活运用针刺、艾灸、放血、指压、按摩，以及各种物理治疗等多种不同类型的治疗手段，非常讲究刺激的部位（远近配合）、先后顺序（先远后近）和刺激强度（下方远端强刺激），这与针灸反射学说观点相同。金观源教授认为：

针灸的刺激信息，更是一种可以影响人体调节系统的人为干涉。以经络体系为根基的针灸疗法，利用那些原本已经存在身体各部之间的信息通路，通过对体表特定部位的不同的刺激，向人体内部输入调控治疗信息。不同类型的治疗方法，不同强度、性质的刺激向人体内部输入的信息亦有不同。

在针刺疗法中，常规使用的毫针、埋针、三棱针刺激都属于机械刺激，还有相关的穴位按摩、推拿、火罐、刮痧等也都属于机械刺激。它们都是通过直接刺激体表或穴位内的各种机械感受器，作用于人体的。最常用的毫针针刺，是一种以挤压为主的刺激，当提插或捻针时也会合并有牵拉的刺激。针刺时，针尖与针体都可能刺激穴位内的机械感受器或神经分支。通常针尖部的刺激面积小，相等压强时产生的压力大，故多数针感都在针尖刺激下诱发。但针体对四周组织的挤压，也是一种不可忽视的刺激，特别是针体较长或留针时间较长时。针刺还有各种手法，如捻转、提插及其速率的改变，可以组合成多种多样的刺激形式，触发单一或复合的组织结构里的各种感器。此外，针体的粗细与不同针刺手法，显然也可以影响刺激信号的强弱和刺激效果。

艾灸，则属于热刺激，艾灸传递的热刺激信息，既可以通过直接接触穴位皮肤（直接灸），也可以通过姜、盐、药饼等实物及空气等媒介，间接传导到穴位上（间接灸），主要刺激的是皮肤及皮下浅层的温热感受器。通过温针灸，亦可把热刺激传入针体所在的穴位各层包括深部所分布的温热感受器。随着现代科学技术的发展，在穴位上的刺激类型，现在已从传统的金属针具扩展到电流、红外线、紫外线、激光及磁场等的刺激。

针灸及大多数相关外治法的刺激信号，多属于物理刺激，属于物理疗法的范畴。此外，还有一些结合使用中西药的穴位刺激法，包括穴位注射疗法、中药外敷、熏洗等，这些已经超出了纯物理疗法的范围。有时，当用毫针强刺激后可以在穴位局部造成一定程度的刺伤，即有一些化学物质如组胺、钾离子等释放出来，它们也可以成为对该穴位继发性的刺激，但它们已不再属于机械刺激，而是化学刺激了。分布于皮肤及其他组织里的痛觉游离神经末梢，也被认为是一种化学感受器。

针灸的刺激信息，所谓"信息"，是指某种信号的量或者序列所包含的意义。在本书中经常提到"针灸治疗信息"或简称"针灸信息"，即是指对机体施于上述各种刺激时，所输入的具有一定量及一定序列的信号。由于信号的刺激序列改变，其所包含的信息就不同，即使同是用毫针刺激，但刺激手法不同、强度不同时，输入人体的治疗信息会有所不同。由于不同性质的针刺感觉与针刺手法有关，也就可以理解，不同性质的针感通常也是不同的治疗信息。

（四）敏感反应点与远端取穴

上补下泻转移兴奋灶针刺法，选穴注重远近相配，除病灶局部穴位外，更注重取四肢远端肘膝以下的穴位，并以远端穴位为主，这与针灸反射学说归纳的反射区分布规律一致。金观源教授认为：

针灸反射学说的远隔反映点或大多数常用的重要穴位，都分布于肘、膝关节以下的末梢部位。金观源教授认为，在反射区或经络的形成过程中，身体中存在的那种可以改变神经网络阈值的学习机制，也与局部组织的运动灵活性和感觉的敏感性有关。这是使体表某些区域及其所连接的网络的阈值，特别容易改变的原因，这也就是前文我们所说的肌肉、皮肤等。

组织的感受器，均参与经络实质的组成。反映点或重要穴位，位于肘、膝关节以下部位的出现率较高，显然是由于肢体远端尤其是末梢部位肌肉、关节的运动灵活性较高，而且其皮肤对外界刺激的感觉也特别灵敏所致。如果以手足相比，由于手比足来得灵活与敏感，故手上的重要穴位比足部多。

如再在同一肢体的不同部位作比较，还可以发现最敏感的穴位或反映点多在近关节处，如腕、踝、肘、膝、肩、髋及手、足部的诸小关节附近。所以，反映点或反射区的出现位置与身体部位的灵活性、敏感性呈正相关，应是身体各类反射区分布的共同特点。

（五）传导差异与远近（上下）取穴

上补下泻转移兴奋灶针刺法，讲究远近配穴、上下取穴，相互应答，疗效更佳，这亦可用针灸反射学观点进行解释。金观源教授认为：

针灸反射学认为，选取局部穴位或反射区与远隔穴位或反射区的配合之所以有较佳疗效，其原理是它们作用机制不完全相同，它们的作用特点可以互补。

当选取头面部与躯干或四肢部位相配时，因为头面部的刺激信息大多经三叉丘系而不是脊髓传入，故与刺激躯干或四肢部位时经脊髓的传入通道不同。当在躯干–四肢部位选穴相配对时，虽然刺激信息同是沿脊髓传入，但它们常通过不同的神经节段传入，故它们的传入通道也可以不同。

近端局部穴位或反射区的作用。由于它们与患部十分靠近，联系比较直接或者说反射弧短捷、简单，如在脊神经控制的范围内局部出现反映点，它们大多为同节段或近节段的反射。所以，局部反映点不但出现较早，容易确定，而且较为可靠。它们受刺激时，治疗信息的传入通道也相对较短，故作用发生较快，即使刺激强度不大也会有明显效果。当刺激强度较大时，对选穴的准确性要求不高，或者说穴位作用的特异性相对较小。操作时，对针感扩散的要求也较低，通常只要求针感在局部内扩散即可。但是，局部取穴也有明显的缺点，那就是其作用一般不易持久，而且当刺激强时容易有后遗针感。

四肢远端（特别是肘膝以下部位）穴位或反射区作用。由于它们与患部相隔较远，联系比较间接或者说反射弧较长、复杂。如是在脊神经控制的范围内，它们大多为远节段的反射。所以，内脏或躯体性疾患时，远隔反映点不但出现较晚，而且不容易确定。它们受刺激时，因其距离患部较远，治疗信息的传入通道也相对较长，故作用（例如镇痛）发生较缓，多需一定时间的诱导期。但一旦起作用后，则比较持久。这可能是因为它的作用除发生在脊髓水平外，尚可发生于较高水平的中枢之中，且有较多的体液因子受到激发。所以，上补下泻转移兴奋灶针刺法要求在留针期间主针须行针（捻针）三次，以催动激发经气，在人体的四肢远端产生新的强大兴奋灶，其兴奋强度远远高于病灶的兴奋度，从而降低病灶的兴奋度，兴奋灶的转移，病灶区域的充血、水肿、疼痛等即可得到缓解。

（六）全身调节作用与"左病右治，右病左治"异侧取穴法

上补下泻转移兴奋灶针刺法，以《黄帝内经》"左病右治，右病左治"理论为治则补充。如若人体仅一侧患病，则取对侧健部远端腧穴为主穴，先刺之，

强刺激，转移兴奋灶；然后，以患侧病灶处穴位为应穴，后刺之，弱刺激，以应答主针。这种左右配穴法，是对《黄帝内经》"交经刺""右病左治""左病右治""巨刺法""缪刺法"理论的具体应用。金观源教授认为：

针灸反射学说称这种左右配穴法为异侧取穴法，此法较同侧局部取穴可以充分发挥针刺的全身调节作用，如提高痛阈、调节神经功能等。人体的两侧是紧密联系的整体，针刺任何一侧或一肢的穴位都会对全身包括身体两侧或其他肢体发生作用，如针刺正常人一侧合谷，可以提高全身的痛阈。日本研究者观察到：针刺一侧合谷穴（留针 10 分钟），可以抑制双侧中指由振动刺激诱发的屈肌反射。还有研究者观察到正常人腰椎两侧脊旁肌的肌电活动并不对称，其中 1/3 有大于 20% 的左右差别。当在一侧脊旁肌上针刺时，可以调整对侧部位的肌肉电活动，即原来基线较高的可以降低，而原来基线较低的可以升高，结果明显减少两侧腰部肌电活动的非对称性。

在镇痛方面，异侧取穴法有独特的作用，一方面有利于在针刺刺激的同时运动患部。许多软组织损伤常因局部疼痛而无法活动，不动又可能加剧疼痛物质的局部积聚，故如能通过针刺健侧时又配合患部运动，则可以加快患侧局部病痛的缓解或损伤的痊愈。Fang 等对 65 例疼痛性疾病患者比较了同侧与对侧电针镇痛效果的差异，发现它们在缓解疼痛上功效类似，而在改善运动障碍上则以对侧刺激较好。他们进一步在大鼠实验中，证明同侧与对侧刺激在中枢神经系统内的针刺镇痛机制可能分享相同的高位传入通路。

异侧取穴法的功效，在治疗脑卒中偏瘫等康复治疗中也很突出。张致报道只针健侧治疗 100 例偏瘫患者，总有效率达 94%。刘光亭对 36 人比较了电针前后脑阻抗血流图的变化，发现针刺瘫侧肢体后，脑阻抗血流图诸项指标的改善以健侧脑优于病侧脑；按巨刺法针刺健侧肢体则病侧脑各指标的改善优于健侧脑，即病侧脑血流图的改善以巨刺为优。李连生等对 90 例脑梗死患者及实验性脑缺血家兔针刺也观察到，巨刺改善脑血流量的即时效应优于非巨刺组，而且针刺对脑血管的影响是通过同侧颈交感神经的途径实现的。他们在 38 例血栓闭塞脉管炎患者身上也观察到，巨刺法对改善患肢血流的即时效应优于非巨刺组。康泰隆等对健康人和患者的 104 块肌肉进行肌电图观察表明，针刺一侧肢体得气时，对侧肢体相应肌群有肌电变化。针刺健侧穴位，可使对侧病变肌电位转为正常肌电位。

另一方面，对于偏瘫患者合并存在的各种疼痛症状，也只有针刺健侧肢体穴位才有明显镇痛效果。这是因为患侧肢体感觉的缺少，使针刺其穴位时不易获得针感，也就难以提高全身的痛阈。所以，目前对于偏瘫的治疗，多主张健侧针刺与患侧针刺的相配合。针刺健侧肢体可协同、加强患侧针刺的效应，包括有利于刺激相应健侧大脑建立功能代偿区。

（七）刺激效应影响与针刺顺序

上补下泻转移兴奋灶针刺法，讲究精简取穴，传承《医学入门》"百病一针为率，多则四针，满身针者可恶"经旨，而且讲究针灸刺激顺序，先刺激远端穴位为主，后刺激近端患部穴位为应。金观源教授认为：

针灸反射学亦提出，不同的刺激会引起不同的效应，针刺需要讲究先后顺序。因为，各穴因为针刺刺激的先后不同，穴位之间难免会发生相互作用，需要考虑后续各针对第一针产生的效应是协同还是拮抗，或者说其中某一针的无效刺激是会否影响其他有效刺激，以及在不同部位的刺激是否要考虑先后次序等等。但是临床上，虽然大多数针灸医师也按一定顺序下针，如从头到足或从足至头，但除了诱导针感传导的特殊刺法（如应用"接气通经法'时），主要是为了加快下针速度、避免遗留穴位或发生差错，以及使患者容易集中注意力配合治疗等，但较少从它们可能有不同刺激效应的角度考虑。因此，提倡精简用穴，尤其在不清楚各针或各穴之间相互作用的时候，一个最好的对策是尽量少针，避免不同刺激效应互相影响。

三、神经 – 内分泌 – 免疫网络学说

Basedovsky 在 1977 年提出了神经 – 内分泌 – 免疫网络（NEI 网络）学说。该学说的提出，是基于发现了三大系统中共同含有一些成分：激素、神经递质、细胞因子等。这些成分作为 NEI 网络里共同的"化学性交流语言"，将三大系统之间复杂的作用和联系共同构成一个神经 – 内分泌 – 免疫网络。

随着现代生物科学技术的发展，对人体调节系统的认识不断深入，发现除

了神经系统参与机体调节外，内分泌系统及免疫系统亦有不可或缺的作用。人体各个器官系统可以分为两大大类：一类直接参与机体新陈代谢，包括内脏系统（心血管、消化、呼吸、泌尿和生殖）；另一类为调节系统，协调各个器官系统的活动，维持内环境"稳态"，使人体与外界环境相适应。

（一）稳态

人是一种多细胞生物，各器官能正常运转，代谢能正常进行，都离不开细胞功能的正常运转。对于细胞来说，能够保证自身功能有效运转的基础，就是细胞能处在一个适合细胞生长且相对稳定的环境中。

细胞，通过细胞膜将内部的细胞内液和外部的细胞外液隔离开，而细胞外液是细胞直接进行物质交换的场所，是细胞直接生活的环境，这种环境被称之为"内环境"，包括血浆、组织液、淋巴和脑脊液。细胞从中获取养分和氧气，并向其中排出代谢废物，同时接受一系列的调控信号。

因此，内环境保持一种稳定的状态对于细胞的物质交换是非常重要的，这种状态被称之为"稳态"。而这一稳态也是相对的而非绝对的，系统各组分不断变化，在神经－内分泌－免疫网络（NEI网络）的调节下，整个系统保持动态平衡。稳态，这个概念最初是由美国生理学家 W.B.Cannon 提出的，指一种复杂的、由体内各种调节机制所维持的动态平衡。

通过调节系统（神经－内分泌－免疫网络）维持内稳态，控制自身的体内环境使其保持相对稳定。这种机制使生物可以部分地免受环境的影响，这也是生命能独立和自由生存的重要基础条件。整个机体的生命活动，正是在稳态不断受到破坏而又得到恢复的过程中，得以维持和进行的。

（二）神经－内分泌－免疫网络相互作用

神经系统、内分泌系统、免疫系统密切联系成"网"，相互作用共同维护内环境稳定。

一方面，神经内分泌系统可以调节免疫功能。①已发现神经递质受体及内分泌受体存在于免疫细胞上，如阿片肽、类固醇等受体；②已发现约20种神经内分泌激素有免疫调节的作用，如肾上腺皮质激素可以抑制免疫细胞，使免疫功能降低。又如阿片肽亦有不可或缺的免疫调节功能；③已发现外周神经通过末梢与免疫细胞形成"突触"对其进行调节；④已发现应激时可产生免疫抑制因子；⑤中枢神经具备条件性免疫反应等免疫调节作用。

另一方面，免疫系统可以调节神经内分泌系统，并通过神经内分泌激素向中枢神经系统传递外周信息。目前可知，约有 26 种内分泌激素由免疫细胞分泌。如病毒感染时，通过对淋巴细胞的刺激，使其分泌促内啡肽及肾上腺皮质激素释放因子，引起糖皮质激素分泌而抑制免疫，从而避免过度免疫损伤。多种细胞因子由被激活后的免疫细胞分泌来调节神经内分泌系统，其中白介素 –1 可能是两者之间作用较大的递质。见图 1。

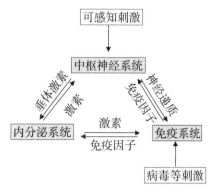

图 1　NEI 网络示意图

（三）刺激的处理与疾病的产生

NEI 网络及时处理各类刺激，维持机体内环境稳定。在该网络中，免疫系统能感觉到神经系统不能识别的刺激（如病毒、细菌、真菌等），并引起相应的免疫反应，同时通过免疫激素、免疫因子的释放，将信息反馈给神经、内分泌系统，引起相应的生理病理应答；而神经系统则能识别情绪、物理、化学等刺激，并引起一系列的生理或病理反应。同时，神经内分泌系统可将信息通过共同的激素或因子传给免疫系统，外周神经系统通过神经支配影响着免疫系统，引起异常或正常的免疫反应。

在整体水平上，利用这样的网络，神经内分泌系统和免疫系统交换信息，相互协作，相互调节，联合维持、平衡人体内环境的稳态。如果因为各种不同的内、外环境因素（感染、应激等）的刺激，超出 NEI 网络的调节代偿能力，人体稳态失去平衡，则可能产生各种病症。

四、神经 – 内分泌 – 免疫网络学说与中医经络理论的联系

现代医学的神经 – 内分泌 – 免疫网络（NEI 网络）与中医经络功能系统虽为两种不同的理论体系，但两者均对人体内外环境的信息起整体调控作用，中医经络理论的整体观和结构与 NEI 网络相关，是上补下泻转移兴奋灶针灸理论

融汇中西的依据。

（一）整体观与 NEI 网络相关

中医理论的整体观和现代医学的 NEI 网络学说非常相近，可认为 NEI 网络是对中医学整体观的深刻化和客观化。

NEI 网络学说认为，人体是一个统一的整体，机体各个系统虽有独特的生理功能，但受 NEI 网络的调控，积极处理各种内外刺激，共同维持内环境的稳态，称为"自稳态"。这个网络不但存在结构上的联系，更重要的是功能上的相互作用和相互影响。

这与中医学模式的基本精神——"整体观"相通，而这个"整体"则离不开经络系统的联系。经络系统遍布全身，内联脏腑，外络肢节，沟通内外，如同一个传导信息的网络，把人体内外环境每一瞬间变化的信息精准传达到相应的官窍、肢节、脏腑，反映或调节其功能状态，维持人体这一整体的阴阳平衡。

（二）经络体系与 NEI 网络相关

经络体系和 NEI 网络在功能上紧密联系。一系列的临床和实验研究证明了经络感传与中枢神经有密切的联系，在体表发生的感传并非体表存一条感传线，而是一种在中枢神经系统里发生的过程；经络腧穴位置上和周围神经分布亦有密切的联系。现代解剖学的结果显示，人体绝大部分腧穴或其周围都分布有神经干或较大神经分支。通过运用显微镜观察腧穴组织，可以发现多种多样的神经末梢、神经丛和神经束分布于从表皮到肌肉的每一层组织中。经络的循行分布大部分也与周围神经分布具有高度相似性。而循经出汗、循经汗毛竖立、循经皮丘带等经络感传现象，也提示了经络与自主神经有关。

经络与内分泌、免疫系统的关联，表现为针灸有促进或抑制内分泌激素、免疫活性物质释放的作用，而此一过程里面神经系统起到了不可或缺的调节作用。如针刺能激活下丘脑－垂体－肾上腺轴（HPA）系统，使垂体分泌更多能触发多种生物效应的内啡肽进入血液中。近年来众多的研究还证实针刺导致的镇痛效应是由于激活了内源性镇痛系统，从而释放出大量的中枢递质，如乙酰胆碱、去甲肾上腺素、5-HT 和内源性阿片物质如脑啡肽、内啡肽等实现的。除了镇痛作用，上述物质还同时影响免疫系统，使细胞与体液免疫功能得以调整。

五、针灸对神经－内分泌－免疫网络的作用

上补下泻转移兴奋灶针刺法，以针灸对神经－内分泌－免疫网络（NEI 网络）的作用机理为基础。针灸的治疗作用就是通过人体的经络系统，以外治内的作用途径，经过适当刺激体表穴位，触发神经反射，引起经络传感，促进人体自我修复能力，使异常的脏腑阴阳气血盛衰得以纠正。双向调节神经系统、内分泌系统、免疫系统等各个功能系统，抑制过度亢进的功能、兴奋异常低下的功能，重建"阴平阳秘"的动态平衡状态，恢复西医学所说的"稳态"，从而达治愈疾病的目的。

（一）针灸腧穴对 NEI 网络的整体调节

针灸腧穴对 NEI 网络的整体调节，是上补下泻转移兴奋灶针刺法刺激远端腧穴治疗疾病的重要基础。

针灸对 NEI 网络的调控机制与其穴位的组织结构密切相关，通过针刺腧穴，可增加局部组织微血管的灌注量，改善局部淋巴液、血液循环，提高神经末梢的兴奋性，最终能激发 NEI 网络改善调整机体功能，缓解病症，以助体愈。

针刺通过物理刺激作用于经络腧穴，被神经系统所感知并作出释放神经递质等反射调节；同时此过程中，分泌的神经递质也会触发内分泌系统和免疫系统的一系列反应；而内分泌系统和免疫系统的反应变化，又会再反作用于神经系统。由此，整体的、综合的、反馈的调节人体的免疫功能，进而构成经络－神经－内分泌－免疫调节网络。

（二）针刺镇痛与 NEI 网络

针刺的镇痛作用是转移兴奋灶针灸疗法治疗痛症的重要基础。现代研究显示，针刺镇痛在于充分激活了机体的内源性镇痛机制，存在着一条神经－内分泌－免疫调节环路，并需要一定刺激强度才足以激活此环路，这与上补下泻转移兴奋灶针刺法主张远端穴位需强刺激的经验相一致。

针刺除了可以作用于神经系统直接提高痛阈，还可以触发一系列内分泌系统和免疫系统的反应；而这两者的反应产物，亦会反馈调节神经系统，以及免疫系统反馈调节内分泌系统；最终共同调节机体痛阈，以此建立一条针刺镇痛

的神经－内分泌－免疫调节环路。神经系统主导这一过程，内分泌系统及免疫系统参与其中并发挥调节作用。针刺刺激信号，经由外周神经传递到中枢，增高脑内某些具有镇痛功能的神经递质含量（也可能增高一些具有致痛作用的神经递质含量），起到缓解疼痛的效果。而内分泌系统受到上述递质含量的变化影响，随之释放相关激素和神经肽类物质，上述物质同时调节免疫系统，增强免疫功能，同时促使免疫细胞释放多肽因子以缓解疼痛。而这些因子，通过反作用于中枢调节脑内神经递质的含量，从而进一步加强针刺镇痛效果。

此外，值得注意的是，实验证明针刺需要一定的刺激强度，才足以兴奋中枢神经系统，激活上述 NEI 网络调节，产生全身镇痛效应。例如，以电针刺激大鼠"足三里"为条件，以观察其刺激腓肠神经诱发的 C 类神经纤维反射为指标，发现如果刺激强度仅仅足够使 A 类纤维兴奋时，这种刺激强度没有诱发显著的抑制作用；而当刺激强度达到能使 C 类神经纤维兴奋时，这种刺激强度诱发了显著的对股二头肌的伤害性反射的抑制作用；但是，如果坐骨神经的 C 类纤维被辣椒素破坏，再电针"足三里"时，对伤害性反射未产生显著的抑制作用；而对侧 C 类纤维未被破坏的肢体依然可以诱发镇痛效应；更进一步，如果切断胸节段脊髓，电针对侧"足三里"时，不再出现 C 类纤维反射的抑制效应，提示中枢神经在针刺发挥全身镇痛作用过程中扮演着重要角色。

而全身镇痛效应与 NEI 网络调节密切关联，所以针刺亦需要一定的刺激强度才足以启动 NEI 网络调控，这与转移兴奋灶针灸疗法主张远端穴位需强刺激的经验相一致。

（三）针灸抗炎与 NEI 网络

针灸的抗炎作用是转移兴奋灶针灸疗法治疗炎症的重要基础，与 NEI 网络及其中的下丘脑－垂体－肾上腺轴（HPA）密切相关。

炎症意为拥有血管系统的活体组织处理损伤因子所产生的反应，红、肿、热、痛系其主要表现，局部组织的变质、渗出和增生系其主要病理变化，它是机体防御反应以应对各种内外环境的刺激。

针灸通过调节 NEI 网络完成抗炎作用。针灸刺激信号由外周神经感知，并传递到中枢进行整合。一方面经中枢下行通路传递，促使自主神经系统释放大量效应物质，如乙酰胆碱、脑啡肽等，通过免疫器官或淋巴细胞表面相关受体产生调节免疫功能的作用；另一方面又调控内分泌系统的功能，使垂体释放诸如促肾上腺皮质激素（ACTH）、生长激素等，调节免疫功能。

HPA 系统除了是神经内分泌系统中一个重要的功能轴之外，还是 NEI 网络抗炎调节功能不可缺少的组成部分。针灸可以使 HPA 系统兴奋，促使 ACTH 的分泌，以调控抗炎和免疫功能。有学者采取用去除肾上腺的方法，破坏 HPA 轴的完整性，通过观察艾灸对 AA 大鼠免疫调节作用，发现艾灸可使 HPA 轴完整的 AA 大鼠血清 TNFa 水平下降，并使其 IFN-γ 水平升高，使局部组织中的 5-HT、HA、PGE2 含量增加，从而减轻局部炎症反应、水肿、疼痛等症状；减少血浆 ACTH 含量和增加 CS 含量，抑制 IL-1、IL-6 活性和显著升高 IL-2 的活性，减少血清中 ICAM-1 等等，以调节免疫功能和应激状态。但对于被去除肾上腺 HPA 轴不完整的 AA 大鼠，上述作用受到显著弱化，提示 HPA 系统的完整性，是艾灸调节免疫功能的重要基础。

六、上补下泻转移兴奋灶针刺法与针灸调节神经 – 内分泌 – 免疫网络的相关性

上补下泻转移兴奋灶针刺法理论，实际上是对针灸调节 NEI 网络治疗疾病这一过程的概括，使之更加直观，以便理解和运用。

（一）病理兴奋灶的产生

病症的产生，大多是由于内外刺激因素（创伤、感染、应激等）作用于人体，引起免疫应答或神经兴奋，从而启动 NEI 网络调控功能处理刺激。当刺激超出 NEI 网络的调节代偿能力，内环境稳态被破坏而致病。在局部表现为变质、渗出、增生等亢进的免疫应答或其他神经内分泌功能紊乱，引起红、肿、热、痛等症状或麻木、紧束、异物感等表现复杂的神经症，再由外周神经反馈而被脑部感知。谢强教授把这一过程概括为局部病灶兴奋性增加，成为一个病理兴奋点（灶）。

（二）治疗兴奋灶的建立

治疗上，可充分发挥 NEI 网络对人体的调节功能来治愈疾病。虽然，针

灸本身不提供任何外源性物质，但能通过刺激病灶远端的腧穴，引起腧穴局部的神经兴奋。一般取手足肘膝以下的穴位，其不仅有局部治疗作用，还有全身治疗作用；或取相应耳穴。这一过程，可以概括为建立一个新的治疗兴奋点（灶），并强调尽量强化局部刺激，使新部位产生比病灶更强的兴奋度。

（三）病理兴奋灶的转移

腧穴局部的神经兴奋，通过外周神经传输到中枢神经，兴奋整个 NEI 网络的调控机制，通过调节内分泌激素、神经递质、神经肽等物质的分泌，使功能的储备与协同得以改善和调整，从而抑制功能异常；尤其是使 HPA 系统兴奋，分泌 ACTH 以调节抗炎和免疫作用，以降低局部组织中的 PGE2、5-HT、HA 的含量，缓解水肿、疼痛等症状，缓解炎性反应，抑制 IL-1、IL-6 活性，缓解发热症状等；从而改善病灶局部环境和微循环功能，促进炎症吸收、消退和增生组织吸收、软化、消散。最终，使局部病灶的炎症得到控制，神经内分泌功能恢复，重新建立内环境的稳态，以达治愈病症的目的。这一过程，概括为新兴奋点（灶）对病理兴奋点（灶）的抑制，即兴奋点（灶）的转移。

中　操作指南编

第一章 针法技术要点

第一节 针法特点

一、上补下泻转移兴奋灶针刺法的临床特点

上补下泻转移兴奋灶针刺法，遵循李梃"上补下泻"针法思想，其针法为"头取手足三阳，胸腹取手足三阴，以不病者为主，病者为应""先下主针而后下应针，主针气已行而后针应针"。

1974 年，谢强祖母杨满金对刚刚参加工作的谢强说：你的天祖父谢怀翎年少时将家藏《医学入门》熟记于心，经过几十年实践体悟，将李梃"上补下泻针法"的操作具体化了，传与子孙，简便易学，只要记住关键点就能行走天下。天祖父认为，虽然李梃《医学入门》记述的针法文字简少，未能详述临证针刺补泻具体如何操作，其实可以化繁为简，只须记住手中只有"主针"和"应针"，眼中只有"患处"和"远处"；最精妙关键点是"主针"先针刺离开病灶的远端穴位（越远越佳），针尖要向上朝患处方向，重手法针刺，须强刺激或较强刺激，此即为泻，激发针气上行；留针期间，须行针 1～3 次，重症和久治不愈症在留针期间宜行针 3 次以上，每次行针 0.5～1.0 分钟，以提插为主亦可结合捻转，加强针气的传送；待主针的针气上行，方能施于"应针"，针刺患处周围穴位，针尖要朝"主针"方向，手法宜轻，进针宜浅，须弱刺激，此即为补，留针期间不行针以静候应答"主针"针气。取穴以少为佳，1～3 穴即可，最多 4 穴，手法好可以只扎"主针"不须再扎"应针"，多则干扰针气，只有急症、重症、久治难愈症取穴可适当多些。所以，上补下泻转移兴奋灶针灸疗法的临床特点概括为二十四字诀："上病下取，近病远治，针（穴）分主应，下主上应，先主后应，主重（泻）应轻（补）。"

上补下泻转移兴奋灶针刺法临床特点如表 26。

表26　上补下泻转移兴奋灶针刺法特点

特点	主针（主穴）	应针（应穴）
部位	未病部位或健侧腧穴	患处、已病部位的周围腧穴
位置上下	四肢，肘膝关节以下最佳（下方）	病灶周围附近（上方）
部位远近	远端	近端
刺分先后	先刺	后刺
补泻手法	泻法（实证），或平补平泻（虚证）	补法（虚证），或平补平泻（实证）
进针浅深	进针深	进针浅
刺激强弱	重手法、强刺激	轻手法、弱刺激
行针与否	留针期间行针 1～3 次，每次 0.5～1.0 分钟，提插结合捻转以催气、导气、激发经气	留针期间不行针，静候应答主针
出针先后	针毕，后取出	针毕，先取出

上补下泻转移兴奋灶针刺法遵李梴针法之义，重穴法，尤以取远端穴为主，取穴少而精，仅取 2～4 穴，甚至一穴即可。如胃脘痛只取远端下部的足三里，再取胃区病灶处的中脘即可，甚至只取足三里一穴亦有良效，全在"上补下泻"运用得当。

（一）异穴分施，下泻上补

异穴补泻不同于同穴补泻，不是指在同一个穴位施行先泻后补或先补后泻，而是指对于不同穴位，分别施以补或泻，辨病辨证后施以何穴为补，何穴为泻？转移兴奋灶针灸疗法采取"上补下泻"，明确提出上穴施以补法，下穴施以泻法。

上补下泻转移兴奋灶针刺法，属上下穴相配取穴法。上下穴相配的方法首见《灵枢·官针》云"远道刺者，病在上，取之下"，这里仅指出上下取穴，未明确补泻的规定；而李梴《医学入门·针灸》云"上补下泻""先下主针而后下应针，主针气已行而后针应针"，直接指明先下泻后上补，显然与《黄帝内经》单纯的上下取穴不明补泻有所不同，对临床更有指导意义。

上补下泻转移兴奋灶针刺法，临证辨证选穴，常仅选两穴，一上穴一下穴，穴少而精，下泻而上补，分病证的阴阳表里虚实寒热，而施补泻，注重气机升降，先下穴用泻，后上穴以补，下泻而上补，一降一升，浊降清升，大气一转其气乃散。

上补下泻转移兴奋灶针刺法，还提倡独取下部穴施泻法，如仅取合谷一穴疗头面诸疾；与李氏针法最大不同之处在留针期间，手足下部穴行针多且频频施泻法，留针期间行针3次，每次1分钟，提插结合捻转以催气、导气、激发经气，而上部穴留针期间不行针，以静候应答主针。如此，以达转移兴奋灶、围魏救赵、声东击西、调和气血、平衡阴阳之效。

（二）针分主应，互相应答

李梴强调"以不病者为主，病者为应""先下主针而后下应针"，谢强教授将其归纳为"针分主应"的理念。谢强认为"先下主针"，主即主穴，针即针刺，即先针刺主穴之意。应针，指针刺与主针相应的穴位；应，应合，应答，与"主针"相对；"后下应针"，即后针刺应穴之意。"以不病者为主"，这里的"不病"理解可分两种情况：一则相对上方病灶来说，远端四肢手足部为不病部位；二则若病在身体一侧，则身体健侧的手足部皆为"不病"部位。

上补下泻转移兴奋灶针刺法的"针分主应"的取穴理念，遵循李梴针法精义，临证配穴从整体出发，结合疾病的具体情况全面考虑，重视局部的同时着眼于整体，局部与整体相结合，辨经辨证施治。先远取下方四肢肘膝关节以下穴为主穴，重深而刺，泻之；然后近取上方患处局部穴位为应穴，轻浅而针，补之。取穴简练，穴少而精，上下相配，远近相和，患健相对，针术考究。

临床提倡的"针分主应"，即主针（主穴）、应针（应穴），分处上下两端，对应经气运行的两极，上补下泻，经接气通，上下呼应，彼此应答，运用得当，可以起到声东击西、标本兼治的作用，疗效尤佳。"针分主应"结合"上补下泻"又可称为"主泻应补"。

（三）先主后应，先泻后补

李梴在《迎随》指出的"通而取之……先下主针而后下应针，主针气已行而后针应针"，谢强教授将其归纳为"先主后应"的针刺顺序。针刺顺序与取穴、手法在针灸处方中有着同等重要的地位，发挥着不可忽视的重要作用。

针灸施术顺序的一般规律，是先上后下、先阳后阴。而转移兴奋灶针刺的顺序依据经络标本根结理论以及辨证，灵活做出相应的调整，先下后上，先远后近，先泻后补，转移兴奋灶，弱化和转移局部病灶的高兴奋性。

在古代医籍中，关于针刺顺序问题一直都不乏记载，如表27。

表27　《黄帝内经》中有关针刺顺序条文

序号	原文	出处
1	上热下寒……引而下之	《灵枢·刺节真邪》
2	阴盛而阳虚，先补其阳，后泻其阴而……阴虚而阳盛，先补其阴，后泻其阳……	《灵枢·终始》
3	痛从上下者，先刺其下……后刺其上	《灵枢·周痹》
4	病生于内者，先治其阴，后治其阳……病生于阳者，先治其外，后治其内……	《灵枢·五色》
5	从内之外者，调其内；从外之内者，治其外	《素问·至真要大论》
6	"气反者，病在上，取之下"	《素问·五常政大论》

由表27中第一条、第三条、第六条可知，对于针刺顺序，上有邪者，应先针其下，后针其上，以激发经气上行，导邪趋下，使上得安；第三条痛从上下者，先刺其下，后刺其上，指出了引血下行，导邪外出。可见，上补下泻转移兴奋灶针刺法采取上病下取，先取下穴而重泻之的刺激法，符合《黄帝内经》之旨，导邪下出，以达移疼止痛之目的。

由表27中第二条可知，《黄帝内经》对于阴盛而阳虚或阴虚而阳盛，施予"先补后泻"，与上补下泻转移兴奋灶针刺法重视先泻后补，似有不同。但是，盱派明代陈会《神应经》认为"虽病人瘦弱，不可专行补法……经先泻后补，谓之先泻邪气，后补真气……"。转移兴奋灶针灸疗法似乎与其相同，但也有不同。陈氏"先泻后补"，是在同一穴上行补泻；而谢强的"先泻后补"却在不同穴上分施补泻，泻不仅有先泻邪气之意，还在于下穴泻法以激发经气，推送气血上行和转移上方病灶的兴奋性，以达移疼止痛之效。谢强强调远部下方腧穴先刺为主，重深而刺，导邪趋下，并激发经气上行；待"主针气已行，而针应针"，待气贯通，气至病所，再针上方病灶处腧穴为应，轻浅而针以补，经接气通以应答主针。

当代医家浙江盛燮荪传承人胡天烨，用病案反证李梴"上补下泻"针法的效应，指出若将"上补下泻"针法相反而施，上泻下补，易出现不良反应的情况。如肩痛，取肩部局部穴施泻法，下部穴用补法，反致疼痛加重，甚至影响肢体活动功能，值得深思。

上补下泻转移兴奋灶针刺法的"先主后应"有如下特色：

1. 先治本为主

由上表中第四条和五条可知，《黄帝内经》强调先治起病的源头，以治本为主、为先；治标为次、为后；针刺宜先本后标，这个顺序不可打破，反则为乱。上补下泻转移兴奋灶针刺法"先下主针后下应针"，先针下方本部根部的远端穴位或先针远部健侧下方腧穴为主，后针上方标部结部的近端穴位，符合《黄帝内经》标本根结理论。

此外，出针时的顺序，则恰好相反。上补下泻转移兴奋灶针刺法的出针顺序与入针顺序相反，遵循李梴"摇出应针，次出主针"，即先出上方病灶处应穴的针，再出下方四肢主穴的针，以防病邪乘虚而入致使疾病复作。

2. 先安未受邪之地

《金匮要略》中的"见肝之病，知肝传脾，当先实脾"，《伤寒论》中的"太阳病……若欲作再经者，针足阳明，使经不传则愈"，源自古人治未病思想中"既病防变"理论，也称为"截断法"，截断疾病传变的后路，先安未受邪之地，然后汇聚能量一举治愈疾病。转移兴奋灶针灸治疗各类疾病选取的主、应穴多为同名经配穴或本经配穴，先刺本经远端穴为主，先安未受邪之地，次刺已受邪的上方病灶周围穴为应。而且，多取手足阳明经，使经不传则愈，重视阳气、胃气，"有胃气则生，无胃气则死"，这些针法思想都是导源于中医"重阳气""治未病"的思想。

3. 先降浊后升清

《素问·六微旨大论》明确指出："升降出入，无器不有""气之升降，天地之更用也""出入废则神机化灭，升降息则气立孤危"。指出了气机升降的重要性，而且升与降发展到一定阶段，在一定条件下，还可以向各自相反的运动方向转化。如"清阳为天，浊阴为地，地气上为云，天气下为雨，雨出地气，云出天气"，即是以云雨互变来说明升与降互为因果和相互转化的道理。浊降清升，降浊是升清的前提，有降才能有升，浊阴不降，则清气不升。上补下泻转移兴奋灶针刺法治疗各类疾病，多选用四肢远端合谷和足三里穴，先刺以泻，合谷、足三里二穴均有调理脾胃、升清降浊的重要作用。针刺合谷、足三里两穴，可升清又能降浊，条畅人体气机的升降，使经络交通，浊降清升，阴霾浊气驱散，清阳之气上升，疾病向愈。如治鼻塞不闻香臭，先泻合谷，以降浊；再补迎香，以升清。

"阳明主降"，转移兴奋灶针灸治疗各类疾病，多选用手足阳明经穴。手足阳明经有升清降浊功能，如取手阳明经的曲池、合谷治头面诸疾，手足三里治目昏头痛等，皆是取手足阳明经穴，起到降浊阴的功效，浊降清升，疾病向愈。

（四）远取为主，以肘膝关节以下穴为主

李梴"上补下泻"与《黄帝内经》"上病下取"，都体现了"远道刺"的思想。"远道刺"，即在远离病灶患处的地方选穴。对于各类疾病来说，远道刺即是在四肢肘膝关节以下选穴为佳，旴派朱权、徐凤的《四总穴歌》就是"远道刺"的典范。此外，四肢远道腧穴，远离人体重要脏器，故比较安全，所以也是针刺取穴的较佳选择。正如李梴所指明"《素问》明言中脏腑者……为害非小……后世每以针四肢者为妙手，初学可不谨哉！"，故上补下泻转移兴奋灶针刺法取肘膝关节以下穴位甚多。

上补下泻转移兴奋灶针刺的"远道取穴"多选取手足三阳经穴，尤其以手足阳明经穴为多，但亦取阴经腧穴，不偏颇，疗效亦佳。这与《灵枢·官针》的"远道刺"仅取阳经"刺腑腧"有所不同，转移兴奋灶针法也常取阴经腧穴如手太阴肺经少商、太渊、列缺，取足厥阴肝经太冲、足太阴脾经三阴交等。

赵京生教授有"腧穴的位置离中心越远则主治病证越近中心"的观点，指出四肢远道穴越是远隔中心的病灶处，则越是能治疗中心的疾病。现代有研究表明四肢远道穴不仅有局部主治作用，还有"四两拨千斤""牵一发动全身"的全身主治作用。故而远道穴位治疗病种众多，凡头面、躯干、脏腑的病症皆可取用四肢远道穴。

第二节　选穴规律

一、独取下部腧穴

仅取下方的主穴，亦可以取上方的应穴。主穴可以取 1 穴，也可取 2～3 个穴。千百年来，针灸临床反映上病独取下穴的奇效经验，数不胜数，盱派李梴"百病一针为率，最多四针，满身针者可恶"，盱派朱权、徐凤的《四总穴歌》"肚腹三里留，腰背委中求，头项寻列缺，面口合谷收"即是如此。

譬如，治疗心悸，主针腧穴可仅取下方手部的手厥阴心包经的内关一穴即可，针尖朝上，强刺激，针气直达病灶处，临床常常有奇效。内关穴也是针刺麻醉行心脏手术的常用穴。

二、上下腧穴相配

有异经上下腧穴相配和同经上下腧穴相配二种。

异经上下腧穴相配：譬如，治疗痛经，主针腧穴选取下方足太阳膀胱经的委中，应针腧穴选取上方腹部任脉的关元。上下腧穴相配，相互应答。

同经上下腧穴相配：譬如，治疗急性单纯性胃炎，主针腧穴可取下方足阳明胃经的足三里，应针腧穴可取上方腹部足阳明胃经的梁门。上下腧穴相配，相互应答。

三、左右腧穴相配

取健侧远离病灶的下方（四肢）腧穴为主穴，患侧上方病灶周围的腧穴为应穴。

譬如，治疗左侧偏头痛，主针腧穴可取右手（健侧）下方的列缺穴，应针腧穴可取左侧患部头上的太阳穴。左右腧穴相配，互相应答。

四、下取尤重五输穴

上病下取，远取为主，取四肢腧穴又以肘膝关节以下腧穴较宜，而取五输穴最佳。五输穴主治范围广，疗效显著，取穴简便，操作安全，深受历代医家推崇，是上补下泻转移兴奋灶针刺法常用的远端特定穴，广泛应用于各科疾病的治疗。因此，选取主穴时应该重视五输穴。

十二经之气源于五输，针灸五输穴可激发周身经气和脏腑气血以治疗各类疾病。正所谓"治水先治源"。五输穴为转移兴奋灶针灸疗法治疗各类疾病提供了更具体的取穴参考。

"井"：位于手足之末，乃经气之源，为阴阳经交接、经气交通之处，有通经开窍启闭之功，又能引上部病灶之火下行，善治热证、闭证、急症。《黄帝内经》云："藏主冬，冬刺井""病在藏者，取之井。"故井穴亦善治脏病。病在五脏的，应刺各经的井穴，且冬季更宜刺井穴。

"荥"："荥主身热"善一切火热证，善泻壅聚病灶之邪热。《黄帝内经》云："色主春，春刺荥""病变于色者，取之荥。"病变表现在气色的应刺各经的荥穴，春季更宜刺荥穴。

"输"："输主体重节痛""荥输治外经"善治肿胀疼痛，可解除经脉循行线路上相关的病痛。《黄帝内经》云："时主夏，夏刺输""病时间时甚者，取之输"。病情时轻时重，应刺各经的输穴，夏季更宜刺输穴。

"经"："经主喘咳寒热""病变于音者，取之经"善调寒热，可治寒证、热证、病音、咳嗽、哮喘等。《黄帝内经》云："音主长夏，长夏刺经""病变于音者，取之经"。病变表现在声音的，应刺各经的经穴，长夏宜刺经穴。

"合"："合主逆气而泄""合治内腑"善调脏腑气机，治多种六腑疾病及气逆证。《黄帝内经》云："味主秋，秋刺合""经满而血者，病在胃；及以饮食不节得病者，取之于合，故命曰味主合"。经脉盛满而有郁血的，病在胃，以及由饮食不节引起疾病的，应刺各经的合穴，秋季更宜刺合穴。

第二章 针法应用原则

上补下泻转移兴奋灶针刺法，根据临床上的不同需要共有二大类：常规针法，特殊针法。而特殊针法分别是：转移兴奋灶通经接气针刺法、转移兴奋灶运动针刺法、转移兴奋灶升阳祛霾针刺法、转移兴奋灶醒瞤灌顶针刺法、转移兴奋灶刺营针（刀）法、转移兴奋灶无创痛针（灸）法、转移兴奋灶围手术期平衡康复针（灸）法等。

第一节 常规针法

一、原理及适应症

上补下泻转移兴奋灶针刺法，适用于治疗由炎症、组织增生、水液代谢紊乱、内分泌失调、神经功能失调等导致的内、外、妇、儿、五官、骨伤、肿瘤等诸科病症，如高血压、中风、中风后遗症、肿瘤、血管神经性头痛、三叉神经痛、神经衰弱、焦虑症、失眠、功能性胃肠病、慢性胃炎、月经失调、不孕、关节炎、颈椎病、急性腰扭伤、膝关节痛、跟腱痛、乳腺炎、前列腺炎、网球肘、肩周炎、盆腔炎、痛经、梅尼埃病、耳鸣、突发性耳聋、面肌痉挛、贝尔氏面瘫、青光眼、结膜炎、过敏性鼻炎、慢性鼻炎、鼻窦炎、咽喉炎、扁桃体炎、喉炎、声带炎、复发性口疮等，尤其对急症、重症起效迅速且疗效显著。

常规针刺法，根据中医学"上病下治"和"上病下取"的取穴原则，因为经气出于人体下部，根源于肢末，四肢的腧穴（尤其是肘膝以下的五输穴）在针灸治疗中具有非常重要的地位。通过上方主针和下方应针的上下交感，经接气通，转移兴奋灶，双向调节，调理气血，驱散邪气，重建"阴平阳秘"的动态平衡，促进和强化机体维稳机制，加速机体自愈。

临床施针，首先，采取主针强刺激病灶下方远端腧穴（四肢），触发反射，利用原本已经存在身体各部之间的信息通路（经络），把不同调控信息输入机体调节系统，在人体远端建立新的高强度兴奋灶，以降低上方病灶患处的兴奋度，转移兴奋灶；然后，应针轻刺激上方病灶周围腧穴以应答主针针气。通过主针和应针的上下交感，经接气通，双向调节，重建"阴平阳秘"的动态平衡状态，促进和强化机体维稳机制，促使机体快速自愈，从而改善炎症、组织增生、水液代谢紊乱、内分泌失调、神经功能失调等，维系机体自稳态的平衡，以达治愈疾病的目的。

二、临床操作

主要采取上病下取的原则，分主针（主穴）和应针（应穴）先后施针，取穴一般1～4个即可，根据病情需要也可酌情增加穴位数。先施主针，重手法针刺病灶下方远端的腧穴（主穴），泻法；后施应针，轻手法针刺上方病灶周围腧穴（应穴），补法。亦可以主穴施针，应穴施灸；亦可以在主针上加灸，增强主针的刺激强度，应针上不加灸。亦可以主穴、应穴不施针刺，皆施于艾灸，但主穴实灸量要大于应穴，或主穴的施灸腧穴要多于应穴。上述方法，皆体现出下方主穴刺激的强度要高于上方应穴，如此才能降低上方病灶的兴奋度，达到转移兴奋灶的目的。

临床上，首先用主针刺病灶下方远端腧穴（主穴），以手足部腧穴或手足肘膝关节以下腧穴最佳，针尖朝上，重刺激，泻法，建立新的高强度兴奋灶，兴奋度远远高于病灶兴奋度，缓解病灶的兴奋度，起到转移兴奋灶的目的。然后，应针刺上方病灶周围腧穴（应穴），针尖朝下以应答感召主针针气，弱刺激，补法。主针所选的腧穴须以远离病灶下方为宜，以手足肘膝关节以下的五输穴最佳。留针期间，下方主针行针3次，每次0.5～1.0分钟，以催气、导气、接气；上方应针中途不行针，以静候主针针气，这有助于上下经气交感。留针20分钟。此后，也可以根据病情需要，可以不取出针，而是接着在下方主针柄上加灸（或悬灸）10分钟，应针一般不加灸或在针的上方加温和悬灸，以保持下方主穴的高兴奋度。针毕，先取出应针，然后取出主针（特殊针法取针方法同此）。

近病远治：主针的腧穴以离病灶越远越佳，主针以病灶下方远端四肢腧穴为主，常选五输穴。如治疗突聋耳鸣甚，主针的腧穴可取最远端足心处的涌泉；应针的腧穴，可取上方近病灶耳部的听宫，以应答主针针气。主针刺下方足底部涌泉时，针尖朝上，重刺激，泻法，建立新的高强度兴奋灶，兴奋度远远高于病灶兴奋度，以缓解病灶的兴奋度，起到转移兴奋灶的目的。然后，应针刺上方耳部听宫时，针尖朝下，弱刺激，补法，以应答感召主针针气。近病远治，相互应答。

（一）独取下穴

仅取下方的主穴，当取效显著时可不取上方的应穴。主穴可以取1穴，也可取2～3个穴。千百年来，针灸临床反映上病独取下穴的奇效经验，数不胜数。如李梴"百病一针为率"，朱权、徐凤《四总穴歌》"肚腹三里留，腰背委中求，头项寻列缺，面口合谷收"即是如此。

譬如，治疗急性胆囊炎，主针腧穴可仅取下方手部的足少阳胆经的阳陵泉一穴即可，针尖朝上，强刺激，泻法，建立新的高强度兴奋灶。兴奋度远远高于病灶兴奋度，以缓解病灶的兴奋度，转移兴奋灶，临床常常有奇效。阳陵泉穴，也是针刺麻醉行胆囊手术的常用穴。

（二）上下腧穴相配

有异经上下腧穴相配和同经上下腧穴相配。

异经上下腧穴相配：譬如，治疗急性乳腺炎，主针腧穴选取下肢足阳明胃经的下巨墟穴，应针腧穴选取上方胸部足厥阴肝经的期门穴。主针施针下方下巨墟穴时，针尖朝上，重刺激，泻法，建立新的高强度兴奋灶，兴奋度远远高于病灶兴奋度，以缓解病灶的兴奋度，起到转移兴奋灶的目的。然后，应针施针上方胸部期门穴时，针尖朝下，弱刺激，补法，以应答感召主针针气。上下腧穴相配，相互应答。

譬如，治疗急性黄疸行肝炎，主针的腧穴可取下方足厥阴肝经的下太冲穴；应针的腧穴可取上方胸部足阳明胃经的章门穴。主针施针下方太冲穴时，针尖朝上，重刺激，泻法，建立新的高强度兴奋灶，兴奋度远远高于病灶兴奋度，以缓解病灶的兴奋度，起到转移兴奋灶的目的。然后，应针施针上方章门穴时，针尖朝下，弱刺激，补法，以应答感召主针针气。上下腧穴相配，相互应答。

（三）左右腧穴相配

取健侧远离病灶的下方腧穴为主穴，患侧上方病灶周围的腧穴为应穴。

譬如，治疗左侧坐骨神经痛，主针腧穴可取右足（健侧）下方足太阳膀胱经的昆仑穴，应针腧穴可取左侧腰部足太阳膀胱经的小肠俞穴。主针针刺下方昆仑穴时，针尖朝上，重刺激，泻法，建立新的高强度兴奋灶，兴奋度远远高于病灶兴奋度，以缓解病灶的兴奋度，起到转移兴奋灶的目的。然后，应针针刺上方小肠俞穴时，针尖朝下，弱刺激，补法，以应答感召主针针气。左右腧穴相配，互相应答。

第二节　特殊针法

一、转移兴奋灶通经接气针刺法

（一）原理及适应症

上补下泻转移兴奋灶通经接气针刺法，适用于治疗由炎症、组织增生、内分泌紊乱、神经功能紊乱等导致的内、外、妇、儿、五官、骨伤、肿瘤等各科病症，尤其对慢症、顽症的疗效显著。

选取患者身体同侧同一经脉的上下腧穴，通过针灸循经施治，通经接气，使针灸的针感、灸感产生的"得气"上达病灶，从而达到通经脉、调气血、驱邪气以缓解或治愈疾病的目的。譬如，针刺时，先选取病灶下方四肢部同侧同名经脉的远端腧穴，进针时针尖宜朝上方病灶方向，使针感反应向上，强刺激，泻法，形成新的高强度兴奋灶，以缓解上方病灶的兴奋性，达到转移兴奋灶的目的；继之，针刺上方病灶周围腧穴，针尖朝下，弱刺激，补法，以应答主针，感召下部远端经气，这有助于上下经气交感。此法最能达到经气的"上下通接"，颇适合治疗经脉循经的内、外、妇、儿、五官、骨伤、肿瘤等诸类疾病，尤其适用于治疗炎症、组织增生、内分泌紊乱、神经功能紊乱等导致的病症。

（二）临床操作

譬如针刺，先选取病灶下方四肢部同侧同一经脉的远端腧穴，进针时针尖宜朝上方病灶方向，使针感反应向上，强刺激，泻法，形成新的高强度兴奋灶，以缓解上方病灶的兴奋性，转移兴奋灶；进针后，边运针边候气，同时用语言诱导患者针感会向上行走，直至针感反应通达病灶周围为止，若行针时针感反应在途中停止，则应在中止处加针以引气，直至靠近病灶周围。继之，针刺上方同一经脉靠近病灶的腧穴，针尖朝下，弱刺激，补法，以应答主针，感召下部远端经气，这有助于上下经气交感。留针期间，下方主针行针 3 次，每次 0.5～1.0 分钟，以催气、导气、接气；上方应针中途不行针，以静候主针针气。留针 20 分钟。此后，也可以根据病情需要，如属虚证可以不取出针，而是接着在下方主针柄上加灸 10 分钟，上方应针不加灸。

治疗咳喘胸闷。譬如针刺，主要取手厥阴心包经的内关穴（下部）和天池穴（上部）。先针刺下方患侧内关，针尖朝上，使针感反应向上，强刺激，泻法，以达转移兴奋灶目的；如针感在中途某处中止，再在针感反应中止处加针以引气，如此反复"接力"，引短为长，上达胸部的天池穴；继之，针刺上方胸部的天池，针尖朝下，弱刺激，补法，以应答主针。留针期间，在下部主穴内关行针 3 次，每次 0.5～1.0 分钟，以催气、导气、接气；上部应穴天池中途不行针，以静候主针针气。留针 20 分钟。继后不取出针，而是接着在下方主针内关穴的针柄上加灸 10 分钟，上方应针天池穴不加灸。

临床上，常常会遇到针刺时，半途中无传感反应，经气似乎不能通达病灶附近，但是仍然会有潜在的经气通达病灶，但只要做到针尖朝上，坚持下部腧穴重刺激，针灸效果依然会不错。

二、转移兴奋灶运动针刺法

（一）原理及适应症

上补下泻转移兴奋灶运动针刺法，适用于治疗由炎症、组织增生、内分泌紊乱、神经功能紊乱等导致的内、外、妇、儿、五官、骨伤、肿瘤等各科病症，尤其适合能受屈伸、转动、深呼吸、咀嚼、吞咽等活动影响的头面、胸腹、腰背以及关节等部位，这些部位出现伴有疼痛的疾病，如血管神经性头痛、心绞痛、胃痛、腹痛、腰疼、痛经、胆囊炎、肩周炎、关节痛、结膜炎、睑腺炎、青光眼、外耳道疖、急性中耳炎、急性鼻窦炎、急性咽炎、急性扁桃体炎、扁桃体周围炎、急性喉炎、口腔溃疡、牙痛等，有迅速缓解疼痛的作用。

此法是利用配合病灶患部运动的针刺方法。通过针刺和运动（屈伸、转动、深呼吸、咀嚼、吞咽等）两种方法结合，即针刺的同时运动病灶患部，有迅速缓解疼痛的作用。转移兴奋灶针刺法配合病灶患部运动，以通经脉、调气血、驱邪气，缓解炎性充血、水肿及神经性疼痛，使病灶处的炎症和疼痛得以迅速缓解，从而达到治愈疾病的目的。

譬如针刺，先选取病灶下方四肢部的远端腧穴，进针时针尖宜朝上方病灶方向，使针感反应向上，强刺激，泻法，形成新的高强度兴奋灶，以缓解上方病灶的兴奋性，达到转移兴奋灶的目的；继之，针刺上方病灶周围腧穴，针尖朝下，弱刺激，补法，以应答主针，感召下部远端经气，这有助于上下经气交感；又通过配合病灶患部的运动，起到止痛效应，可即刻缓解患部的疼痛。

转移兴奋灶运动针刺法，是受到何广新研究员提倡的针刺运动疗法启示并结合了盱江李梴的"上补下泻"针法而形成。针刺与运动，均具有止痛作用；在针刺的时候配合运动患部则疼痛缓解迅速，而且止痛更持久。临床采取针刺和运动两种方法结合以治疗疾病，即在针刺的同时运动患部。运动方法一般有5种：①患部主动运动；②患部被动运动；③按摩运动；④呼吸运动；⑤混合运动（前四种运动的综合运用）。究其止痛机理，可能是由于针刺激活脊髓上位中枢而发放下行冲动，从而选择性抑制了伤害性神经信号的传入。运动止痛，据研究表明可能通过三方面完成：第一是运动引起的传入信号和伤害性刺激引起的传入信号，在中枢神经系统内相互作用而产生止痛效果；第二是运动引起的传入信号激活脊髓上位中枢，发放下行冲动，加强下行抑制而产生止痛效果；第三是主动运动时，传出冲动控制伤害性神经信号的传入而产生止痛效果。

（二）临床操作

譬如针刺，先针刺病灶下方健侧四肢部的远端腧穴，进针时针尖宜朝上方病灶方向，使针感反应向上，强刺激，泻法，形成新的高强度兴奋灶，以缓解上方病灶的兴奋性，转移兴奋灶；继之，针刺上方病灶周围腧穴，针尖朝下，以应答主针，弱刺激，补法，以感召下部远端针气。留针期间，下方主针行针3次，每次0.5～1.0分钟，以催气、导气、接气；上方应针中途不行针，以静候主针针气。此外，留针期间还需嘱患者做适当微运动（如胸腹部、鼻部、喉部疾病做深呼吸运动，腰背部疾病做深呼吸或轻柔微弯腰运动，颈部疾病做轻柔微转头或抬头运动，耳部口腔疾病做咀嚼运动，咽部疾病做吞咽运动，眼部疾病做眨眼运动，四肢关节疾病做轻柔微屈伸运动，等等）。留针20分钟。此后，也可以根据病情需要，如属虚证可以不取出针，而是接着在所有下方主针柄上加灸10分钟，应针不加灸。

治疗三叉神经痛。譬如针刺，主要取下方的外关穴和上方的颅息穴，采取转移兴奋灶运动针法。先针刺下部健侧外关穴，针尖朝上，使针感反应向上，强刺激，泻法，以达到转移兴奋灶目的；再针刺上部的颅息穴，针尖朝下，弱刺激，中途不行针；留针期间，在下方主穴外关行针3次，每次1分钟，以催气、导气，并且嘱患者做缓慢咀嚼运动，头痛即可缓解；上方应穴颅息不行针。留针20分钟。此后，不取出针，而是接着在下方主针外关穴针柄上加灸10分钟，上方应针颅息穴不加灸。

三、转移兴奋灶升阳祛霾针刺法

（一）原理及适应症

上补下泻转移兴奋灶升阳祛霾针刺法，又名上补下泻转移兴奋灶温督祛霾针灸法，适用于治疗由炎症、组织增生、内分泌紊乱、神经功能紊乱等导致的内、外、妇、儿、五官、骨伤、肿瘤等各科病症，尤其对阳虚证、中气下陷证、痰证、饮证、瘀血证如中风后遗症、眩晕、帕金森病、癫痫、面瘫、面肌痉挛、抑郁症、头痛、白内障、耳聋、中耳炎、鼻炎、鼻窦炎、过敏性鼻炎、梅核气、复发性口疮、口腔扁平苔藓、牙周病、咳喘、小儿遗尿、子宫脱垂、腹泻、脱肛、便血、崩漏、便秘、癃闭、淋浊、遗精、久病等虚寒性慢症顽症有较好的效果。

此法是通过先针刺下方督脉和足太阳膀胱经的主穴，形成新的高强度兴奋灶，以缓解上方病灶的兴奋性，达到转移兴奋灶的目的；加之配合胸腹头面病灶局部腧穴应答下方主穴针气，上下感召，升提人体阳气上煦，升清降浊，达到温通补虚、升提气机的目的，以祛除体内湿浊阴霾瘀邪，升阳温煦，缓解胸腹脏腑功能失调、脑神经损伤、五官失常等慢性虚性病症，促进机体功能恢复，促进炎症及增生组织吸收。

人体需赖阳气煦养，阴阳不和，阳气亏虚则清阳不升，浊阴不降，内外湿浊阴霾蒙蔽身体而致各类疾病。而湿浊阴霾，源于脏腑之虚，且痰湿水饮等湿浊阴霾之所成，亦源于阳气之虚，故治疗应以温阳升阳为法则。督脉，为"阳脉之海"，沟通十二经脉和五脏六腑之阳气，针灸命门，温督益阳，能使督脉阳气充沛则有助于经脉脏腑的阳气盈旺，阳气顺督脉而上，又配以百会、印堂等穴应答，上下交感，促使阳气上煦通达躯体头面，升清降浊，湿浊阴霾可散，疾病向愈。正如盱派医家喻昌《医门法律》所云："离照当空，群邪始得垂散"。

（二）临床操作

采取以督脉和足太阳膀胱经的命门、昆仑穴为主，百会、印堂及病灶周围腧穴为应，如先针刺下方的昆仑、命门，较强刺激，泻法或平补平泻，形成新的高强度兴奋灶，以缓解上方病灶的兴奋性，转移兴奋灶；然后，依次往上针刺百会、印堂穴，弱刺激，补法；接着在上方躯干胸腹、头面五官局部选1～2个腧穴；针尖朝前下方，弱刺激，补法；留针期间，在下方主穴昆仑、命门行针3次，每次0.5～1.0分钟，以催气、导气、接气；上方应穴中途不行针，以静候主针针气。留针20分钟。此后，不取出针，而是接着在主针针柄上加灸10分钟，或悬灸；应针上方可见加温和的悬灸。

治疗眩晕。譬如针刺，主要取下方的昆仑、命门穴和上方的百会、印堂、风池穴。先针刺昆仑、命门，针尖朝上，较强刺激，平补平泻，以达到转移兴奋灶目的；然后，依次往上针刺百会、印堂、风池，弱刺激，补法；留针期间，在下方主穴昆仑、命门行针3次，每次0.5～1.0分钟，以催气、导气、接气；上方应穴中途不行针，以静候主针针气。留针20分钟。此后，不取出针，而是接着在昆仑、命门的针柄上加灸10分钟，应针不加灸。

四、转移兴奋灶醍醐灌顶针刺法

（一）原理及适应症

上补下泻转移兴奋灶醍醐灌顶针刺法，适用于治疗由炎症、组织增生、内分泌紊乱、神经功能紊乱等导致的内、外、妇、儿、五官、肿瘤等各科病症，尤其对中风后遗症、眩晕、帕金森病、癫痫、焦虑症、抑郁症、失眠、头痛、面瘫、面肌痉挛、痤疮、白内障、青光眼、耳鸣、耳聋、中耳炎、鼻炎、鼻窦炎、过敏性鼻炎、萎缩性鼻炎、鼻出血、慢性咽炎、慢性扁桃体炎、梅核气、慢性喉炎、声带炎、复发性口疮、牙周病等津液不足、虚火上扰的慢症顽症有较好的效果。

此法通过先针刺下方任脉和足少阴肾经的主穴，形成新的高强度兴奋灶，以缓解上方病灶的兴奋性，达到转移兴奋灶的目的；并且配合躯干胸腹、头面五官局部腧穴，升提人体阴液、清降上炎虚火、滋养机体，以缓解虚火上炎所致诸症，促进机体功能修复，促进炎症及增生组织吸收。谢强教授认为，脏腑不和则内外火热上炎而致各类疾病。治疗应以调理任脉、足少阴肾经为主，阴液上承则"醍醐灌顶"升津滋养。任脉，为"阴脉之海"，沟通十二经脉五脏六腑，任脉阴液充沛则有助于经脉脏腑的阴液盈旺，津液上承，虚火自然清降。

此法采取以任脉和足少阴肾经的气海、太溪穴为主，督脉的百会及病灶周围腧穴为应，上下交感，从阴引阳、交通任督、阴阳相济、调和水火，达到阴液上升、醍醐灌顶、清润滋养、清降虚火的目的。承浆，位居任脉的最高位为任督两经的交会穴，与气海相合，针之以引动任脉的精气上涌，并通过患者在吸气时舌抵上腭，使任督二脉相接与百会呼应，阴阳相感，水火相济，醍醐灌顶，浇灭邪火，清宁滋养。气海，是肓之原穴，具有很强的升提气机功能，针刺气海能够培补元气，元气是升提阴液上奉的动力；气海与承浆上下相配，可助任脉通达升提阴液上注清养机体、扑灭邪火。太溪为足少阴肾经输穴、原穴，滋阴益津，通调任督；诸穴相伍，任督相交，水火既济，阴津上升，醍醐灌顶，清润滋养，清降虚火，则身体清宁。

（二）临床操作

譬如针刺，先针刺下方的太溪、气海，针尖朝上，强刺激，泻法，形成新的高强度兴奋灶，以缓解上方病灶的兴奋性，转移兴奋灶；然后，依次往上针刺承浆（针尖朝上）、百会（针尖朝前下方），弱刺激，补法；接着在上方病灶周围选 1～2 个腧穴，针尖朝下，弱刺激，补法；留针期间，在下方主穴足太溪、气海行针 3 次，每次 0.5～1.0 分钟，以催气、导气、接气；上方应穴中途不行针，以静候应答主针针气。留针 20 分钟。此后，也可以根据病情需要，不取出针，而是接着在太溪、气海的针柄上加灸 10 分钟，应针不加灸。

治疗失眠。譬如针刺，主要取下方的太溪、气海和上方的承浆、百会、通天穴。如先针刺下方的太溪、气海，针尖朝上，较强刺激，平补平泻，以达转移兴奋灶目的；然后，依次往上针刺承浆（针尖朝上）、百会、通天（针尖朝前下方），弱刺激，补法；留针期间，在下方主穴太溪、气海行针 3 次，每次 0.5～1.0 分钟，以催气、导气、接气；上方应穴中途不行针，以静候主针针气。留针 20 分钟。接着在气海、太溪针柄上加灸 10 分钟，应针不加灸。

五、转移兴奋灶刺营针（刀）法

（一）原理及适应症

上补下泻转移兴奋灶刺营针（刀）法，可以广泛用于内科、外科、妇科、儿科、五官、骨伤、肿瘤、精神科等各科疾病，尤其适宜于炎症、痛症、瘀症、疖肿、脓肿、痹症等疾病，如高血压、中风、中风后遗症、血管神经性头痛、三叉神经痛、焦虑症、关节炎、颈椎病、急性腰扭伤、膝关节痛、跟腱痛、乳腺炎、网球肘、肩周炎、痛经、突发性耳聋、面肌痉挛、贝尔氏面瘫、青光眼、结膜炎、咽喉炎、扁桃体炎、鼾症、喉炎、复发性口疮等，起效快，疗效显著。

此法采用三棱针、长毫针或小针刀点刺腧穴或点刺和刺割病灶患部的方法。通过先针刺下方腧穴及部位出血，泄血，形成新的高强度兴奋灶，以缓解上方病灶的兴奋性，达到转移兴奋灶的目的；继后，点刺腧穴或点刺及刺割病灶患部，疏通经络、活血化瘀、宣泄瘀热、消肿排毒、引流排脓，从而达到改善微循环、缓解炎症、促进炎症及增生组织吸收的目的。此法，颇适合火热壅滞的瘀血证、郁热症、热毒症。

此外，许多外科症用此法较佳。因为脏腑蕴热，火热上炎，熏灼肌肤，经络不通，气血壅滞，发为红肿胀痛甚则化腐生脓而为病。治疗应以刺营放血、消肿排脓、清泄热毒为法则。如旴派明代宫廷御医龚廷贤很喜欢应用"上病下取"法治疗外科症，先刺病灶下方远端的手指，再刺病灶咽喉处，放血泄毒，迅即起到转移兴奋灶的作用，病情可迅速缓解。正如他在《寿世保元·卷六·喉痹》指出：治咽喉急症"其最不误人者，无如砭针出血，血出则病已""畏针不刺，多毙"。他又在《济世全书·巽集卷五·咽喉》强调："治喉之火与救火同，不容少息……每治咽喉肿痛或生疮毒……倘牙关已闭，不可针，遂刺少商二穴，在手大指内侧去爪甲角如韭菜叶许，以手勒去黑血，口即开，仍刺喉间，仍以前剂或诸吹喉消肿止痛之药，选而用之。"

（二）临床操作

先采用三棱针、长毫针或针刀先点刺下部远端手足部末端腧穴或部位出血，每处出血0.5～2.0毫升，静脉处出血可更多些，形成新的高强度兴奋灶，以缓解上方病灶的兴奋性，转移兴奋灶；继后轻浅点刺上部病灶腧穴或患处出血，以微出血为宜；如有红肿隆起或脓肿形成亦可用针刀轻浅割刺，以微出血或脓泄出为宜。

1. 高血压头痛

主针主要取下肢的大敦、委中穴和头上的太阳、角孙穴。首先医者用手捋患者的下肢，从大腿根部一直捋至脚趾约20次，使大脚趾血液充盈，再用三棱针点刺大脚趾处的大敦穴出血；接着用手拍打腘窝处的委中穴，使之血液充盈，用三棱针点刺委中出血；大敦穴出血不少于1毫升，委中穴出血不少于2毫升，以形成新的高强度兴奋灶，缓解上方病灶的兴奋性，转移兴奋灶。然后，用三棱针刺头上的太阳、角孙出血，每处约0.5毫升即可。

2. 扁桃体炎

主针主要取病灶下方手部的三商穴（少商、中商、老商三穴），应针主要是取上方扁桃体病灶处。首先医者用手捋患者的手臂，从手臂的近肩部一直捋至手指约20次，使大拇指血液充盈，再用三棱针点刺大拇指处的三商穴出血，三穴每穴出血不少于1毫升，以形成新的高强度兴奋灶，缓解上方病灶的兴奋性，转移兴奋灶。然后，用长毫针轻浅点刺扁桃体表面，每侧刺5下，接着用针刀刺割扁桃体隐窝（每次选取不重复的3～5个隐窝口），在每个隐窝口边缘刺割1下，刺入约0.1厘米，微出血即可，然后用压舌板挤出脓液或栓塞物。针刀操作结束，嘱患者自行吐出口中少许血液，然后用锡类散喷扁桃体患处少许（约0.1克）。急性扁桃体炎每日1次，3次为1疗程；慢性扁桃体炎每周2～3次，10次为1疗程。此法无痛苦，出血很少，因为扁桃体表面神经末梢分布极少且仅有毛细血管分布，故微出血无疼感。

3. 咽炎

主针主要取病灶下方手部的三商穴（少商、中商、老商三穴），应针主要是取上方口咽部（咽后壁、咽侧束、咽后壁淋巴滤泡）。首先医者用手捋患者的手臂，从手臂的近肩部一直捋至手指约20次，使大拇指血液充盈，再用三棱针点刺大拇指处的三商穴出血，三穴每穴出血不少于1毫升，以形成新的高强度兴奋灶，缓解上方病灶的兴奋性，转移兴奋灶。然后，用长毫针轻浅点刺咽侧索每侧刺3下，咽后壁黏膜刺5下，咽后壁淋巴滤泡每个刺1下（每次最多刺5个），可促进咽黏膜炎症吸收改善黏膜肥厚。针刀操作结束，嘱患者自行吐出口中少许血液（仅有少许血液），然后用锡类散喷口咽患处少许（约0.2克）。急性咽炎每日1次，3次为1疗程；慢性咽炎每周2～3次，10次为1疗程。因为咽黏膜上仅有毛细血管分布，此法疼痛微，出血很少，创伤极微。

4. 鼾症

主针主要取病灶下方手部的三商穴（少商、中商、老商三穴），应针主要是取上方口咽部（扁桃体、咽后壁、咽侧束、软腭、舌根）。鼾症多伴有扁桃体肿大、腺样体肿大、肥厚性咽炎、软腭松弛、舌根松弛后坠，引起咽腔出现咽黏膜呈弥漫肥厚性增性炎症，导致咽腔狭窄、气流通过受限、呼吸不畅而导致鼾症。首先医者用手捋患者的手臂，从手臂的近肩部一直捋至手指约20次，使大拇指血液充盈，再用三棱针刺大拇指处的三商穴出血，三穴每穴出血不少于1毫升，以形成新的高强度兴奋灶，缓解上方病灶的兴奋性，转移兴奋灶。然后，用长毫针轻浅点刺肥厚的咽峡周围的咽侧索、咽后壁黏膜、咽后壁淋巴滤泡、扁桃体、舌根，直刺 1 毫米，疾入疾出，微出血。咽侧索每侧刺 3 下，咽后壁黏膜刺 5 下，咽后壁淋巴滤泡每个刺 1 下（每次最多刺 5 个），扁桃体每侧刺 5 下，可促进咽黏膜炎症吸收改善肥厚；舌根刺 10 下；微出血，可促进舌部炎症吸收改善肥厚和舌体紧张度增加；软腭处用针刀划痕 10 下，勿刺割，勿出血，可促进软腭炎症吸收改善肥厚和软腭紧张度增加。针刀操作结束，嘱患者自行吐出口中少许血液（仅有少许血液），然后用锡类散喷口咽患处少许（约 0.2 克）。每周 2～3 次，10 次为 1 疗程。此法疼痛微，出血量很少，创伤极微。

六、转移兴奋灶无创痛针（灸）法

（一）原理及适应症

上补下泻转移兴奋灶无创痛针灸法，可以广泛用于内科、外科、妇科、儿科、五官科等疾病，尤其适宜于炎症、痛症、肿瘤、变态反应性疾病、内分泌功能和神经功能紊乱性疾病等。如高血压、中风和后遗症、肿瘤、血管神经性头痛、三叉神经痛、神经衰弱、焦虑症、失眠、功能性胃肠病、慢性胃炎、月经失调、不孕、关节炎、颈椎病、急性腰扭伤、膝关节痛、跟腱痛、乳腺炎、前列腺炎、网球肘、肩周炎、盆腔炎、痛经、梅尼埃病、耳鸣、突发性耳聋、面肌痉挛、贝尔氏面瘫、青光眼、结膜炎、过敏性鼻炎、慢性鼻炎、鼻窦炎、咽喉炎、扁桃体炎、喉炎、声带炎、复发性口疮等。安全无创痛，疗效较好。

无创痛针灸疗法，是旴派著名针灸学家魏稼教授提出和倡导的。此法，是以经络腧穴为基础、针灸原理为指导，运用传统的针灸器具及现代声、光、电、磁等物理、化学、生物的新工具，如激光、微波、超声波、红外线、磁贴、指压、艾条、艾炷、药物、酒、醋及冷、热等刺激作用于机体表面的经络、腧穴及敏感点以施治，而不使用"针具"直接刺入体内，对机体无明显创伤和疼痛，这是防治疾病的一种新兴"针灸"方法，具有无（微）创痛、无菌、强度可调、安全、效佳、适用范围广等特点。

此法是应用物理、化学、生物的传统或新工具、新媒介，先作用于下方远端腧穴，形成新的高强度兴奋灶，以缓解上方病灶的兴奋性，达到转移兴奋灶的目的；然后，刺激上方病灶周围腧穴以应答，上下交感，畅通经络，升提人体阴液或阳气，以清降上炎虚火或温散上泛阴霾，滋润或温养机体，达到缓解炎症、痛症和促进炎症及增生组织吸收的目的。此法，适宜于各类疾病，因为无创痛从而避免了针灸容易出现损伤性疼痛和出血之虞，安全效佳。这种针灸治疗概念，符合当今人们追求无创痛医疗、享受医疗过程的心理需求，有助于促进针灸疗法更进一步地走向世界。

（二）临床操作

通常采用激光、磁贴、艾条、艾炷、药物、酒、醋甚至手指、调羹柄等作用于经络腧穴，适宜于各类疾病。不论应用何种是物理、化学、生物等工具刺激腧穴或部位，都应该遵循转移兴奋灶针灸"上病下取""上补下泻"的原则，须先刺激下方手足部的腧穴，刺激量宜大，形成新的高强度兴奋灶，以缓解上方病灶的兴奋性，转移兴奋灶；然后刺激上方病灶周围的腧穴，刺激量要小。

譬如，治疗焦虑症，采取氦氖激光先照射下方手部的内关、神门和上方头部的神庭穴。下方手足部的腧穴照射量宜大，因此手部形成新的高强度兴奋灶，所以缓解上方病灶的兴奋性，从而起到转移兴奋灶的作用，有助于缓解病灶的病理态势；然后照射上方的神庭穴，以应答主针。照射持续 20 分钟。

譬如，也可以用于流感预防和治疗。在医生的指导下，患者也可居家简便应用，就地取材，选用筷子或汤勺柄等钝性材料替代针具，根据医学常识按照针灸经络穴位图谱，按图选穴，用所选的代针器具按压腧穴。遵照转移兴奋灶针灸法原则，首先，施重手法按压刺激远离病灶的下部腧穴如三阴交、足三里、合谷（主穴），在人体下方形成新的高强度兴奋灶，转移兴奋灶，缓解病灶的病理态势；然后，轻轻按压刺激风池、迎香、廉泉（应穴），以应答主穴。主穴和应穴，每次各选 2 个，每次按压 20 分钟。

按上述方法，常常施行上补下泻转移兴奋灶无创痛针灸法，则有保健、防病、治病的作用。逢冬春易发流行性感冒时，指导人们居家按压腧穴防病治病，有一定的益气祛邪、提高正气、增强防病健身作用，有助于流行性感冒的防控及治疗。

七、转移兴奋灶围手术期平衡康复针灸法

（一）原理及适应症

上补下泻转移兴奋灶围手术期平衡康复针灸法，有助于患者安全度过围手术期，缩短围手术期过程，加速手术创伤的康复作用，减少疾病的复发。此法，可以广泛应用于临床各科疾病的围手术期，安全效佳。

此法是通过应用针灸的合理良性刺激，激发和调动机体内的物质能量，促进机体在病理状态下的良性转归。如术前施予平衡针灸法以调整患者的身心失衡病理状态（疾病产生身体病理性失衡、术前恐惧产生心理性失衡），术后施予康复针灸法，促进手术创伤修复、抑制炎症、减少渗液，降低粘连及瘢痕形成，避免疾病复发，促进机体迅速康复。此法，适宜围手术期的各种手术疾病。

上补下泻转移兴奋灶围手术期平衡康复针灸法，既继承了传统中医理论又吸收了现代医学理论。此法，是以中医的阴阳平衡学说、心神调控学说和西医的神经调控学说为理论基础，形成的针灸与心理—生理—社会—自然相适应的整体医学调控模式；突出人体自身平衡系统，通过针灸实施，促进病人自身调整而康复。转移兴奋灶围手术期平衡康复针灸法，就是充分利用了人体的这个平衡原理，通过针灸的作用，刺激经络系统以促使患者机体自我平衡，从而达到扶正祛邪之目的。

（二）临床操作

术前，施行平衡针灸法。一是全面评估患者术前的身心状况，给以患者必要的心理咨询；二是针刺或艾灸下部腧穴内关、神门和上部腧穴四神聪，促进心理平衡，可使患者具备耐受手术的良好身心条件，以调整恐惧手术的心理失衡；三是针刺或艾灸下部腧穴足三里、内关和上部患处周围腧穴及风池穴，以提高抗病能力调整因疾病产生的身体病态失衡。如此，改善了患者的身心状态，增强对手术的适应性，使之安全顺利地完成手术。

术后，施行康复针灸法。如针刺或艾灸下部足三里、三阴交等穴（主穴），在人体下方形成转移兴奋灶，缓解病灶的病理态势；然后针灸上部肺俞、脾俞、肾俞、心俞、肝俞，以及病灶周围穴位（应穴）。主穴和应穴，每次各选 2 个，

每次针灸20分钟。可减少术后创面渗出，加速手术创伤修复，避免术后感染，帮助病人尽快地恢复生理功能，防止各种并发症，减少疾病复发，实现身体早日全面康复的目标。

第三节　注意事项

（1）注意针具严格消毒，避免血源传播，防止感染。

（2）针刺治疗前后，应让患者适当休息，防止晕针。

（3）对初次接受针刺治疗的体弱患者，手法宜轻柔。

（4）饥渴、劳倦、恐惧、过饱、醉酒、大怒、贫血、孕期，以及严重心、肝、肾功能损害的患者，不宜采取针灸疗法。

（5）血友病、血小板减少症、血管瘤等有出血倾向疾病的患者，以及晕血者，一般禁用刺营放血法。

（6）采取刺营放血法时，应注意刺入不宜过深，创口不宜过大，以免刺伤大血管及损伤其他组织。放血量，一般为1～3毫升。如出血难止，须采取压迫止血法。

（7）当针刺处有感染时，应及时施予抗感染处理。

（8）倘若发生晕针，必须立即停止针刺及撤针，迅速将患者平卧床上，保持头低足高位，并且指压人中，同时给予饮热茶水；晕针严重者，可用毫针刺人中、内关、合谷等穴，以醒脑开窍促使其苏醒。

（9）拔罐注意勿烫伤皮肤，有皮肤感染、皮肤溃疡者，以及孕妇不适宜此法。

第三章 常用穴位

第一节 头颈部常用穴位及功能

天突：宽胸理气，消痰利咽。主治咽痹（喉痹）、喉瘖、梅核气、咳嗽、胸痛、瘿气、噎膈等。

承浆：活络舒筋，生津敛液。主治口干咽燥、口㖞、唇紧、齿龈肿痛、癫痫等。

印堂：清热散风，镇惊止痛。主治头痛、眩晕、鼻渊、鼻息肉、鼻出血等。

迎香：疏风散热，祛邪通窍。主治头痛、鼻衄、鼻出血、鼻塞、面痒、口㖞等。

鼻通：清热散风，宣通鼻窍。主治头痛、衄衈、鼻塞等。

耳门：散邪开窍，聪耳息鸣。主治聤耳、耳鸣、耳聋、牙痛等。

听宫：散邪活络，聪耳息鸣。主治耳疮、聤耳、耳鸣、耳聋、聋哑、牙痛等。

听会：散邪活络，聪耳息鸣。主治聤耳、耳鸣、耳聋、口眼㖞斜、面痛、牙痛等。

下关：消肿止痛，聪耳通络。主治牙关紧闭、下颌疼痛、口㖞、面痛、齿痛、耳鸣、耳聋等。

丝竹空：疏风清热。主治目眩、眩晕、眼睑𥆧动、齿痛、癫狂痫等。

瞳子髎：疏风清热，降浊去湿，明目止痛。主治目肿、目翳、目痒、口眼㖞斜等。

承泣：疏风活络，清热明目。主治目眩、迎风流泪、眼睑𥆧动、青盲、夜盲、色盲、近视、远视、斜视、口眼歪斜、白内障、青光眼等。

球后：清热，活血，明目。主治视神经炎、视神经萎缩、视网膜色素变性、视网膜动脉或静脉阻塞、中心性视网膜病变、近视、青光眼、早期白内障、玻璃体混浊、内斜视等。

鱼腰：清热通络，明目止痛。主治偏正头痛、眉棱骨痛、目赤肿痛、眼睑眴动、眼睑下垂、目翳、口眼㖞斜等。

上明：活血明目。主治迎风流泪、屈光不正、眼睑眴动、目翳、角膜白斑、目痒、视神经萎缩等。

睛明：清热化浊，养血明目。主治目赤、迎风流泪、翳目、雀目、色盲、胬肉攀睛、近视、结膜炎、泪囊炎、角膜炎、电光性眼炎、视神经炎等。

攒竹：清热解表，明目通络。主治目痒、迎风流泪、眉棱骨痛、眼睑眴动、目眩、目翳、结膜炎等。

四白：疏风活络，清热明目。主治目痒、口眼㖞斜、迎风流泪、眼睑眴动、目翳、目眩、头痛。

阳白：清热解表，活络通经，益气明目。主治目眩、目痛、眼睑眴动、雀目、眼睑下垂、口眼㖞斜。

太阳：清热消肿，止痛舒络。主治头痛、目疾、面瘫等。

风池：平肝熄风，清热解表，清头明目。主治头痛、眩晕、目赤肿痛、鼻渊、鼻衄、耳鸣耳聋、颈项强痛、感冒、痫病、中风、热病、疟疾、瘿气。

翳风：散风活络，聪耳消肿。主治耳鸣、耳聋、口眼㖞斜、牙关紧闭、齿痛、颊肿、瘰疬。

百会：熄风醒脑，升阳固脱。主治头痛、眩晕、中风失语、癫狂、脱肛、泄泻、阴挺、健忘、不寐等。

天牖：清头明目，通经活络，清三焦郁热，祛经络湿邪。主治目痛、目昏、目眩、暴聋、耳鸣、头痛、头晕、头风、面肿、鼻衄、不闻香臭、喉痹、多梦，瘰疬、疟疾，肩背、臂及臑疼痛，项强不能回顾。

瘈脉：清热息风，聪耳开窍，止泻止痛。主治头痛、耳聋、耳鸣、小儿惊痫、呕吐、泄痢。

颅息：通窍聪耳，泄热镇惊，清热散风，开窍镇惊。主治头痛、耳鸣、耳聋、耳痛、耳肿流脓、目视不明、小儿惊痫、小儿惊风、惊厥、瘈疭、呕吐涎沫、喘息、哮喘、胁肋痛不得转侧、抽搐、身热。

角孙：清热消肿，散风止痛。主治齿龈肿痛、耳肿痛、目痛、目翳、颊肿、齿痛、项强、耳部肿痛、目赤肿痛、唇燥、头痛、耳部红肿、腮腺炎、偏头痛、眼疾、目痛、头痛。

耳和髎：清热散风，通窍聪耳，解痉止痛。主治头重、头痛、耳鸣、齿痛、口㖞、牙关拘急、牙关紧闭、瘛疭、头痛颊肿、面瘫、流涕、颔颊肿、颈颔肿痛。

上关：聪耳镇痉，散风活络。主治耳鸣、耳聋、耳痛、聤耳、上齿龋痛、牙关不开、口眼㖞斜、目眩、青盲、偏头痛、口噤、面痛、癫狂、痫证、惊痫。

颔厌：清热散风，通络止痛。主治偏正头痛、耳鸣耳聋、目眩、齿痛、身热、善嚏、瘛疭、惊痫、癫痫、手腕痛、偏头痛、耳鸣、眩晕、口眼㖞斜。

悬颅：通络消肿，清热散风。主治偏正头痛、目外眦痛、目眩、齿痛、鼻流清涕、衄血、面痛、偏头痛、面肿、目赤肿痛。

悬厘：通络解表，清热散风。主治偏正头痛、目外眦痛、耳鸣耳聋、齿痛、面痛、心烦、热病汗不出、癫痫、偏头痛、目赤肿痛。

曲鬓：清热止痛，活络通窍。主治偏头痛、齿痛、颊颔肿痛、目赤肿痛、牙关紧闭、暴喑、偏正头痛、口眼㖞斜、头痛、头痛连齿、口噤不开、颈项强急。

率谷：平肝熄风，镇惊止痛，宁神止吐。主治偏正头痛、眩晕、耳鸣、耳聋、呕吐、小儿急慢惊风、偏头痛、目眩、惊痫、小儿高热惊厥。

天冲：祛风定惊，清热消肿。主治头痛、耳鸣、项强、惊悸、善惊、牙龈肿痛、耳聋、癫痫、瘿气。

浮白：疏肝利胆，散风通经。主治头痛、耳鸣、耳聋、眼目疼痛、齿痛、喉痹、颈项痛肿、咳逆、喘息、胸满、肩臂痛、足缓不收、眩晕、瘿气、中风后遗症。

头窍阴：清胆热，通耳窍，利咽喉。主治头痛、眩晕、目痛、耳鸣、耳聋、喉痹、口干、口苦、头项痛、耳痛、颈项强痛。

完骨：疏风清热，开窍聪耳，通经活络。主治头痛、耳后痛、眩晕、失眠、项强、耳鸣耳聋、目翳、目流冷泪、疟疾、寒热、感冒、惊风瘛疭、五痫、喉痹、颊肿引耳、颈项颔肿等。

本神：泻胆火，清头目，宁神志。主治中风、半身不遂、呕吐涎沫、癫疾、头痛、眩晕、颈项强急、胸胁相引而痛、小儿惊厥、目赤肿痛、目眩、小儿惊风、中风昏迷。

头临泣：聪耳明目，宣通鼻窍，安神定志。主治头痛目眩、目赤肿痛、内障雀目、目翳、流泪、小儿惊痫、鼻塞、鼻渊、小儿惊风、癫痫。

目窗：明目开窍，祛风定惊。主治头痛、头晕、眩晕、面目浮肿、目赤肿痛、目翳、青盲、目眩、鼻塞、上齿龋肿、癫痫、小儿惊痫、感冒。

正营：平肝明目，疏风止痛。主治头痛、眩晕、齿痛、唇吻强急、呕吐、偏头痛、颈项强痛。

承灵：泻胆清热，宣通鼻窍。主治头痛、眩晕、耳鸣、目痛、喘息发热、衄衊、鼻渊、项强、感冒。

脑空：醒脑宁神，散风清热。主治头痛、眩晕、目痛、鼻渊、鼻衄、头面虚肿、耳鸣耳聋、心悸、颈项强痛、癫狂、痫证、惊悸、感冒、哮喘。

廉泉：清热化痰，开窍利喉舌。主治舌下肿痛、舌根急缩、舌纵涎出、舌强、中风失语、舌干口燥、口舌生疮、暴喑、喉痹、声哑、咳嗽、哮喘、消渴、食不下。

上廉泉：位于颌下部，颈前正中线上，甲状软骨直上1寸处，取廉泉穴与下颌骨中点连线的中点，即下颌骨下1寸，舌骨与下颌缘之间凹陷处。清咽利舌，疏风泄热。主治舌强、舌烂、舌痹、流涎、言语不清、哑证、失语、口疮、急喉痹等。

口安1号（谢强经验穴）：位于颌下部，颈前正中线上，上廉泉前上方0.5寸处。清热化痰，生津利咽，开利口舌。主治口疮、口癣、舌肿、舌强、舌萎、重舌、牙宣、牙疳、唇风、痰包、咽痹、鼾症、失语，流涎，言语不清。

口安2号（谢强经验穴）：位于颌下部，口安1号向颈侧旁开0.5寸处。清热化痰，消肿利口。主治口疮、口癣、舌肿、舌萎、唇风、痰包、重舌、牙宣、牙疳、牙痛、咽痹、鼾症、流涎，言语不清。

口安3号（谢强经验穴）：位于颌下部，口安2号向颈侧旁开0.5寸处。清热化痰，消肿利咽。主治口疮、口癣、唇风、痰包、重舌、牙宣、牙疳、牙痛、舌萎、咽痹、乳蛾、鼾症。

咽安1号（又名咽安，谢强经验穴）：位于颌下部颈侧下颌角正下方。疏风清热，消肿止痛，利咽消蛾。主治乳蛾、咽痹、鼾症、痄腮、口疮、牙痛、瘰疬。

咽安 2 号（谢强经验穴）：位于颈侧下颌角下方，距咽安 1 号向颈正中线旁开 0.5 寸处。泻火解毒，消肿除痹，利咽消蛾。主治咽痹、乳蛾、鼾症、瘰疬、口疮。

咽安 3 号（谢强经验穴）：位于颈侧下颌角下方，距咽安 2 号向颈正中线旁开 0.5 寸处，距口安 3 号 0.5 寸处。清热消肿，利咽消蛾。主治咽痹、乳蛾、鼾症、瘰疬、口疮。

喉安 1 号（谢强经验穴）：位于颈前正中线上，甲状软骨直上 0.5 寸处，即廉泉下方 0.5 寸处。清热化痰，利咽止咳，利喉开音。主治喉痛、喉痹、咳嗽。

喉安 2 号（谢强经验穴）：位于颈前正中线上，甲状软骨上缘，即喉安 1 号下方 0.5 寸处。清热化痰，消肿止咳，开利咽喉。主治喉痛、喉痹、咳嗽、咳喘。

喉安 3 号：位于颈前正中线上，甲状软骨中部，喉安 2 号下方 0.5 寸处。清热化痰，消肿散结，止咳开音。主治喉痛、喉痹、咳喘、胸闷。

开音 1 号（谢强经验穴）：位于颈正中线甲状软骨上缘向外旁开 1 寸处，距人迎穴 0.5 寸，即紧贴甲状软骨上缘外侧处。泻热消肿，利喉开音。主治喉痛、声嘶、咳嗽。

开音 2 号（谢强经验穴）：位于颈正中线甲状软骨下缘向外旁开 1 寸处，距水突穴 0.5 寸，即紧贴甲状软骨下缘外侧处。益气壮肌，利喉开音。主治语音低弱、失声、气喘。

开音 3 号（谢强经验穴）：位于开音 2 号下 1 寸，颈正中线第二环状软骨下缘向外旁开 1 寸处。益气散瘀，通络开音。主治语音低弱、咳嗽、失声、咳喘。

第二节 胸腹部常用穴位及功能

膻中：理气止痛，生津增液。主治咳嗽、气喘、胸痛、心悸、乳少、呕吐、噎膈。

期门：疏肝健脾，和胃降逆。主治胸胁胀痛、腹胀、呕吐、乳痈。

中脘：和胃健脾，降逆利水。主治胃痛、呕吐、吞酸、呃逆、腹胀、泄泻、黄疸、癫狂。

梁门：和胃降逆，消积化滞。主治胃痛、呕吐、腹胀、食欲欠佳、大便溏薄。

神阙：温阳救逆，利水固脱。主治腹痛、泄泻、脱肛、水肿、虚脱。

天枢：调理肠腑，升降气机。主治腹痛、腹胀、肠鸣泄泻、便秘、肠痈、热病、疝气、水肿、月经不调。

气海：益气助阳，调经固精。主治腹痛、泄泻、便秘、遗尿、疝气、遗精、阳痿、月经不调、经闭、崩漏、虚脱、形体羸瘦。

关元：培补元气，导赤通淋。主治遗尿、小便频数、尿闭、泄泻、腹痛、遗精、阳痿、疝气、月经不调、带下、不孕、中风脱证、虚痨羸瘦。

中府：止咳平喘，清泻肺热，健脾补气。主治咳嗽、气喘、少气不得息、胸中胀闷、胸中烦热、鼻流浊涕、喉痹、胸痛、咳吐脓血、呕吐、嗳气吞酸、不下食、腹胀、肩背痛、瘿瘤、汗出、奔豚上下腹中与腰相引痛。

云门：清肺热，除烦满，利关节。主治咳嗽、气喘、支气管哮喘、胸中烦闷、胸痛、胸胁彻背痛、肩臂疼痛不举、肩关节内侧痛、喉痹、瘿气、暴心腹痛、引缺盆中痛、胁痛引背、四肢逆冷、伤寒四肢热不已、脉代不至。

不容：调中和胃，理气止痛。主治胃痛、腹胀、食欲欠佳、脘腹胀满、呕吐、嗳酸、不嗜食、口干、肠鸣、腹痛、胸背胁痛、咳嗽、胁下痛、痃癖、胃胀腹满、呕吐不食、不能纳受水谷、纳呆、噫酸、痞癖、心痛、气喘、哮喘等。

承满：理气和胃，降逆止呕。主治胃痛、呕吐、腹胀、肠鸣、食欲欠佳、饮食不下、肠鸣腹痛、下利、咳喘气逆、胁下坚痛、纳呆、吞酸、泄泻、吐血、痰饮、身肿、痢疾等。

关门：调理肠胃，利水消肿。主治腹痛、腹胀、肠鸣、泄泻、食欲欠佳、水肿、脘腹胀满、绕脐急痛、身肿、泄痢、遗溺、便秘、痰饮、纳呆、胃痛、呕吐、遗尿、腹水。

太乙：涤痰开窍，镇惊安神。主治腹痛、腹胀、心烦、癫狂、呕吐呃逆、胃脘疼痛、食欲欠佳、腹胀肠鸣、肠疝、脚气、遗尿、肠鸣、泄泻、心烦不宁、吐舌、癔症、癫痫。

滑肉门：和胃调中，宁神定志。主治癫狂、呕吐、腹胀、腹泻、肠鸣、腹痛、腹水、泄泻、胃痛、呃逆、吐血、癔症、痫证、心烦、吐舌、月经不调。

外陵：和胃化湿，理气止痛。主治腹痛、疝气、痛经、泄泻、痢疾、腹胀、肠鸣。

大巨：调肠胃，固肾气。腹部手术针麻常用穴之一。主治小腹胀满、小便不利、遗精、早泄、阳痿、疝气、便秘、四肢不用、惊悸不寐、腹痛、腹泻。

归来：活血化瘀，调经止痛。主治少腹疼痛、痛经、阴中寒、不孕、月经不调、闭经、崩漏、带下、阴挺、阴茎中痛、小便不利、腹痛、遗精、阳痿、奔豚、腹股沟斜疝、小儿腹股沟疝等。

气冲：舒宗筋，理厥气，调膀胱、和营血。主治少腹痛、疝气、腹股沟疼痛、偏坠、睾丸肿痛、遗精、阳痿、小腹满痛、阴肿、奔豚、阴茎肿痛、淋沥、癃闭、月经不调、带下、难产、崩漏、经闭、不孕、胞衣不下、痛经等。

冲门：健脾化湿，理气解痉。主治腹痛、疝气、痔疾、崩漏、带下、月经不调、难产、产后血崩、胎气上冲、子痫、癃闭、少腹疼痛、霍乱、泄痢、腹部痞块、小便淋沥、尿闭、小便不利、乳少等。

府舍：健脾理气，散结止痛。主治腹痛、疝气、结聚、积聚、霍乱、髀中急痛、厥逆、便秘、痞块、腹胀、霍乱吐泻、月经不调等。

腹结：健脾温中，宣通降逆。主治腹痛、腹泻、大便秘结、绕脐疼痛、便秘、疝痛、泄泻、痢疾、疝气等。

大横：温中散寒，调理肠胃。主治腹痛、腹胀、泄泻、便秘、四肢无力、惊悸怔忡、痢疾、久痢、四肢痉挛等。

腹哀：理脾胃，通肠腑。主治腹痛、泄泻、痢疾、便秘、饮食不化、大便脓血、绕脐痛等。

第三节　腰背部常用穴位及功能

大椎：清热解表，截疟止痛。主治热病、疟疾、咳嗽、气喘、骨蒸盗汗、癫狂、头痛项强、肩背痛、腰脊强痛、风疹。

肺俞：调补肺气，补虚清热，宣肺化痰，止咳平喘。主治咳嗽、气喘、胸满、骨蒸潮热、盗汗。

心俞：通心脉，宁心神，调气血。主治心痛、惊悸、失眠、健忘、癫狂、痫证、盗汗、梦遗、咳嗽、吐血。

脾俞：健脾，和胃，化湿。主治腹胀、泄泻、呕吐、胃痛、消化不良、水肿、背痛、黄疸。

胃俞：理中，和胃，降逆。主治胃脘痛、腹胀、呕吐、完谷不化、肠鸣、胸胁痛。

肝俞：疏肝，利胆，明目，镇静，和血。主治黄疸、胁痛、吐血、目赤、目视不明、眩晕、夜盲、癫狂、痫证、背痛。

肾俞：补肾益气，通阳利水。主治遗精、阳痿、早泄、不孕、不育、遗尿、月经不调、白带、腰背酸痛、头昏、耳鸣、耳聋、小便不利、水肿、咳喘少气。

命门：温补肾阳，舒筋镇痉。主治遗精、阳痿、带下、遗尿、尿频、月经不调、泄泻、腰脊强痛、手足逆冷。

腰阳关：祛寒除湿，舒筋活络。主治月经不调、遗精、阳痿、腰骶痛、下肢痿痹。

膈俞：活血化瘀，宽胸利膈。主治心痛、心悸、胸痛、胸闷、吐血、衄血、呕血、便血、呕吐、呃逆、腹痛积聚、饮食不下、噎膈、黄疸、朝食暮吐、嗜卧怠惰、肩背疼痛、骨蒸潮热、咳逆气喘、自汗盗汗、痰饮、疟疾、癫狂等。

胆俞：疏肝利胆，清热化湿。主治胸胁疼痛、脘腹胀满、饮食不下、呕吐胆汁、口苦舌干、咽痛、目黄、翻胃、噎膈、黄疸、头痛振寒、骨蒸潮热、虚劳失精、诸血症等。

三焦俞：调三焦，利水湿。主治呕吐、呃逆、饮食不化、胸腹胀满、肠鸣泄泻、黄疸水肿、食少身瘦、头痛目眩、腰脊强痛、小便不利、遗尿等。

气海俞：益肾壮阳，调经止痛。主治腹胀、肠鸣、痔疾、痛经、腰痛、下肢瘫痪等。

关元俞：理下焦，化积滞，健腰膝。腹胀肠鸣、泄泻痢疾、腰痛、遗尿、尿闭、疝气、消渴、妇人瘕聚等。

天宗：行气宽胸，舒筋活络。主治肩胛疼痛、肘臂外后侧痛、乳痈、胸胁支满、咳嗽、肋间神经痛、乳腺炎、落枕、肩周炎、肘外廉后侧痛、颊颌肿痛、咳逆抱心、气喘、哮喘等。

秉风：散风活络，止咳化痰。主治肩臂疼痛、上肢酸麻、落枕、项强不得回顾、肩周炎、肩胛痛、上肢麻痹、肩痛不举、咳嗽顽痰等。

曲垣：舒筋活络，疏风止痛。主治肩胛部疼痛、拘挛、肩背疼痛、颈项强急、肩胛痛、肩周炎、偏瘫、肩胛拘急痛闷、肩关节周围软组织疾病、呼吸困难等。

肩外俞：祛风湿，疏经络。主治肩背酸痛、颈项强急、肩胛神经痛、落枕、肘臂冷痛、肩胛及上肢冷痛、颈椎病、肩胛区神经痛、痉挛、麻痹、神经衰弱、低血压等。

肩中俞：清上焦，宣肺气，疏经络。主治肩背疼痛、咳嗽、哮喘、气喘、唾血、喘息、肩胛神经痛、瘰疬、项强、目视不明、落枕、吐血等。

第四节　上肢部常用穴位及功能

三商（少商、中商、老商之合称）：为经外奇穴，分别位于拇指背侧指甲根部桡侧、正中、尺侧，距指甲根角 0.1 寸。清热泄毒，开窍苏厥。主治高热、乳蛾、咽痹、喉风、咽喉肿痛、口烂、痄腮、感冒、昏迷急救等。

鱼际：清热润肺，利咽通络。主治咳嗽、咯血、发热、咽喉肿痛、失音、乳痈、掌中热、小儿疳积。

太渊：宣肺平喘止咳，通脉理血。主治咳嗽、气喘、咳血、胸痛、咽喉肿痛、无脉症证、手腕痛。

经渠：宣肺平喘。主治咳嗽、气喘、胸痛、咽喉肿痛、手腕痛。

尺泽：清肺泻热，顺气调中。主治咽痹、咳嗽、咳血、鼻出血等。

列缺：宣肺散邪，理气活络。主治头痛、咽痹、咳嗽、气喘、齿痛、项强等。

商阳：清热消肿，开窍醒神。主治咽喉肿痛、耳鸣耳聋、中风昏迷、热病无汗、下齿痛、青盲。

二间：清热祛风，消肿止痛。主治齿痛、咽喉肿痛、口眼㖞斜、目痛、热病。

三间：泻热消肿，行气止泻。主治咽喉肿痛、齿痛、身热、腹胀肠鸣。

阳溪：清热散风，明目利咽。主治头痛、耳鸣耳聋、咽喉肿痛、腕臂痛、齿痛。

曲池：清热解表，调和营血，降逆活络。主治咽痹、乳蛾、牙痛、目赤等。

中冲：开窍，清心，泻热。主治心痛、昏迷、舌强肿痛、热病、小儿夜啼、中暑、昏厥。

劳宫：清心泻热，醒神开窍，消肿止痒。主治心痛、呕吐、癫狂痫、口疮、口臭。

大陵：宁心安神，宽胸和胃。主治心痛、心悸、胃痛、呕吐、癫狂、疮疡、胸胁痛、桡腕关节疼痛。

间使：宽胸解郁，宁心，和胃祛痰。主治心痛、心悸、胃痛、呕血、热病、疟疾、癫狂痫、臂痛。

曲泽：宁心清热，和中降逆。主治心痛、心悸、胃痛、呕吐、泻热、热病、肘臂挛痛。

少冲：开窍，泻热，醒神。主治心悸、心痛、癫狂、热病、中风昏迷、臂内后廉痛。

少府：清心泻热，行气活血。主治心悸、胸痛、小便不利、遗尿、阴痒、阴痛、手小指拘急、掌中热、善惊。

神门：宁心安神，清心调气。主治心痛、心烦、健忘失眠、惊悸怔忡、痴呆、癫狂、痫证、目黄胁痛、掌中热、呕血、头痛、眩晕、失音。

灵道：理气，宁心安神。主治心痛、心悸怔忡、暴喑、舌强不语、头晕目眩、肘臂挛痛。

少海：宁心安神，舒筋活络。主治心痛、臂麻酸痛、手颤、健忘、暴喑、肘臂伸屈不利、瘰疬、腋胁痛。

少泽：清热利窍，利咽通乳。主治头痛、目翳、咽喉肿痛、乳痈、乳汁少、昏迷、热病、耳鸣、耳聋、肩臂外后侧疼痛。

前谷：疏肝清心，明目聪耳。主治热病汗不出、疟疾、癫狂、痫证、耳鸣、头痛、目痛、咽喉肿痛、乳少。

后溪：清热解郁，清热截虐，散风舒筋。主治头项强痛、耳聋、热病、疟疾、癫狂、痫证、盗汗、目眩、目赤、咽喉肿痛。

阳谷：清心宁神，明目聪耳。主治头痛、目眩、耳鸣、耳聋、热病、癫狂痫、腕痛。

小海：清热祛风，疏肝安神。主治肘臂疼痛、癫痫、耳鸣、耳聋。

关冲：清心开窍，泻热解表。主治头痛、目赤、耳聋、喉痹、热病、昏厥。

液门：清头聪耳，和解表里。主治头痛、目赤、耳聋、耳鸣、喉痹、疟疾、手臂痛。

中渚：疏泄三焦，清利头目。主治热病、头痛、耳鸣、耳聋、咽痹等。

支沟：聪耳利胁，降逆润肠。主治耳鸣、耳聋、暴喑、瘰疬、胁肋痛、便秘、热病。

天井：聪耳宁神，理气消痰。主治偏头痛、耳聋、瘰疬、胸胁痛、癫痫。

合谷：疏风清热，通经泻火，镇痛安神。主治发热、头痛、耳聋、目赤、鼻出血、牙痛、口眼歪斜等。

外关：顺气通经，疏风清热。主治热病、头痛、耳鸣、耳聋、目肿、颊痛等。

第五节　下肢部常用穴位及功能

厉兑：清化湿热，调胃安神，苏厥醒神。主治面肿、齿痛、口㖞、鼻衄、胸腹胀满、热病、多梦、癫狂。

内庭：清泻胃火，和中止痛。主治牙痛、咽喉肿痛、口㖞、鼻出血、热病等。

陷谷：调和肠胃，健脾利水。主治面目浮肿、肠鸣腹泻、足背肿痛、热病、目赤肿痛。

解溪：清胃降逆，镇惊宁神。主治头痛、眩晕、癫狂腹胀、便秘、下肢痿痹、目赤、胃热、谵语。

足三里：和胃健脾，通腑化痰，升降气机。主治胃痛、呕吐、腹胀、肠鸣、消化不良、下肢痿痹、泄泻、痢疾、便秘、疝疾、癫狂、中风、脚气、水肿、下肢不遂、心悸、气短、虚劳羸瘦。

隐白：健脾宁神，调经统血。主治腹胀、便血、尿血、崩漏、月经过多、癫狂、多梦、惊风、昏厥、胸痛。

大都：健脾利湿，和胃宁神。主治腹胀、胃痛、消化不良、泄泻、便秘、热病无汗、体重肢肿、心痛、心烦。

太白：健脾化湿，理气和胃。主治胃痛、腹胀、腹痛、肠鸣、呕吐、泄泻、痢疾、便秘、痔疾、脚气、体重节痛。

商丘：健脾化湿，肃降肺气。主治腹胀、肠鸣、泄泻、便秘、食不化、黄疸、怠惰嗜卧、癫狂、小儿癫痫、咳嗽、足踝痛、痔疾。

阴陵泉：健脾渗湿，益肾固精。主治腹胀、水肿、小便不利或失禁、阴茎痛、妇人阴痛、遗精、膝痛、黄疸。

至阴：通窍活络，舒筋转胎。主治头痛、鼻塞、鼻衄、胞衣不下、胎位不正、难产。

足通谷：祛风清热，宁神通络。主治头痛、项强、目眩、鼻衄、癫狂。

束骨：祛风清热，宁心通络。主治头痛、项强、目眩癫狂、腰背痛、下肢后侧痛。

昆仑：清热镇痉，通络催产。主治头痛、项强、目眩、鼻衄、疟疾、肩背拘急、腰痛、脚跟痛、小儿痫证、难产。

委中：理血泻热，舒筋活络。主治腰痛、下肢痹痛、中风昏迷、半身不遂、腹痛、呕吐、腹泻、小便不利、遗尿、丹毒。

足窍阴：平肝熄风，聪耳明目。主治头痛、目赤肿痛、耳聋、咽喉肿痛、热病、失眠、胁痛、咳逆、月经不调。

侠溪：平肝熄风，疏肝宁心。主治头痛、目眩、耳鸣、耳聋、目赤肿痛、热病、胁肋疼痛、乳痈等。

足临泣：平肝熄风，化痰消肿。主治目赤肿痛、胁肋疼痛、月经不调、遗溺、乳痈、瘰疬、疟疾、足跗疼痛。

阳辅：祛风清热，疏通经络。主治偏头痛、目外眦痛、咽喉肿痛、瘰疬、胸胁胀痛、脚气、下肢痿痹、半身不遂等。

阳陵泉：疏肝利胆，舒筋活络。主治胁痛、口苦、呕吐、半身不遂、下肢痿痹、脚气、黄疸、小儿惊风。

涌泉：益肾调便，平肝熄风。主治头痛、头晕、小便不利、便秘、小儿惊风、足心热、癫证、昏厥。

然谷：益肾固泄，导赤清心。主治月经不调、带下、遗精、小便不利、泄泻、胸胁胀痛、咳血、小儿脐风、口噤不开、黄疸、下肢痿痹、足跗痛。

太溪：清热滋肾，生津降火。主治头痛、耳聋、耳鸣、目眩、咽喉肿痛、牙痛等。

复溜：补肾益阴，通调水道。主治泄泻、肠鸣、水肿、腹胀、腿肿、足痿、盗汗、身热无汗、腰脊强痛。

阴谷：益肾兴阳，调理月经。主治阳痿、疝气、月经不调、崩漏、小便难、阴中痛、癫狂、膝股内侧痛。

大敦：调理肝气，镇痉宁神。主治疝气、遗尿、月经不调、经闭、崩漏、阴挺、癫痫等。

行间：平肝熄风，宁心安神。主治头痛、目眩、目赤肿痛、青盲、口㖞、胁痛、疝气、小便不利、崩漏、癫痫、月经不调、痛经、带下、中风。

太冲：平肝熄风，健脾化湿。主治头痛、眩晕、目赤肿痛、口㖞、胁痛、遗尿、疝气、崩漏、月经不调、癫痫、呃逆、小儿惊风、下肢痿痹。

中封：疏肝健脾，理气消疝。主治疝气、遗精、小便不利、腹痛、内踝肿痛等。

曲泉：疏肝解郁，通调前阴。主治腹痛、小便不利、遗精、阴痒、膝痛、月经不调、痛经、带下。

三阴交：健脾化湿，肃降肺气。主治肠鸣、泄泻、腹胀、食不化、月经不调、崩漏、赤白带下、恶露不尽、遗精、阳痿、疝气、水肿、小便不利、遗尿、足痿痹痛、脚气、湿疹、不孕。

照海：清热宁神，滋阴通便。主治咽干、咽痛、目干、目赤等。

承山：舒筋活络，理气消痔。主治腰背痛、小腿转筋，痔疾、便秘、腹痛、疝气。

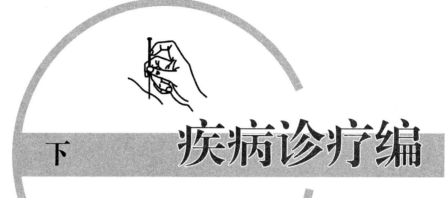

下　疾病诊疗编

第一章　头面躯体痛症的临床运用

第一节　头痛

【概述】

头痛是临床常见的症状，通常将局限于头颅上半部，包括眉弓、耳轮上缘和枕外隆突连线以上部位的疼痛统称头痛。发病年龄常见于青年、中年和老年。头痛病因繁多，西医学的神经痛、颅内感染、颅内占位病变、脑血管疾病、颅外头面部疾病，以及全身疾病如急性感染、中毒等引起的头痛，可参考本病辨证施治。

【辨证】

1. 外感头痛

主症：发病较急，头痛连及项背，痛无休止，外感表证明显。

兼症：兼见恶风畏寒，口不渴，苔薄白，脉浮紧，为风寒头痛；头痛而胀，发热，口渴欲饮，小便黄，苔黄，脉浮数，为风热头痛；头痛如裹，肢体困重，苔白腻，脉濡，为风湿头痛。

2. 内伤头痛

主症：发病较缓，多伴头晕，痛势绵绵，时止时休，遇劳或情志刺激而发作、加重。

兼症：兼见头胀痛，目眩，心烦易怒，面赤口苦，舌红，苔黄，脉弦数，为肝阳上亢；头痛昏蒙，脘腹痞满，呕吐痰涎，苔白腻，脉滑，为痰浊上扰；头部空痛兼头晕，神疲无力，面色不华，劳则加重，舌淡，脉细弱，为气血亏虚；头痛迁延日久，或头部有外伤史，痛处固定不移，痛如锥刺，舌暗，脉细涩，为瘀阻脑络。

【治疗】

1. 外感头痛

（1）风寒头痛：疏风散寒，舒利清窍。主穴可选用列缺、合谷、三阳络；应穴可选用风池、风府、头维。

（2）风热头痛：疏风散热，舒利清窍。主穴可选用列缺、合谷、曲池；应穴可选用风池、通天、百会。

2. 内伤头痛

（1）肝阳上亢：平肝息风，舒利清窍。主穴可选用行间、太冲、列缺；应穴可选用悬颅、颔厌、百会。

（2）痰浊上扰：化痰降浊，舒利清窍。主穴可选用丰隆、合谷、列缺；应穴可选用中脘、印堂、百会。

（3）气血亏虚：益气养血，舒利清窍。主穴可选用足三里、血海、列缺；应穴可选用风池、上星、百会。

（4）瘀阻脑络：活血化瘀，舒利清窍。主穴可选用合谷、血海、列缺；应穴可选用阿是穴、风池、百会。

【操作步骤】

采取上补下泻转移兴奋灶运动针刺法，每次主穴、应穴各选1～2穴。实证，先针刺主穴，强刺激，泻法；再针刺应穴，较弱刺激，平补平泻。留针20分钟，主穴中途行针2次。隔日1次。虚证，先针刺主穴，较强刺激，平补平泻；再针刺应穴，弱刺激，补法。留针20分钟，主穴中途行针1次。留针期间，嘱咐患者做咀嚼运动。隔日1次。寒证，主穴可针上加灸；病灶周围应穴可配合悬灸或不针只灸，或病灶局部加热敏灸（在疼痛部位探查热敏腧穴施以热敏灸）。

【注意事项】

（1）针灸治疗头痛疗效很好，对于多次治疗无效或逐渐加重者，要查明原因，尤其要排除颅内占位性病变。

（2）头痛患者治疗期间，应禁烟酒，适当参加体育锻炼，避免过劳和精神刺激，注意休息。

【先贤上病下取用穴经验】

《素问·刺腰痛》：腰痛侠脊而痛至头，几几然，目晄晄欲僵仆，刺足太阳郄中出血。

《灵枢·经脉》：飞扬……实则鼽窒头背痛。

《脉经·卷二·第一》：苦吞酸头痛，胃中有冷，刺足太阴经，治阴，在足大趾本节后一寸。

《针灸甲乙经·卷七·第一下》：头痛，龋齿，合谷主之。

《针灸甲乙经·卷七·第一下》：身热如火，头痛如破，短气胸痛，大陵主之。

《针灸甲乙经·卷七·第一下》：寒热汗不出，头痛……少泽主之。

《针灸甲乙经·卷七·第一下》：风眩头痛，小海主之。

《针灸甲乙经·卷七·第一下》：厥头痛，面浮肿，烦心……丰隆主之。

《针灸甲乙经·卷七·第一下》：阳厥凄凄而寒，少腹坚，头痛……三里主之。

《针灸甲乙经·卷七·第一下》：暴病头痛，身热痛……束骨主之。

《针灸甲乙经·卷九·第一》：厥头痛，面肿起，商丘主之。

《针灸甲乙经·卷九·第十一》：风头痛，涕出……腕骨主之。

《千金要方·卷十一·第一》：光明……病则胸中有热，心胁头颔痛。

《千金要方·卷三十·第五》：鱼际，主头痛不堪。

《千金翼方·卷二十七·第一》：烦热头痛，针虎口入三分。

《太平圣惠方·卷一百》：中冲……头痛如破。

《铜人腧穴针灸图经·卷五·手少阴》：少海……治齿寒脑风头痛。

《铜人腧穴针灸图经·卷五·足太阳》：昆仑……踝如裂，头痛，肩背拘急。

《琼瑶神书·卷三·六十四》：后溪……头疼项强并冷汗。

《琼瑶神书·卷三·六十四》：申脉……伤寒头痛目如盲。

《西方子明堂灸经·卷七·手阳明》：曲池……头痛。

《素问病机气宜保命集·卷下·第三十二》：头痛不可忍，针足厥阴、太阳经原穴。

《针灸四书·针经指南·标幽赋》：头风头痛，刺申脉与金门。

《针灸四书·针经指南·流注八穴》：后溪……头风痛。

《扁鹊神应针灸玉龙经·玉龙歌》：少海……头疼，项急。

《神应经·疟疾部》：疟……头痛：腕骨。

《针灸大全·卷一·马丹阳天星十二穴歌》：昆仑……头疼脊背急。

《针灸大全·卷一·长桑君歌》：牙疼头痛兼喉痹，先刺二间后三里。

《针灸大全·卷一·长桑君歌》：列缺头疼及偏正，重泻太渊无不应。

《针灸聚英·卷一上·足太阳膀胱经》：京骨……头痛如破，腰痛不可屈伸。

《针灸聚英·卷二·杂病》：头痛，脉浮，刺腕骨、京骨；脉长：合谷、冲阳；脉弦，阳池、风府、风池。

《医学入门·卷一·针灸·杂病穴法》：一切风寒暑湿邪，头疼发热外关起。

《针灸大成·卷五·八脉图并治症穴》：头痛难低：申脉、金门、承浆。

《身经通考·卷一·十三》：如头痛，灸腕骨、风池。

《医宗金鉴·刺灸心法要诀·手部主病针灸要穴歌》：阳溪……头痛牙痛咽喉痛。

《针灸内篇·手少阳三焦经》：关冲……治头疼，膊痛难举。

《针灸秘授全书·头风眼花》：若头痛，加泻申脉、列缺。

第二节　面痛（三叉神经痛）

【概述】

面痛又称面风痛、面颊痛，是以眼、面颊部出现放射性、烧灼样抽掣疼痛为主要临床特征的疾病。西医学的三叉神经痛可参考本病辨证施治。三叉神经分眼支（第 1 支）、上颌支（第 2 支）和下颌支（第 3 支），第 2 支、第 3 支同时发病者多见。该病多发生于中老年人，女略多于男，右侧多于左侧，发病率可随年龄增大而增长。

【辨证】

风邪袭面，筋脉不畅。

主症：面部疼痛突然发作，呈闪电样、刀割样、针刺样、电灼样剧烈疼痛，痛时面部肌肉抽搐，苔薄，脉浮或弦紧。

兼症：可伴有面部潮红、流泪、流涎、流涕等，常因说话、吞咽、刷牙、洗脸、冷刺激、情绪变化等诱发。持续数秒到数分钟。发作次数不定，间歇期无症状。

【治疗】

疏风散邪，通络止痛。主穴可选用合谷、内庭、陷谷、太冲，应穴可选用阳白、四白、颧髎、迎香、下关、地仓、翳风。

【操作步骤】

采取上补下泻转移兴奋灶运动针刺法，先选择1～3个主穴，强刺激，泻法；再选择1～3个应穴，较弱刺激，平补平泻。留针20分钟，主穴中途行针2次，并且嘱咐患者做咀嚼运动。隔日1次。寒证，主穴可针上加灸；病灶周围应穴可配合悬灸或不针只灸，或病灶局部加热敏灸（在疼痛部位探查热敏腧穴施以热敏灸）。

【注意事项】

（1）面痛是一种顽固难治病证，针刺治疗有一定的止痛效果。针刺对原发性三叉神经痛有很好的治疗作用，对继发性三叉神经痛要查明原因，针对病因治疗。

（2）治疗期间，忌食生冷辛辣刺激性食物，避免情绪过激、精神紧张。

（3）发作期，局部痛甚者，可用火针速刺。

【先贤上病下取用穴经验】

《针灸甲乙经·卷十·阳受病发风第二下》：面目赤，口痛啮舌，解溪主之。

《针灸甲乙经·卷十二·第五》：两颔颅痛，中渚主之。

《千金要方·卷二十六针灸上·头面第一》：中渚，主颞颥痛，颔颅热痛，面赤。

《千金要方·卷二十六针灸上·头面第一》：少商，主耳前痛。

《外台秘要·卷三十九·第十一》：付阳……眩，颐痛。

《针经指南·流注八穴》：（足）临泣……颊腮痛。

《扁鹊神应针灸玉龙经·玉龙歌》：头面纵有诸般疾，一针合谷效通神。

《针经摘英集·治病直刺诀》：治眉攒内疼痛不可忍者，刺足阳明经解溪二穴。

《针灸大全·卷四·八法主治病症》：头目昏沉，太阳痛：合谷二穴、太阳紫脉、头维二穴。

《针灸大全·卷四·八法主治病症》：下片牙疼及颊项红肿痛：阳溪二穴、承浆一穴、颊车二穴、太溪二穴。

《医学入门·卷一·针灸·杂病穴法》：头面耳目口鼻（咽牙）病，曲池合谷为之主。

《针灸大成·卷五·十二经治症主客原络》：面痛……合谷、列缺。

《针灸集成》：牙颊痛……合谷、下三里、神门、列缺、龙玄三壮，在手侧腕上交叉脉，吕细二七壮，在足内踝尖。

第三节　落枕

【概述】

落枕又称"失枕""失颈"，是以颈项突然发生疼痛、活动受限为主要临床特征的疾病。其发生常与睡眠姿势不正、枕头高低不适、颈部负重过度、寒邪侵袭等因素有关。西医学认为本病是各种原因导致的颈部肌肉痉挛。大多表现为单侧，男性略多于女性。

【辨证】

风邪侵袭，筋脉不畅。

主症：颈部疼痛及活动受限，轻者为针刺痛，重者如刀割样或撕裂样疼痛。疼痛主要在颈部，也可放射至头部、背部和上肢部。任何活动均可加重疼痛，以至转头时两肩亦随之转动。皮肤无任何损伤。检查可在斜方肌等受损肌肉处有明显压痛，范围广泛，有时压痛部位可多个，局部轻度肿胀，患者的头常偏于一侧。苔白，脉浮或弦紧。

兼症：可伴有头痛、怕冷等症状。

【治疗】

疏风散邪，通络止痛。主穴选用列缺、外劳宫、后溪、外关、绝骨，应穴可选用天柱、风池、风府、颈夹脊穴、阿是穴。

【操作步骤】

采取上补下泻转移兴奋灶运动针刺法，每次主穴、应穴各选1～2穴。先针刺主穴，强刺激，泻法，持续捻转行针，同时嘱患者慢慢活动颈项；再针刺应穴，较弱刺激，平补平泻。留针20分钟，主穴中途行针2次。隔日1次。寒证，主穴可针上加灸；病灶周围应穴可配合悬灸或不针只灸，或病灶局部加热敏灸（在疼痛部位探查热敏腧穴施以热敏灸）。若由颈项部过度扭转所致，可在痛点处施针后，再施刺络拔罐法。

【注意事项】

（1）针灸治疗本病疗效显著，常可立即取效，针后可配合推拿和热敷。

（2）睡眠时应注意枕头的高低要适度，避免风寒。反复出现落枕时，应考虑颈椎病。

【先贤上病下取用穴经验】

《素问·缪刺论》：邪客于足太阳之络，令人头项肩痛，刺足小趾爪甲上，与肉交者……不已，刺外踝下三痏，左取右，右取左。

《针灸甲乙经·卷七·第一下》：项痛不可顾，少泽主之。

《针灸甲乙经·卷七·第五》：项急不可以左右顾及俯仰……阳谷主之。

《针灸甲乙经·卷七·第五》：项痛……至阴主之。

《针灸甲乙经·卷七·第五》：颈项强……京骨主之。

《针灸甲乙经·卷十·第二下》：颈项痛……飞扬主之。

《针灸甲乙经·卷十·第二下》：肩臂颈痛，项急……腕骨主之。

《针灸甲乙经·卷十·第五》：颈项肩背痛……天井主之。

《针灸甲乙经·卷十·第五》：头项痛……前谷主之。

《千金要方·卷三十·第一》：少泽、前谷、后溪、阳谷、完骨、昆仑、小海、攒竹。主项强急痛，不可以顾。

《千金要方·卷三十·第一》：飞扬、涌泉、颔厌、后顶，主颈项疼，历节汗出。

《外台秘要·卷三十九·第十二》：中渚……项痛。

《琼瑶神书·卷一·二百七十四》：颈项之疾手后溪。

《西方子明堂灸经·卷六·手太阳》：前谷……颈项痛。

《子午流注针经·卷下·足太阳》：少海……头项痛时涕与笑，用针一刺管惊人。

《针经指南·流注八穴》：外关……头项痛。

《扁鹊神应针灸玉龙经·六十六穴治证》：蠡沟……项急。

《扁鹊神应针灸玉龙经·六十六穴治证》：（足）窍阴……头昏项疼。

《扁鹊神应针灸玉龙经·六十六穴治证》：丘墟……头项强。

《扁鹊神应针灸玉龙经·六十六穴治证》：束骨……项急。

《扁鹊神应针灸玉龙经·六十六穴治证》：京骨……头项腰胯筋挛骨瘘诸疾。

《扁鹊神应针灸玉龙经·六十六穴治证》：飞扬……颈项强痛。

《扁鹊神应针灸玉龙经·针灸歌》：项强天井及天柱。

《针灸大全·卷一·四总歌》：头项寻列缺。

《针灸聚英·卷一下·手少阳》：角孙……头项强。

《针灸聚英·卷四上·天元太乙歌》：项强肿痛屈难伸……宜向束骨三里寻。

《医学入门·卷一·针灸·杂病穴法》：项连肘痛针少海。

《医学纲目·卷二十七·肩背痛》：肩背颈项腋前痛，与胸相引者：涌泉（一分，见血，妙）、前腋。

《针灸大成·卷五·十二经治症主客原络》：颈项强疼难转侧……腕骨、通里。

《针灸大成·卷五·十二经治症主客原络》：项腰足腿痛难行……京骨、大钟。

《类经图翼·卷八·足少阳》：阳辅……头项痛。

《针灸内篇·手太阳小肠经络》：支正……治头疼颈肿项强。。

《针灸内篇·足太阳膀胱络》：（足）通谷……治头疼项强。

第四节　漏肩风

【概述】

漏肩风是以肩部持续疼痛及活动受限为主要临床特征的疾病。由于风寒是本病的重要诱因，故称为"漏肩风"。多发于 50 岁左右的成人，故俗称"五十肩"。本病为软组织退行性、炎症性病变。因患肩局部常畏寒怕冷，尤其后期常出现肩关节的炎症粘连和肌肉萎缩，肩部活动明显受限，故又称"肩凝症""冻结肩"等。其发生与体虚、劳损、风寒侵袭肩部等因素有关。西医学的肩关节周围炎可参考本病辨证施治。

【辨证】

风寒湿滞，筋脉痹阻。

主症：肩部疼痛、酸重，呈静止痛，有时可向颈部和整个上肢放射，常因感受风寒、天气变化及劳累而诱发或加重，日轻夜重，肩前、后及外侧均有压痛；主动和被动外展、后伸、上举等功能明显受限。病变早期以肩部疼痛为主，后期以肩关节活动受限为主。病情迁延日久，可出现肩部肌肉萎缩。

手阳明经证以肩前区疼痛为主，后伸疼痛加剧。

手少阳经证以肩外侧疼痛为主，外展疼痛加剧。

手太阳经证以肩后侧疼痛为主，肩内收时疼痛加剧。

手太阴经证以肩前近腋部疼痛为主且压痛明显。

【治疗】

（1）手阳明经证：祛风散寒，舒利手阳明。主穴选用合谷、手三里，应穴选用臂臑、肩髃、阿是穴。

（2）手少阳经证：祛风散寒，舒利手少阳。主穴选用外关、会宗，应穴选用肩髎、天髎、阿是穴。

（3）手太阳经证：祛风散寒，舒利手太阳。主穴选用前谷、后溪、养老，应穴选用肩贞、臑俞、阿是穴。

（4）手太阴经证：祛风散寒，舒利手太阴。主穴选用列缺、经渠，应穴选用侠白、肩前、阿是穴。

【操作步骤】

采取上补下泻转移兴奋灶运动针刺法，每次主穴、应穴各选1～2穴。先针刺主穴，强刺激，泻法，行针后鼓励患者运动肩关节，主穴要求有强烈的针感，可加灸法、电针治疗；再针刺应穴，较弱刺激，平补平泻。留针20分钟，主穴中途行针2次，并且嘱咐患者做轻微手臂运动。隔日1次。亦可主穴针上加灸，应穴配合悬灸，或病灶局部加热敏灸（在疼痛部位探查热敏腧穴施以热敏灸）。

【注意事项】

（1）针灸治疗本病有较好的疗效，治疗越早疗效越好。但必须明确诊断，排除肩关节结核、肿瘤、骨折、脱臼等其他疾病，并与颈椎病、内脏病等引起的牵涉痛相区别。

（2）对组织产生粘连、肌肉萎缩者，应结合推拿治疗，以提高疗效。平时应进行适当的肩部功能练习，注意肩部保暖，避免风寒侵袭。

【先贤上病下取用穴经验】

《素问·刺腰痛论》：解脉，令人腰痛，痛引肩……刺解脉，在膝筋肉分间郄外廉之横脉，出血，血变而止。

《灵枢·五邪》：肩背颈项痛，时眩。取之涌泉、昆仑，视有血者尽取之。

《针灸甲乙经·卷七·第一下》：肩髃痛寒……二间主之。

《针灸甲乙经·卷七·第一下》：虚则气鬲满，肩不举，阳溪主之。

《针灸甲乙经·卷七·第一下》：肩不举，温溜主之。

《针灸甲乙经·卷七·第一下》：肩臑肘臂痛……后溪主之。

《针灸甲乙经·卷七·第一下》：肩弛肘废……阳谷主之。

《针灸甲乙经·卷七·第一下》：肩背相引，如从后触之状……京骨主之。

《针灸甲乙经·卷八·第一下》：臂厥，肩膺胸满痛……太渊主之。

《针灸甲乙经·卷八·第一下》：虚则肩背寒栗……实则肩背热痛……列缺

主之。

《针灸甲乙经·卷十·第二下》：肩背不可顾，关冲主之。

《针灸甲乙经·卷十·第二下》：肩不举……支沟主之。

《针灸甲乙经·卷十·第二下》：肩臂颈痛项急……腕骨主之。

《针灸甲乙经·卷十·第五》：肩痛引缺盆，商阳主之。

《针灸甲乙经·卷十·第五》：肩肘中痛，难屈伸，手不可举重……曲池主之。

《针灸甲乙经·卷十·第五》：肩肘节酸重……肘髎主之。肘髎肩痛不能自举……阳池主之。

《针灸甲乙经·卷十·第五》：肘痛引肩不可屈伸……天井主之。

《针灸甲乙经·卷十·第五》：肩胛小指痛，前谷主之。

《针灸甲乙经·卷十·第五》：肩臂不能自带衣……阳谷主之。

《针灸甲乙经·卷十·第五》：肩痛欲折，臑如拔，手不能自上下，养老主之。

《针灸甲乙经·卷十·第五》：肩背头痛时眩，涌泉主之。

《针灸甲乙经·卷十一·第二》：肩臂酸重……支沟主之。

《千金要方·卷三十·第三》：曲池、天髎，主肩重痛不举。

《千金要方·卷三十·第三》：支沟、关冲，主肩臂酸重。

《千金要方·卷三十·第三》：养老、天，主肩痛欲折。

《千金要方·卷三十·第五》：温溜主……肩不举。

《铜人腧穴针灸图经·卷五·手阳明》：肩背急相引，缺盆痛。

《铜人腧穴针灸图经·卷五·手阳明》：清冷渊……臑纵，肩臂不举。

《铜人腧穴针灸图经·卷五·手阳明》：……消泺肩背急。

《西方子明堂灸经·卷六·手太阳》：腕骨……臂肩疼。

《卫生宝鉴·卷二十·流注指要赋》：肩背疼，责肘前三里。

《扁鹊神应针灸玉龙经·六十六治证》：肩背患时手三里。

《神应经·胸背胁部》：肩背相引：二间、商阳、委中、昆仑。

《神应经·手足腰胁部》：肩臂酸重：支沟。

《针灸大全·卷一·治病十一证歌》：肩背并和肩膊疼，曲池合谷七分深，未愈尺泽加一寸，更于三间次第行，各入七分于穴内，少风二府刺心经。

《针灸大全·卷一·马丹阳天星十二穴歌》：曲池……弯弓开不得，臂痪怎梳头。

《针灸大全·卷一·席弘赋》：手连肩脊痛难忍，合谷针时要太冲。

《针灸大全·卷一·席弘赋》：手更有三间肾俞妙，善除肩背消风劳。

《针灸大全·卷一·席弘赋》：久患伤寒肩背痛，但针中渚得其宜。

《针灸大全·卷一·席弘赋》：肩上痛连脐不休，手中三里便须求，下针麻重即须泻，得气之时不用留。

《针灸集书·卷上·针灸杂法》：如手麻背胛痛，先刺合谷，后泻太冲、大都。

《针灸聚英·卷一上·手太阴》：列缺……肩痹。

《针灸集书·卷一下·手少阳》：清冷渊……肩痹痛。

《医学入门·卷一·针灸·杂病穴法》：曲池、合谷……二穴又治肩背肘膊疼痛及疟疾。

《医学入门·卷一·针灸·杂病穴法》：申脉、金门、手三里：头风连项肿或引肩者，针此三穴。

《医学入门·卷一·针灸·杂病穴法》：手指连肩相引疼，合谷太冲能救苦。

《针灸大成·卷五·十二经治症主客原络》：肩内前廉两乳旁……太渊、偏历。

《针灸大成·卷五·十二经治症主客原络》：肩似拔兮臑似折……腕骨、通里。

《医宗金鉴·卷八十五·手部主病》：前谷……颈项肩臂痛难堪。

《针灸内篇·手太阴肺经络》：尺泽……肩痛，肢肿，臂不举。

第五节　肘劳

【概述】

肘劳是以肘部局限性慢性疼痛为主要临床特征的疾病，属"伤筋""痹证"范畴。多因前臂旋转和屈伸肘腕关节用力不当所致，可见于木工、钳工、水电工、矿工及网球运动员等。其发生常与慢性劳损有关，前臂长期反复做拧、拉、旋转等动作时，可使肘部的经筋慢性损伤。西医学的肱骨外上髁炎（网球肘）、肱骨内上髁炎（高尔夫球肘）和尺骨鹰嘴炎（学生肘或矿工肘）等可参考本病辨证施治。

【辨证】

主症：肘关节活动时疼痛，有时可向前臂、腕部和上臂放射，局部肿胀不明显，有明显而固定的压痛点，肘关节活动不受限。

手阳明经筋证：肘关节外上方（肱骨外上髁周围）有明显的压痛点。

手少阳经筋证：肘关节外部（尺骨鹰嘴处）有明显的压痛点。

手太阳经筋证：肘关节内下方（肱骨内上髁周围）有明显的压痛点。

【治疗】

祛风散邪，活血通络。

（1）手阳明经筋证：散邪通络，舒利手阳明。主穴选用合谷、下廉、手三里，应穴可选用肘髎、阿是穴。

（2）手少阳经筋证：散邪通络，舒利手少阳。主穴选用阳池、外关，应穴可选用天井、阿是穴。

（3）手太阳经筋证：散邪通络，舒利手太阳。主穴选用后溪、阳谷，应穴可选用小海、阿是穴。

【操作步骤】

采取上补下泻转移兴奋灶运动针刺法，每次主穴、应穴各选1～2穴。先针刺主穴，强刺激，平补平泻；再针刺应穴，采用多向透刺，或做多针齐刺，较弱刺激，补法。留针20分钟，主穴中途行针2次，嘱咐患者做轻微肘部运动。

隔日 1 次。亦可主穴针上加灸，应穴配合悬灸，或病灶局部加热敏灸（在疼痛部位探查热敏腧穴施以热敏灸）。

【注意事项】

（1）针灸治疗本病有较好的疗效，在治疗方法上要重视灸法的配合应用。

（2）治疗期间应避免肘部过度用力，同时注意局部保暖，免受风寒。

【先贤上病下取用穴经验】

《灵枢·经脉》：支正……实则节弛肘废。

《灵枢·经脉》：外关……病实则肘挛，虚则不收。

《针灸甲乙经·卷七·第一中》：肘挛支满……鱼际主之。

《针灸甲乙经·卷七·第一下》：肘挛腋肿……大陵。

《针灸甲乙经·卷七·第一下》：肘挛腋肿……内关主之。

《针灸甲乙经·卷七·第一下》：臑肘臂痛……阳溪主之。

《针灸甲乙经·卷七·第一下》：肘挛……后溪主之。

《针灸甲乙经·卷七·第一下》：肩弛肘废……阳谷主之。

《针灸甲乙经·卷七·第一下》：实则肘挛头项痛……支正主之。

《针灸甲乙经·卷九·第二》：肘内廉痛……间使主之。

《针灸甲乙经·卷九·第七》：肘寒……手三里主之。

《针灸甲乙经·卷十·第二下》：肘痛不能自带衣……关冲主之。

《针灸甲乙经·卷十·第二下》：肘臂痛……中渚主之。

《针灸甲乙经·卷十·第二下》：肘屈不得伸……腕骨主之。

《针灸甲乙经·卷十·第五》：肘臂腕中痛……前谷。

《千金要方·卷三十·第三》：中冲、劳宫、少冲、大泉、经渠、列缺，主手掌热、肘中痛。

《千金要方·卷三十·第三》：前谷、后溪、阳溪，主臂重痛、肘挛。

《千金要方·卷三十·第三》：鱼际、灵道，主肘挛柱满。

《外台秘要·卷三十九·第七》：灵道……臂肘挛。

《太平圣惠方·卷一百》：液门……肘痛，不能自上下。

《神应经·诸风部》：肘不能屈：腕骨。

《神应经·诸风部》：中风肘挛：内关。

《针灸大全·卷一·马丹阳天星十二穴歌》：列缺……偏风肘木麻。

《医学入门·卷一·针灸·杂病穴法》：曲池、合谷……二穴又治肩背肘膊疼痛。

《针灸大成·卷五·十二经井穴》：手太阳井……肘臂疼，外廉痛。

《针灸大成·卷五·十二经井穴》：手少阳井……肘痛……不已，复刺少阳俞、中渚穴。

《循经考穴编·手太阳》：养老……主肘外廉红肿。

《医宗金鉴·卷八十五·手部主病》：太渊……腕肘无力或疼痛。

《针灸集成·卷二·手臂》：肘腕酸痛重：内关、外关、绝骨、神门、合谷、中脘，针，若筋急，刺天应穴，无不效。

第六节　腰痛

【概述】

腰痛又称腰脊痛，是以自觉腰部疼痛为主要临床特征的疾病。其发生常与感受外邪、跌仆损伤、年老体衰、劳欲过度等因素有关。西医学的腰肌劳损、棘间韧带损伤、肌肉风湿、腰椎和椎间盘病变，以及妇女的盆腔疾患放散到腰部引起的腰痛可参考本病辨证施治。

【辨证】

主症：腰部疼痛。

1. 辨经络

督脉证：疼痛位于腰脊中线部，并有明显压痛。

足太阳经证：疼痛位于腰脊两侧，并有明显压痛。

2. 辨证候

寒湿腰痛证：腰部有受寒史，阴雨风冷时加重，腰部冷痛重着、酸麻，或拘挛不可俯仰，或痛连臀腿，舌苔白腻，脉沉。

瘀血腰痛证：腰部有扭挫或陈伤史，劳累、晨起、久坐加重，腰部两侧肌肉触之有僵硬感，痛处固定不移，舌暗，脉细涩。

肾虚腰痛证：起病缓慢，隐隐作痛，或酸多痛少，乏力易倦，脉细。

【治疗】

温散寒湿，煦阳通络。

（1）督脉证：温散寒湿，温通督脉。主穴可选复溜、承山，应穴可选用腰阳关、命门、脊中、阿是穴。

（2）足太阳经证：温散寒湿，温通足太阳经。主穴可选束骨、昆仑、委中，应穴可选用肾俞、大肠俞、阿是穴。

寒湿腰痛加配腰阳关，瘀血阻滞加配膈俞，肾虚腰痛加配太溪。

【操作步骤】

采取上补下泻转移兴奋灶运动针灸法，每次主穴、应穴各选1～2穴。先针刺主穴，强刺激，泻法。再针刺应穴，较弱刺激，平补平泻。留针20分钟，主穴中途行针2次，并且嘱咐患者做轻微弯腰运动。亦可主穴针上加灸，应穴配合悬灸，或病灶局部加热敏灸（在疼痛部位探查热敏腧穴施以热敏灸）；瘀血证可在委中穴刺络放血加拔罐。隔日1次。

【注意事项】

（1）针灸的疗效与病因有关，对腰肌劳损及肌肉风湿疗效最好，腰椎关节病疗效较好，而韧带撕裂疗效较差。

（2）由妇女盆腔疾患及肾脏疾患引起的腰痛应以治疗原发病为主；因脊柱结核、肿瘤等引起的腰痛，不属针灸治疗范畴。

【先贤上病下取用穴经验】

《素问·刺疟》：足太阳之疟，令人腰痛头重……刺郄中出血。

《素问·刺腰痛》：足少阴令人腰痛，痛引脊内廉，刺少阴于内踝上二痏，春无见血，出血太多，不可复也。

《灵枢·五邪》：邪在肾……腰痛……取之涌泉、昆仑，视有血者尽取之。

《灵枢·杂病》：腰脊强，取足太阳腘中血络。

《针灸甲乙经·卷七·第一下》：腰两胁痛，脚酸转筋，丘墟主之。

《针灸甲乙经·卷七·第五》：腰痛引少腹，四肢不举，小海主之。

《针灸甲乙经·卷七·第五》：腰痛不能俯抑，……昆仑主之。

《针灸甲乙经·卷八·第一下》：腰脊痛引腹……合阳主之。

《针灸甲乙经·卷九·第七》：腰痛不得卧，手三里主之。

《针灸甲乙经·卷九·第八》：腰痛大便难，涌泉主之。

《针灸甲乙经·卷九·第八》：腰痛引脊内廉，复溜主之。

《针灸甲乙经·卷九·第八》：腰痛不能举足少坐……申脉主之。

《针灸甲乙经·卷九·第八》：腰痛如小锤居其中，怫然肿痛，不可以咳，阳辅主之。

《针灸甲乙经·卷九·第十一》：腰中痛，中封主之。

《针灸甲乙经·卷十·第二下》：腰痛……飞扬主之。

《千金要方·卷十九·第一》：大钟……主肾生病……寒则腰痛。

《千金要方·卷三十·第三》：三里、阴市、阳辅、蠡沟，主腰痛不可以顾。

《千金要方·卷三十·第三》：束骨、飞扬、承筋，主腰痛如折。

《千金要方·卷三十·第三》：申脉、太冲、阳跷，主腰痛不能举。

《千金要方·卷三十·第三》：委中……腰脚重痛，于此刺出血。

《太平圣惠方·卷九十九》：内昆仑，在外踝下一寸，大筋后内陷者宛宛中……冷痹，腰痛。

《太平圣惠方·卷九十九》：跗阳……腰痛不能久立。

《琼瑶神书·卷二·四十一》：列缺二穴、尺泽二穴：治筋紧急、腰脊胁胁间疼。

《素问病机气宜保命集·卷下·第三十二》：腰痛：身之前，足阳明原穴冲阳；身之后，足太阳原穴京骨；身之侧，足少阳原穴丘墟。

《扁鹊神应针灸玉龙经·磐石金直刺秘传》：伤寒一二日，头目、腰背，百节疼痛不可转侧……曲池（泻）、复溜（补）、委中（刺不愈）、合谷（泻）。

《扁鹊神应针灸玉龙经·磐石金直刺秘传》：五种腰痛：尺泽。

《扁鹊神应针灸玉龙经·磐石金直刺秘传》：腰股瘰痪痛，内痛针血海，外疼针风市。

《神应经·胸背胁部》：腰脊痛楚：委中、复溜。

《神应经·手足腰胁部》：挫闪腰痛，胁肋痛：尺泽、曲池、合谷、手三里、阴陵、阴交、行间、足三里。

《神应经·手足腰胁部》：腰痛不能久立，腿膝胫酸重及四肢不举：跗阳。

《神应经·手足腰胁部》：腰痛不能举：仆参（二穴，在根骨下陷中，拱足取之，灸三壮）。

《针灸大全·卷一·千金十一穴歌》：腰背痛相连，委中昆仑穴。

《针灸大全·卷一·灵光赋》：五般腰痛委中安。

《针灸大全·卷上·针灸杂法》：五种腰痛，行针尺泽，后针清冷渊。

《医学入门·卷一·针灸·杂病穴法》：腰连腿疼腕骨升，三里降下随拜跪。

《针灸大成·卷五·十二经治症主客原络》：腰痛足疼步难履……太溪、飞扬。

《针灸秘书·双蛊胀》：挫闪腰痛：尺泽、委中、人中、肾俞、中空（二椎下三寸开三寸）。

第七节　膝痹

【概述】

膝痹是指膝关节发生酸痛、麻木、重着、屈伸不利、关节肿胀等为主要临床特征的疾病，属中医"痹证"范畴。其发生常与禀赋不足、劳累过度、邪气侵袭、年老体虚等因素有关。《张氏医通》曰："膝为筋之府，膝痛无有不因肝肾虚者，虚则风寒湿气袭之。"表明膝痹多以脏腑功能虚损为本，风寒湿邪久犯为标。西医学的膝骨性关节炎、类风湿性关节炎可参考本病辨证施治。

【辨证】

主症：单/双侧膝关节酸痛、麻木、重着、屈伸不利、关节肿胀。

（1）肝肾亏虚：膝关节隐隐作痛，腰膝酸软无力，酸困疼痛，遇劳更甚。舌质红、少苔，脉沉细无力。

（2）风寒湿痹：肢体关节酸楚疼痛，痛处固定，有如刀割或有明显重着感或患处表现肿胀感，关节活动欠灵活，畏风寒，得热则舒。舌质淡，苔白腻，脉紧或濡。

（3）风湿热痹：起病较急，病变关节红肿、灼热、疼痛，甚至痛不可触，得冷则舒为特征；可伴有全身发热，或皮肤红斑、硬结。舌质红，苔黄，脉滑数。

（4）瘀血闭阻：肢体关节刺痛，痛处固定，局部有僵硬感，或麻木不仁。舌质紫暗，苔白而干涩。

【治疗】

散风祛湿，通络止痛。

（1）肝肾亏虚：补益肝肾，祛湿通络。主穴选用然谷、复溜，应穴可选用膝阳关、阳陵泉、阿是穴。

（2）风寒湿痹：散风祛湿，温经通络。主穴选用行间、太冲，应穴可选用阳陵泉、阴陵泉、阿是穴。

（3）风湿热痹：散风祛湿，清热通络。主穴选用侠溪、行间，应穴可选用阳陵泉、鹤顶、阿是穴。

（4）瘀血闭阻：散风祛湿，活血通络。主穴选用太冲、三阴交，应穴可选用梁丘、血海、阿是穴。

【操作步骤】

采取上补下泻转移兴奋灶运动针刺法，每次主穴、应穴各选1～2穴。实证，先针刺主穴，强刺激，泻法；再针刺应穴，较弱刺激，平补平泻。留针20分钟，中途主穴行针3次，每次行针10秒钟，并且嘱咐患者做轻微膝部屈伸运动。虚证，先针刺主穴，较强刺激，平补平泻；再针刺应穴，弱刺激，补法。留针20分钟，中途主穴行针1次，并且嘱咐患者做轻微膝部屈伸运动。隔日1次。寒证、虚证，主穴可针上加灸，应穴可配合悬灸，或病灶局部加热敏灸（在疼痛部位探查热敏腧穴施以热敏灸）。

【注意事项】

（1）此病注意标本缓急，缓则治本，急则治标，分经论治，治病求本。

（2）治疗期间忌过早、过量锻炼，以卧床训练为主。

【先贤上病下取用穴经验】

《素问·骨空论》：淫泺（膝痹）胫酸，不能久立，治少阳之维，在外踝上五寸。

《灵枢·官能》：寒过于膝，下陵三里。

《脉经·卷二·第一》：苦膝疼……刺足厥阴经，在足大趾间或刺三毛中。

《针灸甲乙经·卷九·第十一》：筋挛膝痛，不可屈伸……曲泉主之。

《针灸甲乙经·卷九·第十一》：膝外廉痛，不可屈伸，筋痹不仁，阳关主之。

《千金要方·卷三十·第三》：中封，主少气身重湿，膝肿，内踝前痛。

《千金要方·卷三十·第三》：解溪、条口、丘墟、太白，主膝肿内踝胻酸转筋。

《千金要方·卷三十·第三》：太冲，主膝内踝前痛。

《千金要方·卷三十·第三》：合阳，主膝股重。

《千金要方·卷三十·第三》：光明，主膝痛胫热不能行，手足偏小。

《千金翼方·卷二十八·第九》：治冷痹，胫膝疼，腰脚挛急，足冷气上，不能久立……即宜灸之，当灸悬钟穴。

《针灸资生经·第五·脚膝痛》：悬钟，疗腿膝连膝胫麻痹，屈伸难。

《针灸资生经·第五·脚膝痛》：三阴交，疗膝内廉痛，小便不利，身重，足痿不能行。

《针灸资生经·第五·脚膝痛》：跗阳，疗腿膝胫酸。

《针灸资生经·第五·脚膝痛》：绝骨，主膝胫骨摇，酸痹不仁。

《针灸资生经·第五·脚膝痛》：解溪、条口、丘墟、太白，主膝股肿，胻酸转筋。

《针灸资生经·第五·脚膝痛》：阳交，治……膝胻不收。

《针灸资生经·第五·脚膝痛》：京骨，治膝痛不得屈伸。

《针灸资生经·第五·脚膝痛》：三阴交，治膝股内痛。

《针灸资生经·第五·脚膝痛》：交信，治膝胫内廉痛。

《针灸资生经·第五·脚膝痛》：丰隆，疗腿膝冷痛不已。

《针灸资生经·第五·脚膝痛》：侠溪、阳关，主膝外廉痛。中封，主膝肿、内踝前痛。

《针灸资生经·第五·脚膝痛》：太冲，主膝内踝前痛。

《针灸资生经·第五·脚膝痛》：承山，疗膝重。

《神应经·手足腰胁部》：腿膝胫酸重及四肢不举：跗阳。

《神应经·手足腰胁部》：阳陵泉……膝肿并麻木，起坐腰部。

《针灸大全·卷一·席弘赋》：最是阳陵泉一穴，膝间疼痛用针烧。

《针灸大全·卷一·席弘赋》：脚膝肿时寻至阴。

《针灸大全·卷一·席弘赋》：脚痛膝肿针三里，悬钟二陵三阴交。

《针灸大全·卷四·八法主治病症》：足临泣……两膝红肿疼痛，名曰鹤膝风：膝关二穴、鹤顶二穴、阳陵泉二穴。

《针灸大全·卷四·八法主治病症》：照海……干脚气，膝头并内踝及五趾疼痛：膝关二穴、昆仑二穴、绝骨二穴、委中二穴、阳陵泉二穴、三阴交二穴。

《医学入门·卷一·针灸·杂病穴法》：脚膝诸痛羡行间，三里申脉金门侉。

《医学入门·卷一·针灸·杂病穴法》：脚膝头红肿痛痒，及四时风脚，俱泻行间、三里、申脉、金门。

《针灸大成·卷五·八脉图并治症穴》：膝胫酸痛，行间、绝骨、太冲、膝眼、三里、阳陵泉。

《针灸大成·卷五·八脉图并治症穴》：足临泣……膝胫酸痛：行间、绝骨、太冲、膝眼、三里、阳陵泉。

《针灸聚英·卷四·肘后歌》：鹤膝肿劳难移步，尺泽能舒筋骨疼，更有一穴曲池妙，根寻源流可调停。

《增订中国针灸治疗学·针灸治疗分类摘要》：膝外廉痛，侠溪、阳关、阳陵针之。

《增订中国针灸治疗学·各论·手足病》：脚膝痛……阳陵、阴陵各针入三四分，留捻二分钟，再各灸三壮。

第八节　蛇串疮（带状疱疹后遗神经痛）

【概述】

蛇串疮又称蛇丹、腰缠火丹，多以身体一侧皮肤出现成簇的红斑、水疱伴火烧、刀割样疼痛为主要临床特征的疾病。其发生常与情志内伤、饮食不洁、感染邪毒、年老体衰等因素有关。西医学的带状疱疹可参考本病辨证施治。带状疱疹在疹前、疹中、疹后都会伴随一系列的不同程度的神经性疼痛；带状疱疹患者皮疹缓解或消失后，仍会持续超过 3 个月的神经性疼痛，称为带状疱疹后遗神经痛。

【辨证】

肝胆郁火，湿毒侵肤。

主症：疱疹带消退处剧烈疼痛。

1. 辨经络

少阳经证：疼痛一般多位于身体一侧头面部或胸胁部皮肤，伴明显自觉性剧烈疼痛。

2. 辨证候

主症：疱疹减轻或消退后局部疼痛不止，可放射到附近部位，痛不可忍，坐卧不安，重者可持续数月或更长时间；舌暗、苔白，脉弦细。

足少阳经胸段：主要为肋间神经受累，表现为单侧胸胁部剧烈刺痛、灼痛等，可放射到肩部。

足少阳经头面段：以头面部三叉神经单经受累多见，表现为头面部皮肤剧烈刺痛、刀割样痛等，夜间自觉痛甚。

足少阳经腰段：以侧腰部剧烈疼痛为主，可放射至下肢。

【治疗】

散风清火，祛湿解毒。

（1）足少阳经胸段：主穴选用足窍阴、侠溪、太冲，应穴选用日月、辄筋、阿是穴。

（2）足少阳经头面段：主穴选用足窍阴、侠溪、太冲，应穴选用上关、头维、阿是穴。

（3）足少阳经腰段：主穴选用足窍阴、侠溪、太冲，应穴选用带脉、五枢、会阳、阿是穴。

【操作步骤】

采取上补下泻转移兴奋灶运动针刺法，每次主穴、应穴各选1～2穴。先针刺主穴，强刺激，泻法。再针刺应穴，较弱刺激，平补平泻。留针20分钟，中途主穴行针2～3次，并且嘱咐患者做相应患部的运动（胸腰部病症做深呼吸，头面病症做咀嚼或眨眼）。每日1次。痛甚者局部可刺经络放血拔罐，头面部可皮肤针叩刺，每周2～3次。

【注意事项】

（1）此病疼痛剧烈，应予以患者积极心理暗示，防止因患者情志郁结进一步加重病情。

（2）治疗期间忌食肥甘厚腻之品，保持患处局部干燥、清洁。

【先贤上病下取用穴经验】

《千金要方·卷二十二疔肿痈疽·疔肿第一》：一切病疮，灸足大趾奇间二七壮，灸大趾头亦佳。

敦煌医书《杂症方书第一种》：疔时患遍身生疮方：初觉欲生，即灸两手外研骨正尖头，随年壮。

《儒门事亲·卷十·暑火心苦》：诸痛痒疮，皆属于心火……可刺少冲，灸之亦同。

《针灸捷径·卷之下》：浑身发红肿丹：合谷、（足）三里、行间、百会、肝俞、曲池、百虫窠、委中、三阴交。

《针灸聚英·卷一下·手厥阴》：大陵……病疮疥癣。

《针灸聚英·卷一下·手少阳》：支沟……病疮疥癣。

《针灸聚英·卷四下·玉龙赋》：劳宫大陵，可疗心闷疮痍。

《医学入门·卷一·针灸·杂病穴》：血海，主一切血疾及诸疮。

《医学入门·卷一·针灸·杂病穴》：血海……兼治偏坠疮疥。

《针灸大成·卷五·十二经井穴》：足阳明井……疮疥。

《针灸大成·卷五·十二经治症主客原络》：疮疡……冲阳、公孙。

《针灸大成·卷九·治症总要》：浑身生疮：曲池、合谷、三里、行间。

《针方六集·纷署集·第三十三》：悬钟……遍身生疮。

《类经图翼·卷七·手厥阴》：内关……生疮灸之。

《类经图翼·卷七·手少阳》：天井……泻一切瘰疬、疮肿、瘾疹。

《循经考穴编·足阳明》：解溪……浑身生疮，泻之。

《循经考穴编·足太阴》：三阴交……疮疡、瘾疹。

《循经考穴编·足少阳》：悬钟……浑身疮癫。

《经学会宗·附录·经外奇穴》：血海穴，主治疮癣疥疡。

《医宗金鉴·卷八十五·足部主病》：血海主治诸血疾，兼治诸疮病。

《针灸内篇·足阳明胃经络》：丰隆……浑身生疮，宜出血。

《针灸内篇·足阳明胃经络》：解溪……身生疮。

《续名医类案·卷二十二·针灸刺砭》：是故一切肿疾，悉宜镰割足小趾下横纹间，肿在左割左，在右则割右，血少出则瘥，以至疔肿、痈疡、丹毒、瘰疬、代指痼病、气痛流肿之类，皆须出血者，急以砭石砭之。

《针灸集成·卷二·疮肿》：皮风疮……自少瘙痒不止如粟米者，多发于臂及足胫外边与背部，而绝不发胸、腹及臂及脚内边……曲池灸二百壮，神门、合谷三七壮。

第二章　内科疾病的临床运用

第一节　眩晕

【概述】

眩晕是以自觉头晕眼花或视物旋转动摇为主要临床特征的疾病。轻者发作短暂，平卧或闭目片刻即安；重者如乘舟车，旋转起伏不定，以致难于站立，或伴恶心、呕吐、自汗，甚至昏倒。其发生常与忧郁恼怒、饮食不节、肾精不足、气血虚弱等因素有关。西医学的耳源性眩晕及脑血管疾病、高血压、贫血、颈椎病等引起的眩晕可参考本病辨证施治。

【辨证】

主症：头晕目眩，泛泛欲吐，甚则昏眩欲仆。

兼症：兼见急躁易怒，头目胀痛，耳鸣，口苦，舌红苔黄，脉弦，为肝阳上亢；头蒙如裹，胸闷呕恶，神疲困倦，舌胖、苔白腻，脉濡滑，为痰湿中阻；耳鸣，腰膝酸软，遗精，舌淡，脉沉细，为肾精亏虚；神疲乏力，心悸少寐，腹胀纳呆，面色淡白或萎黄，舌淡、苔薄白，脉细，为气血不足。

【治疗】

（1）肝阳上亢：平肝潜阳。主穴选用行间、内关、太冲，应穴可选用颔厌、百会、风池。

（2）痰湿中阻：和胃化痰。主穴选用丰隆、阴陵泉，应穴可选用中脘。

（3）精气亏虚：补益肾精。主穴可选用太溪、三阴交，应穴可选用肾俞、百会。

（4）气血不足：培补气血。主穴可选用足三里、三阴交，应穴可选用气海、脾俞、胃俞。

【操作步骤】

采取上补下泻转移兴奋灶针刺法，每次主穴、应穴各选1～2穴。先针刺主穴，强刺激，泻法；再针刺应穴，较强刺激，平补平泻法，肝俞、肾俞、足三里等穴用补法。留针20分钟，中途主穴行针2次。隔日1次。亦可主穴针上加灸，应穴配合悬灸，或病灶局部加热敏灸（在疼痛部位探查热敏腧穴施以热敏灸）。

【注意事项】

（1）针灸治疗眩晕具有较好的临床疗效，应查明原因，明确诊断，注意原发病的治疗。

（2）眩晕发作时，嘱患者闭目或平卧，保持安静，如伴呕吐应防止呕吐物误入气管。

（3）痰湿较重者，应以清淡食物为主，少食肥腻之品。

【先贤上病下取用穴经验】

《针灸甲乙经·卷七·第一下》：头眩目痛，阳谷主之。

《针灸甲乙经·卷七·第五》：头眩痛，解溪主之。

《针灸甲乙经·卷八·第一下》：交两手而瞀（"瞀"乃目眩）……列缺主之。

《针灸甲乙经·卷十·第五》：头项急痛眩，淫泺、肩胛小指痛，前谷主之。

《千金要方·卷三十·第一》：昆仑、曲泉、发扬、前谷、少泽、通里，主头眩痛。

《外台秘要·卷三十九·第十一》：(足)通谷……头眩项痛。

《外台秘要·卷三十九·第十一》：付阳……眩……

《太平圣惠方·卷九十九》：束骨……目眩。

《铜人腧穴针灸图经·卷五·手太阴》：鱼际……目眩。

《铜人腧穴针灸图经·卷五·手太阴》：支正……头痛目眩。

《西方子明堂灸经·卷二·手少阴》：通里……目眩。

《西方子明堂灸经·卷三·足阳明》：解溪……目眩头痛。

《西方子明堂灸经·卷五·手少阳》：液门……目眩。

《西方子明堂灸经·卷六·足太阳》：(足)通谷……目眩。

《西方子明堂灸经·卷六·足太阳》：京骨……目眩。

《子午流注针经·卷下·足阳明》：束骨……恶风目眩并背痛，针之必定有神功。

《子午流注针经·卷下·足太阴》：鱼际……目眩少气咽干燥，呕吐同针有大功。

《子午流注针经·卷下·手阳明》：阳谷……耳聋齿痛目眩针。

《儒门事亲·卷十·风木肝酸》：诸风掉眩，皆属于肝木……吐也……可刺大敦，灸亦同。

《针经指南·流注八穴》：（足）临泣……头目眩晕。

《针经指南·流注八穴》：外关……头风掉眩痛。

《针经指南·流注八穴》：（足）临泣……头目眩晕。

《扁鹊神应针灸玉龙经·玉龙歌》：金门申脉治头胸，重痛虚寒候不同，呕吐更兼眩晕苦，停针呼吸在其中。

《神应经·头面部》：头风眩晕：合谷、丰隆、解溪、风池……

《神应经·诸风部》：风眩：临泣、阳谷、腕骨、申脉。

《针灸大全·卷一·席弘赋》：转筋目眩针鱼腹，承山昆仑立便消。

《针灸大全·卷四·八法主治病症》：呕吐痰涎，眩晕不已：丰隆二穴、中魁二穴、膻中一穴。

《针灸集书·卷上·八法穴治病歌》：头旋目眩并痰盛（先照海，后列缺）。

《针灸集书·卷上·八法穴治病歌》：头旋目眩病膏肓（先后溪，后申脉）。

《针灸聚英·卷四下·六十六穴歌》：目眩连头痛，发强呕吐涎，四肢不能举，少海刺安然。

《神农皇帝真传针灸图·第二图》：通里：治目眩头疼，可灸七壮。

《医学入门·卷一·针灸·杂病穴法》：头风目眩项捩强，申脉金门手三里。

《医学入门·卷一·针灸·杂病穴法》：丰隆：主痰眩，呕吐。

《医学纲目·卷十一·眩》：怪穴：头目眩晕，至阴。

《针灸大成·卷五·八脉图并治症穴》：后溪……头目眩晕：风池、命门、合谷。

《针方六集·纷署集·第三十三》：阳交……阴虚眩晕。

《类经图翼·卷六·手阳明》：曲池……目眩。

《循经考穴编·足阳明》：丰隆：一切风痰壅盛，头痛头眩。

《医宗金鉴·卷八十五·足部主病》：解溪：气逆发噎头风眩。

《针灸则·七十七穴·手足部》：足三里治目眩，眼翳，耳鸣。

《针灸则·眩晕》：眩晕……（足）三里……目眩。

《神灸经纶·卷三·首部证治》：头风眩晕，久痛不愈：阳溪、丰隆、解溪、发际。

第二节　不寐

【概述】

不寐亦称"失眠""不得卧"，是以经常不能获得正常睡眠，或入睡困难，或睡眠不深，或睡眠时间不足，严重者甚至彻夜不眠为主要临床特征的疾病。其发生常与饮食不节、情志失常、劳逸失调、病后体虚等因素有关。不寐多见于西医学的神经衰弱、更年期综合征、焦虑性神经症、抑郁性神经症、贫血等多种疾病中，可参考本病辨证施治。

【辨证】

主症：入睡困难，或寐而易醒，甚则彻夜不眠。

兼症：兼见情绪不宁，急躁易怒，头晕头痛，胸胁胀满，舌红，脉弦，为肝火扰心；心悸健忘、纳差倦怠，面色无华，易汗出，舌淡，脉细弱，为心脾两虚；五心烦热，头晕耳鸣，腰膝酸软，遗精盗汗，舌红，脉细数，为心肾不交；多梦易惊，心悸胆怯，善惊多恐，多疑善虑，舌淡，脉弦细，为心胆气虚；脘闷噫气，嗳腐吞酸，心烦口苦，苔厚腻，脉滑数，为脾胃不和。

【治疗】

（1）肝火扰心：平肝清心。主穴选用行间、侠溪、神门，应穴可选用百会、风池、安眠。

（2）心脾两虚：补益气血。主穴选用三阴交、足三里、神门，应穴可选用安眠、心俞、脾俞。

（3）心肾不交：清宁心肾。主穴选用太溪、神门，应穴可选用安眠、心俞、肾俞。

（4）心胆气虚：养心益胆。主穴选用足窍阴、照海、神门，应穴可选用安眠、心俞、胆俞。

（5）脾胃不和：调和脾胃。主穴选用三阴交、足三里、神门，应穴可选用安眠、中脘、脾俞。

【操作步骤】

采取上补下泻转移兴奋灶针刺法，每次主穴、应穴各选1～2穴。先针刺主穴，强刺激，泻法；再针刺应穴，较弱刺激，平补平泻。留针20分钟，中途主穴行针2次。每日1次，或隔日1次。

【注意事项】

（1）针灸治疗不寐应多种疗法配合应用，以提高疗效。治疗时间以午后或睡前为宜。

（2）其他疾病引起不寐者，应同时治疗原发病。

【先贤上病下取用穴经验】

《针灸甲乙经·卷七·第一下》：足胫中寒，不得卧，气满胸中热……隐白主之。

《针灸甲乙经·卷七·第一下》：热病满闷不得卧，太白主之。

《针灸甲乙经·卷七·第二》：足胫寒，不得卧，振寒……多善惊，厉兑主之。

《针灸甲乙经·卷十一·第二》：不嗜卧……公孙主之。

《针灸甲乙经·卷十二·第三》：惊不得眠……三阴交主之。

《针灸甲乙经·卷十二·第三》：不得卧，浮郄主之。

《千金要方·卷三十·第三》：厉兑、条口、三阴交，主胫寒不得卧。

《千金翼方·卷二十六针灸上·第五》：耳聋不得眠，针小指外端近甲外角肉际，入一分半，补之。又，针关冲，入一分半，补之。又，针液门，在手小指次指奇间，入三分，补之。

《扁鹊神应针灸玉龙经·玉龙歌》：风牙虫蛀夜无眠，吕细寻之痛可蠲，先用泻针然后补，方知法是至人传。

《扁鹊神应针灸玉龙经·六十六穴证治》：后溪……难卧。

《神应经·心脾胃部》：烦闷不卧：太渊、公孙、隐白、肺俞、阴陵泉、三阴交。

《神应经·心脾胃部》：不得卧：太渊、公孙、隐白、肺俞、阴陵泉、三阴交。

《针灸大全·卷四·八法主治病症》：胆疟，令人恶寒怕惊，睡卧不安：临泣二穴、胆俞二穴、期门二穴。

《针灸聚英·卷一上·足太阴》：大都……不得卧，身重骨疼。

《针灸聚英·卷一下·足少阳》：天井……寒热凄凄不得卧。

《循经考穴编·足少阳》：足窍阴……胆寒不寐，宜补。

《医宗金鉴·卷八十五·手部主病》：液门……又治耳聋难得睡，刺入三分补自宁。

《串雅全书·外篇·卷二·针法门》：猢狲痨：小儿有此症，求食不止，终夜不睡。用针刺两手面中三指中节能曲处……刺后即得睡。

《针灸内篇·足少阳胆经络》：足窍阴……胆寒，不眠。

《针灸集成·卷二·心胸》：心热不寐：解溪泻，涌泉补，立愈。

第三节　心悸

【概述】

心悸是以自觉心中悸动，惊惕不安，甚则不能自主为主要临床特征的疾病。临床一般多呈发作性，常伴胸闷、气短、失眠、健忘、眩晕、耳鸣等症。其发生常与体虚劳倦、情志所伤、感受外邪等有关。心悸可见于西医学的心血管神经症、心律失常、冠心病、风湿性心脏病、高血压性心脏病、肺源性心脏病，以及贫血、低钾血症等疾病中，可参考本病辨证施治。

【辨证】

主症：自觉心中悸动，时作时息，并有善惊易恐，坐卧不安，甚则不能自主。

兼症：兼见气短神疲，惊悸不安，舌淡，苔薄，脉细数，为心胆虚怯；头晕目眩，纳差乏力，失眠多梦，舌淡，脉细弱，为心脾两虚；心烦少寐，头晕目眩，耳鸣腰酸，遗精盗汗，舌红，脉细数，为阴虚火旺；胸闷气短，形寒肢冷，下肢浮肿，舌淡，脉沉细，为水气凌心；心痛时作，气短乏力，胸闷，咳痰，舌暗，脉沉细或结代，为心脉瘀阻。

【治疗】

（1）心胆虚怯：补益心胆。主穴选用神门、郄门、阳交，应穴可选用心俞、胆俞。

（2）心脾两虚：补益心脾。主穴可选用神门、郄门、内关，应穴可选用心俞、脾俞。

（3）阴虚火旺：养阴降火。主穴选用神门、郄门、太溪，应穴可选用厥阴俞、肾俞。

（4）水气凌心：温心涤饮。主穴选用神门、郄门、内关，应穴可选用三焦俞、心俞、水分。

（5）心脉瘀阻：温通心脉。主穴选用神门、郄门、内关，应穴可选用心俞、膈俞。

【操作步骤】

采取上补下泻转移兴奋灶针刺法，每次主穴、应穴各选1～2穴。先针刺主穴，强刺激，泻法；再针刺应穴，较弱刺激，平补平泻。留针20分钟，中途主穴行针2次，应针不行针，并且嘱咐患者做深呼吸运动。隔日1次。

【注意事项】

（1）本病可发生于多种疾病，治疗前必须明确诊断。

（2）针灸治疗心悸有一定的效果，尤其对功能性病变所引起的心悸效果更好。

【先贤上病下取用穴经验】

《针灸甲乙经·卷七·第一中》：胁下满，悸，列缺主之。

《针灸甲乙经·卷七·第一下》：虚则烦心，心惕惕不能动，失智，内关主之。

《针灸甲乙经·卷七·第一下》：热甚恶人，心惕惕然，取光明（一本作"飞扬"）及绝骨、跗上临泣，立已。

《针灸甲乙经·卷九·第十一》：数噫，恐悸，气不足……蠡沟主之。

《千金要方·卷十九·第一》：大钟……气不足则善恐，心惕惕若人将捕之。

《千金要方·卷三十·第二》：通里主……心下悸，悲恐。

《千金要方·卷三十·第四》：通谷主心中愦愦，数欠，癫，心下悸。

《千金要方·卷三十·第四》：然谷、阳陵泉，主心中怵惕，恐如人将捕之。

《千金要方·卷三十·第四》：少府主数噫，恐悸，不足。

《千金要方·三十·第四》：通里主心下悸。

《铜人腧穴针灸图经·卷五·手少阳》：液门……惊悸。

《琼瑶神书·卷三·六十三》：通里……烦恼又心冲。

《子午流注针经·卷下·足阳明》：二间……喉痹鼻衄在心惊。

《子午流注针经·卷下·手少阳》：液门……惊悸痫热共头痛……三棱针刺即时灵。

《子午流注针经·卷下·手厥阴》：间使……热时咽痛并惊悸，神针邪忤也须安。

《神应经·心脾胃部》：心烦怔忡：鱼际。

《针灸大全·卷四·八法主治病症》：心内怔忡：神门二穴、心俞二穴、百劳一穴。

《针灸大全·卷四·八法主治病症》：心中惊悸，言语错乱：少海二穴、少府二穴、心俞二穴、后溪二穴。

《针灸大全·卷四·八法主治病症》：心脏诸虚，怔忡惊悸：阴郄二穴、心俞二穴、通里二穴。

《针灸集书·卷上·马丹阳，天星十一歌》：通里穴……心悲恐悸，善去心烦懊恼。

《针灸聚英·卷一下·足少阴》：涌泉……善恐，惕惕如人将捕之。

《针灸聚英·卷四上·百证赋》：惊悸怔忡，取阳交解溪勿误。

《针灸聚英·卷四上·玉龙赋》：心悸虚烦刺三里。

《针灸聚英·卷四上·薛真人歌》：通里……懊恼及怔忡。

《针灸聚英·卷四下·六十六穴歌》：心惊鼻衄腥……二间刺安宁。

《针灸聚英·卷四下·六十六穴歌》：妄言惊悸昏……当以液门论。

《名医类案·卷十一·经水》：一妇年三十余……经来时必先小腹大痛，口吐涎水，经行后，又吐水三日，其痛又倍……腰腹时痛，小便淋痛，心惕惕惊悸……先为灸少冲、劳宫、昆仑、三阴交，止悸定痛。

《医学入门·卷一·针灸·杂病穴法》：足少阳疟，寒热心惕，汗多，刺侠溪。

《医学入门·卷一·针灸·杂病穴法》：心烁烁跳动，少冲泻之，灸立效。

《针灸大成·卷三·玉龙歌》：连日虚烦面赤妆，心中惊悸亦难当，若须通里穴寻得，一用金针体便康。

《针灸大成·卷五·十二井穴》：足阳明井：人病腹心闷，恶人火，闻响心惕。

《针灸大成·卷五·十二经症治主客原络》：耳闻响动心中惕……冲阳、公孙。

《针灸大成·卷五·八脉图并治症穴》：照海……心内怔忡。

《东医宝鉴·内景第一·神》：善恐心惕惕，取然谷、内关、阴陵泉、侠溪、行间。

《针方六集·纷署集·第二十四》：内关……狂言，心中大动，喜笑悲哭。

《针方六集·纷署集·第二十五》：阴郄……惊悸。

《针方六集·兼罗集·第四十八》：通里……应穴心俞，治惊惧怔忡。

《循经考穴编·手太阴》：列缺……痎疟惊悸。

《循经考穴编·手少阴》：灵道……悸。

《循经考穴编·手少阴》：少冲……主心跳，喜怒不常，心下痞闷，宜棱针出血。

《太乙神针·背面穴道证治》：狂惕烦闷……针腕骨穴。

《医宗金鉴·卷八十五·手部主病》：少冲主治心胆虚，怔忡癫狂不可遗。

《医宗金鉴·卷八十五·手部主病》：通里……无汗懊憹心悸惊。

《医宗金鉴·卷八十五·手部主病》：神门主治悸怔忡。

《医宗金鉴·卷八十五·足部主病》：解溪……悲泣癫狂悸与惊。

《针灸则·健忘惊悸怔忡》：惊悸，灸：神门、中脘。

《针灸则·健忘惊悸怔忡》：怔忡，灸：神门、三里。

《针灸内编·手太阴肺经络》：列缺……针一分，沿皮透太渊……痎痰惊悸。

《针灸内编·手太阴小肠经络》：支正……惊悸，狂言。

《针灸内编·手厥阴心包经络》：间使……治久疟，心疼，怔忡。

《针灸内编·手厥阴心包经络》：中冲……怔忡，神气不足。

《神灸经纶·卷三·身部证治》：怔忡健忘不寐：内关、液门、膏肓、解溪、神门。

《针灸简易·审穴歌》：怔忡癫狂访少冲。

《针灸简易·审穴歌》：神门治怔忡呆痴。

《针灸简易·穴道诊治歌》：神门……惊悸怔忡呆痴兼。

《针灸简易·穴道诊治歌》：少冲……心虚胆寒治怔忡。

《针灸治疗实验集·8》：戴元周尝从一老翁受治失心惊悸癫狂气逆等，灸于足之后跟赤白肉结界，各灸五十壮，获验颇多，此即女膝穴。

《针灸治疗实验集·16》：陈某妻患脚气冲心症渐至心悸亢进……先用针刺，以急疏其经脉（刺腿部静脉管出血甚多），复灸三里、三阴交、绝骨、阳陵各十余壮。

第四节　郁证

【概述】

郁证包括的病症很多，多由情志忧郁不畅所致，本节仅论述其中的脏躁症。脏躁症是以精神恍惚、情绪失常、心中不宁、时时悲泣、喜怒无常每因精神受刺激而发作为主要临床特征的疾病。西医学的癔病可参考本病辨证施治。

【辨证】

1. 心脾亏虚

主证：精神恍惚，情绪失常，心中不宁，时时悲泣，喜怒无常每因精神受刺激而发作；舌质淡红、苔薄，脉细弱。

兼症：可伴有胸闷脘痞，食少纳呆，心悸，不寐，神倦，面色少华等症状。

2. 心肾阴虚

主证：精神恍惚，情绪失常，心中不宁，时时悲泣，喜怒无常每因精神受刺激而发作；舌质红少苔，脉细数。

兼症：可伴有眩晕，耳鸣，健忘，虚烦不寐，遗精等症状。

【治疗】

（1）心脾亏虚：宁心益脾，解郁安神。主穴选神门、内关、灵道、三阴交，应穴可选用膈俞、心俞、脾俞、百会、人中。

（2）心肾阴虚：滋养心肾，解郁安神。主穴选内关、神门、灵道、太溪，应穴可选用膈俞、心俞、肾俞、百会、人中。

【操作步骤】

采取上补下泻转移兴奋灶针刺法，每次主穴、应穴各选1～2穴。先针刺主穴，较强刺激，平补平泻，中途行针3次，每次10秒钟；后针刺应穴，弱刺激，补法。留针20分钟，并且嘱咐患者做缓缓的深呼吸运动。隔日1次。

【注意事项】

（1）保持心情舒畅，避免精神刺激。

（2）多听舒缓音乐。

（3）早睡，勿熬夜。

【先贤上病下取用穴经验】

《素问·刺腰痛》：飞阳之脉令人腰痛，痛上怫怫然，甚则悲以恐，刺之飞扬之脉，在内踝上五寸，少阴之前，与阴维之会。

《素问·缪刺论》：刺足内踝之下，然骨之前血脉出血，刺足跗上动脉；不已，刺三毛上各一痏，见血立已……善悲惊不乐，刺如右方。

《脉经·卷六·第三》：心病，其色赤，心痛气短，手掌烦热，或啼笑骂詈，悲思愁虑，面赤身热，其脉实大而数，此为可治，春当刺中冲，夏刺劳宫，季夏刺太陵，皆补之；秋刺间使，冬刺曲泽，皆泻之；又当灸巨阙五十壮，背第五椎百壮。

《针灸甲乙经·卷七·第一下》：苦不乐，太息……太陵主之。

《针灸甲乙经·卷七·第一下》：烦心，善悲……隐白主之。

《针灸甲乙经·卷七·第五》：疟食时发，心痛，悲伤不乐，天井主之。

《针灸甲乙经·卷九·第五》：短气心痹，悲怒逆气，恐狂易，鱼际主之。

《针灸甲乙经·卷九·第五》：心痛善悲，厥逆……大陵及间使主之。

《针灸甲乙经·卷九·第五》：心澹澹而善惊恐，心悲，内关主之

《针灸甲乙经·卷九·第五》：善惊，悲不乐……行间主之。

《针灸甲乙经·卷九·第五》：脾虚令人病寒不乐，好太息，商丘主之。

《针灸甲乙经·卷九·第五》：哀而乱，善恐，嗌内肿，心惕惕恐，如人将捕之……然谷主之。

《针灸甲乙经·卷九·第五》：惊，善悲，不乐，如堕坠……照海主之。

《针灸甲乙经·卷十一·第二》：心悬如饥状，善悲而惊狂……间使主之。

《针灸甲乙经·卷十一·第二》：癫疾发寒热，欠，烦满，悲泣出，解溪主之。

《针灸甲乙经·卷十二·第十一》：悲，喘，昆仑主之。

《千金要方·卷十八·第五》：逆气虚劳，寒损忧恚……烦满狂易走气，凡二十二病皆灸绝骨五十壮。

《千金要方·卷三十·第二》：通里，主卒痛烦心，心中懊憹，数欠频伸，心下悸，悲恐。

《千金要方·卷三十·第二》：灵道，主心痛，悲恐。

《千金要方·卷三十·第四》：天井、神道、心俞，主悲愁恍惚，悲伤不乐。

《千金要方·卷三十·第四》：劳宫、太陵，主风热善怒，心中悲喜，思慕嘘唏，嬉笑不止。

《千金要方·卷三十·第四》：少冲，主大息，烦满少气，悲惊。

《千金要方·卷三十·第五》：通里，主热病先不乐数日。

《千金要方·卷三十·第五》：液门、中渚、通理，主热病先不乐，头痛，面热无汗。

《千金翼方·卷二十八·第九》：有时恢恢嗜睡……令人极无情地，常愁不乐，健忘，嗔喜，有如此候，即宜灸之，当灸悬钟穴。

《外台秘要·卷三十九·第五》：三阴交……心悲气逆

《外台秘要·卷三十九·第十一》：（足）通谷……狂疾不呕沫，痊，善唏。

《太平圣惠方·卷一百》：支正……惊恐悲愁。

《铜人腧穴针灸图经·卷五·手厥阴》：太陵……喜悲泣，惊恐。

《西方子明堂灸经·卷二·手少阴》：少冲……悲恐畏人，善惊。

《西方子明堂灸经·卷三·足太阴》：商丘……心悲气逆。

《子午流注针经·卷下·手少阴》：少冲……虚则悲惊实喜笑，手挛臂痛用针加。

《子午流注针经·卷下·足太阴》：少海……头项痛时涕与笑，用针一刺管惊人。

《子午流注针经·卷下·手太阴》：灵道……心痛肘挛悲恐惊……建时到后即宜针。

《子午流注针经·卷下·手厥阴》：大陵……喜笑悲哀气上冲……狂言头痛建时中。

《卫生宝鉴·卷七·中风针法》：照海……善悲不乐。

《神应经·心脾胃部》：心痹悲恐：神门、大陵、鱼际。

《神应经·心邪癫狂部》：狂言不乐：大陵。

《针灸大全·卷四·八法主治病症》：公孙……胸中刺痛，隐隐不乐：内关二穴、大陵二穴、或中二穴。

《针灸大全·卷四·八法主治病症》：内关……心性呆痴，悲泣不已：通里二穴、后溪二穴、神门二穴、大钟二穴。

《针灸集书·卷上·心惊》：曲泽、灵道、下廉、鱼际、少冲、神门、郄门，以上穴治惊，悲恐。

《针灸集书·卷上·癫狂癫邪》：温溜、液门、神门、阳谷、劳宫、大陵、间使、滑肉门、攒竹、风府、太乙、心俞，以上穴并治癫狂悲歌……或笑或哭。

《针灸集书·卷上·马丹阳天星十一穴》：通里穴……心悲恐悸，善去心烦懊恼。

《针灸聚英·卷一上·手少阴》：少冲……痰冷，少气，悲恐善惊，太息，烦满。

《针灸聚英·卷一下·足少阴》：涌泉……善悲欠。

《针灸聚英·卷四上·玉龙赋》：神门治呆痴笑呵。

《针灸聚英·卷四下·六十六穴歌》：卒中不能语，心疼及恐悲；问云何所治，灵道穴偏奇。

《针灸聚英·卷四下·六十六穴歌》：心痛及狂悲……神门刺莫违。

《针灸聚英·卷四下·六十六穴歌》：善笑还悲泣……当下大陵针。

《古今医统大全·卷七·诸证针灸经穴》：呕逆烦满，忧思结气，心痛：太冲、太仓、胃脘（并宜灸）。

《古今医统大全·卷四十一·针灸法》：合谷，治忧死无气……用针刺入三分，活。

《针灸大成·卷五·十二经治症主客原络》：腹䐜，心闷意凄怆，恶人恶火恶灯光……冲阳、公孙。

《针灸大成·卷六·手太阴》：尺泽……善嚏，悲哭。

《针方六集·纷署集·第二十四》：内关……喜笑悲哭。

《针方六集·纷署集·第二十五》：神门……悲笑惊惑，失叹多言。

《针方六集·纷署集·第二十九》：商丘……悲梦痰痔。

《类经图翼·卷七·手厥阴》：劳宫……治忧噎。

《类经图翼·卷十一·必腹胸胁胀痛》：肾心痛：悲惧相控，太溪、然谷（各七壮）。

《医宗金鉴·卷八十五·足部主病》：解溪……悲泣癫狂悸与惊。

《采艾编翼·卷一·经脉主治要穴诀》：五痫悲惊恐，神门及少冲。

《太乙离火感应神针》足三里……发狂呓语，无端哭笑。

《针灸集成·卷二·心胸》：心悲恐烦热：神门、大陵、鱼际、通里、太渊、公孙、肺俞、隐白、三阴交、阴陵泉。

《针灸集成·卷二·风部》：太息善悲：行间、丘墟、神门、下三里、日月。

《针灸集成·卷二·癫痫》：风癫及发狂欲走，称神自高，悲泣呻吟，谓邪祟也。先针间使，后十三穴。

《针灸集成·卷二·伤寒及瘟疫》：伤寒悲恐：太冲、内庭、少冲、通里。

《针灸治疗实验集·43》：因伊母谢世，悲郁成症，经水数月未来，面黄肌瘦，全身倦怠……余于内关、三里、中脘、中极、气海等穴针灸之。

第五节 胸痹

【概述】

胸痹是以胸骨后或左胸部发作性憋闷、疼痛为主要临床特征的疾病。轻者偶发短暂轻微的胸部沉闷或隐痛，或左胸部发作性不适感；重者疼痛剧烈，或呈压榨样绞痛。常伴有心悸，气短，呼吸不畅，甚至喘促，惊恐不安，面色苍白，冷汗自出等。其发生常与劳累、饱餐、寒冷及情绪激动等有关。西医学的冠状动脉供血不足、稳定型心绞痛、心肌梗死、缺血性冠心病等可参考本病辨证施治。

【辨证】

主症：胸骨后或左胸发作性闷痛，或向左肩背沿手少阴心经循行部位放射。

兼症：兼见痛有定处，如刺如绞，胸闷，舌质暗红，有瘀斑，苔薄，脉涩或促，为瘀血阻络；时欲太息，遇情志不遂或暴怒则易诱发或加重，脘腹胀闷，嗳气则舒，苔薄腻，脉细弦，为肝郁气滞；胸闷重而心痛轻，痰多气短，遇阴雨天而易发作或加重，伴有倦怠乏力，纳呆便溏，口黏，恶心，咯吐痰涎，苔白腻或白滑，脉滑，为痰湿痹阻；阵阵隐痛，动则尤甚，心悸怔忡，少气，易出汗，四肢欠温，舌质淡胖，苔白腻，脉细缓或结代，为心阳不足；倦怠乏力，食欲欠佳，口渴咽干，潮热盗汗，舌红，苔薄或剥，脉细数为气阴两虚。

【治疗】

（1）瘀血阻络：化瘀通络。主穴选用中冲、内关、血海，应穴可选用心俞、膈俞。

（2）肝郁气滞：疏肝通络。主穴选用太冲、内关、足三里，应穴可选用期门、肝俞。

（3）痰湿痹阻：化浊通络。主穴选用内关、丰隆、阴陵泉，应穴可选用膻中、中脘。

（4）心阳不足：温心通络。主穴选用内关、少冲、劳宫、神门，应穴可选用厥阴俞、至阳。

（5）气阴两虚：补益气阴。主穴选用内关、郄门、少海，应穴可选用心俞、脾俞、膏肓。

【操作步骤】

采取上补下泻转移兴奋灶运动针刺法，每次主穴、应穴各选 1～2 穴。先针刺主穴，强刺激，泻法；再针刺应穴，较弱刺激，平补平泻。留针 20 分钟，主穴中途行针 2 次，并且嘱咐患者做深呼吸运动。每日 1 次，或隔日 1 次。

【注意事项】

（1）转移兴奋灶针刺法治疗胸痹稳定期疗效较好，发作期应注意观察患者舌脉、体温、呼吸、血压及情志变化，做好抢救及药物准备。

（2）对于过饥、过饱、过度疲劳或精神高度紧张的胸痹患者，慎用转移兴奋灶针刺法。

【先贤上病下取用穴经验】

《素问·缪刺论》：邪客于足少阴之络，令人卒心痛……刺然谷之前出血。

《灵枢·经脉》：内关……实则心痛。

《针灸甲乙经·卷七·第一下》：烦心，心痛，臂内廉及胁痛……少泽主之。

《针灸甲乙经·卷七·第一下》：心痛如锥针刺，太溪主之。

《针灸甲乙经·卷七·第一下》：眩，心痛，肩背相引……京骨主之。

《针灸甲乙经·卷九·第二》：心澎澎痛，少气不足以息，尺泽主之。

《针灸甲乙经·卷九·第二》：心痛，咳干呕……侠白主之。

《针灸甲乙经·卷九·第二》：卒心痛，汗出，大敦主之。

《针灸甲乙经·卷九·第二》：胸痹心痛，肩肉麻木，天井主之。

《针灸甲乙经·卷九·第二》：胸痹心痛，不得息，痛无常处临泣主之。

《针灸甲乙经·卷九·第二》：心痛，臂表痛，不可及头，取关冲。

《针灸甲乙经·卷九·第三》：惊，心痛手少阴阴郄主之。

《针灸甲乙经·卷九·第五》：心痛善悲，厥……大陵及间使主之。

《肘后备急方·卷一·第八》：治卒心痛方……灸手中央长指端三壮……横度病人口折之，以度心厌下，灸度头三壮。

《千金要方·卷十九·第一》：大钟……烦心心痛。

《千金要方·卷三十·第二》：灵道，主心痛，悲恐，相引瘈疭。

《千金要方·卷三十·第二》：郄门、曲泽、大陵，主心痛。

《千金翼方·卷二十七·第三》：卒心疝暴痛汗出，刺大敦……刺出血立已。

《外台秘要·卷三十九·第一》：经渠……心痛欲呕。

《外台秘要·卷三十九·第七》：神门……不嗜食，心痛。

《外台秘要·卷三十九·第七》：涌泉……心痛。

《太平圣惠方·卷一百》：少冲……卒心痛。

《琼瑶神书·卷二·二百三十八》：心胸疼痛最难当，泻之大陵气下忙，有积内关痛甚泻，左盘中脘艾加详。

《琼瑶神书·卷三·四十三》：中冲二穴：治心腹痛、手掌热。

《琼瑶神书·卷三·四十三》：劳宫二穴、大陵二穴：治心胸气疼、浑身发热等症。

《琼瑶神书·卷三·六十四》：列缺……腰心后痛心烦满，下针有如汤浇雪。

《琼瑶神书·卷三·六十五》：心气痛时难忍受，内关照海并公孙。

《圣济总录·卷一百九十三·治咳嗽》：曲泽穴……主呕血兼心痛。

《西方子明堂灸经·卷下·足阳明》：厉兑……心痛胀满，不得息。

《子午流注针经·卷下·手太阴》：灵道……心痛肘挛悲恐惊。

《子午流注针经·卷下·手厥阴》：曲泽……心疼烦闷口干频。

《子午流注针经·卷下·足少阴》：行间……腰痛心疼如死状。

《素问病机气宜保命集·卷下·第三十二》：心痛，针少阴经太溪、涌泉，及足厥阴原穴。

《针经指南·流注八穴》：公孙……九种心痛（心胃）。

《扁鹊神应针灸玉龙经·六十六穴治证》：劳宫……心疼。

《扁鹊神应针灸玉龙经·六十六穴治证》：大陵……心膈痛。

《扁鹊神应针灸玉龙经·六十六穴治证》：中冲九种心痛。

《扁鹊神应针灸玉龙经·六十六穴治证》：阳池……心痛，胸满。

《扁鹊神应针灸玉龙经·六十六穴治证》：绝骨……心疼腹胀，中焦寒热。

《扁鹊神应针灸玉龙经·六十六穴治证》：丰隆……心腹气痛。

《神应经·腹痛胀满部》：诸气痛心痛：灸大指次指下中节横纹当中，灸五壮。

《神应经·心脾胃部》：卒心痛不可忍，吐冷酸水：灸足大趾次指内纹中各一壮，炷如小麦大，立愈。

《神应经·胸背胁部》：心胸痛：曲泽、内关、大陵。

《针灸大全·卷一·灵光赋》：心痛手颤针少海。

《针灸大全·卷四·八法主治病症》：九种心疼，一切冷气：大陵二穴、中脘一穴、隐白二穴。

《针灸大全·卷四·八法主治病症》：痞块不散，心中闷痛：大陵二穴、中脘一穴、三阴交二穴。

《针灸大全·卷四·八法主治病症》：风壅气滞，心腹刺痛：风门二穴、膻中一穴、劳宫二穴、三里二穴。

《针灸集书·卷上·心痛》：凡心实者，则心中暴痛；虚则心烦，惕然不能动，失智，皆灸内关穴。

《针灸聚英·卷一上·足太阴》：太白……心痛脉缓。

《针灸聚英·卷一上·足阳明》：三里……心闷不已，卒心痛，腹有逆气上攻。

《针灸聚英·卷一下·足少阳》：支沟……心闷不已，卒心痛。

《医学入门·卷一·针灸·杂病穴法》：心痛翻胃刺劳宫，寒者少泽细手指。

《医学入门·卷一·针灸·杂病穴法》：心痛手战少海求，若要除根阴市睄；太渊列缺穴相连，能祛气痛刺两乳。

《医学入门·卷一·针灸·杂病穴法》：间使……九种心痛。

《医学入门·卷一·针灸·杂病穴法》：内关……心胸痛。

《针灸大成·卷五·十二经井穴》：手少阴井：人病心痛烦渴……复刺神门穴。

《针灸大成·卷五·十二经井穴》：足少阴井：人病卒心痛，暴胀。

《针灸大成·卷五·十二经井穴》：手厥阴井：人病卒然心痛，掌中热。

《针灸大成·卷五·十二经治症主客原络》：脊间心后痛相从……阳池、内关。

《针方六集·纷署集·第二十四》：曲泽……九种心痛。

《针方六集·纷署集·第二十四》：少海……心胸痛。

《循经考穴编·手厥阴》：大陵……主心胸疼痛，两胁攻注。

《循经考穴编·手厥阴》：劳宫……九种心痛。

《循经考穴编·手厥阴》：郄门……心胸疼痛，五心烦热。

《身经通考·卷一·十三》：凡犯寒心痛，灸太溪、然谷、尺泽、行间、建里、大都、太白、中脘、神门、阴都、通谷。

《医宗金鉴·卷八十五·手部主病》：经渠……呕吐、心疼亦可痊。

《针灸则·七十穴·手足部》：公孙……恶寒，心痛。

《采艾编翼·卷一·三焦经宗要》：天井：心胸痛。

《针灸逢源·卷五·心胸胃脘腹痛门》：心疼针涌泉、太冲。

《针灸内篇·手太阴肺经络》：侠白……心痛气短。

《针灸集成·卷二·心胸》：卒心胸痛汗出：间使、神门、列缺、大敦，刺出血。

《针法穴道记·心痛》：心痛（新得此症约三五日者，常心痛不针）：内关穴（……行针二三分钟，针深四五分，须时时活动银针）。

《针灸简易·穴道诊治歌·足部》：隐白足大内侧边，主治心脾痛难堪，银针二分灸三壮，此足太阴属脾端。

第六节　咳嗽

【概述】

咳嗽是以肺失宣肃、肺气上逆、发出咳声或咳吐痰液为主要临床特征的疾病。"咳"指有声无痰；"嗽"指有痰无声。临床一般多声痰并见，故并称咳嗽。根据发病原因，可分为外感、内伤两大类。外感咳嗽是外邪从口鼻皮毛而入，肺卫受邪；内伤咳嗽则为脏腑功能失常累及于肺所致。咳嗽多见于西医学的上呼吸道感染、急慢性支气管炎、支气管扩张、肺炎、肺结核等疾病中，可参考本病辨证施治。

【辨证】

1. 外感咳嗽

主症：咳嗽病程较短，起病急骤，或兼有表证。

兼症：兼见咳嗽声重，咽喉作痒，痰色白、稀薄，头痛发热，鼻塞流涕，形寒无汗，肢体酸楚，苔薄白，脉浮紧，为外感风寒；咳痰黏稠，色黄，身热头痛，汗出恶风，苔薄黄，脉浮数，为外感风热。

2. 内伤咳嗽

主症：咳嗽起病缓慢，病程较长，可兼脏腑功能失调症状。

兼症：兼见咳嗽痰多、色白、黏稠，胸脘痞闷，神疲纳差，苔白腻，脉濡滑，为痰湿侵肺；气逆咳嗽，引胁作痛，痰少而黏，面赤咽干，苔黄少津，脉弦数，为肝火犯肺；干咳，咳声短，以午后黄昏为剧，少痰，或痰中带血，潮热盗汗，形体消瘦，两颊红赤，神疲乏力，舌红，少苔，脉细数，为肺阴亏虚。

【治疗】

（1）外感风寒：温肺散寒。主穴选用列缺、合谷、内关，应穴可选用肺俞、风门、天突。

（2）外感风热：清肺散热。主穴选用列缺、合谷、内关，应穴可选用大椎、风池、天突。

（3）痰湿侵肺：益气化痰。主穴选用丰隆、太渊、内关，应穴可选用肺俞、中府、天突。

（4）肝火犯肺：平肝清肺。主穴选用鱼际、行间、内关，应穴可选用肝俞、中府、天突。

（5）肺阴亏虚：养阴润肺。主穴选用太溪、太渊、内关，应穴可选用肺俞、中府、膏肓、天突。

【操作步骤】

采取上补下泻转移兴奋灶针刺法，每次主穴、应穴各选1～2穴。先针刺主穴，强刺激，泻法；再针刺应穴，较弱刺激，平补平泻，或加用灸法。留针20分钟，主穴中途行针2次，并且嘱咐患者做深呼吸运动。隔日1次。

【注意事项】

（1）本病见于多种呼吸系统疾病，临证必须明确诊断，必要时配合药物治疗。

（2）针灸对本病的发作期或初发期疗效较好，治疗期间注意保暖、慎避风寒。

【先贤上病下取用穴经验】

《素问·缪刺论》：邪客于足少阳之络，令人胁痛不得息，咳而汗出，刺足小趾次指爪甲上，与肉交者。

《脉经·卷六·第七》：肺病，起色白，身体俱寒无热，时时咳，其脉微迟……春当刺少商，夏刺鱼际，皆泻之；季夏刺太渊，秋刺经渠，冬刺尺泽，皆补之；又当灸膻中百壮，背第三椎二十五壮。

《针灸甲乙经·卷七·第一中》：咳引溺出，虚也……刺鱼际补之。

《针灸甲乙经·卷七·第一下》：咳嗽唾浊，气膈善呕……尺泽主之。

《针灸甲乙经·卷七·第一下》：胸胁痛，不可反侧，咳满溺赤……劳宫主之。

《针灸甲乙经·卷七·第一下》：烦心不嗜食，咳而短气，善喘……涌泉主之。

《针灸甲乙经·卷七·第一下》：胁痛咳逆不得息，窍阴主之，及爪甲上与肉交者，左取右，右取左。

《针灸甲乙经·卷八·第一下》：咳喘逆……少商主之。

《针灸甲乙经·卷八·第一下》：咳上气喘……刺经渠。

《针灸甲乙经·卷八·第一下》：寒热咳唾，掌中热……列缺主之。

《针灸甲乙经·卷八·第一下》：烦心，咳，寒热善哕，劳宫主之。

《针灸甲乙经·卷九·第三》：咳逆烦闷不得卧，胸中满，喘不得息，背痛，太渊主之。

《针灸甲乙经·卷九·第三》：咳逆上气……尺泽主之。

《针灸甲乙经·卷九·第三》：咳，干呕烦满，侠白主之。

《针灸甲乙经·卷九·第三》：咳而胸满，前谷主之。

《针灸甲乙经·卷九·第三》：咳，面赤热，支沟主之。

《针灸甲乙经·卷九·第三》：咳，面赤热，支沟主之。

《针灸甲乙经·卷九·第三》：咳，喉中鸣，咳唾血，大钟主之。

《针灸甲乙经·卷九·第九》：咳逆呕吐……行间主之。

《针灸甲乙经·卷十二·第十一》：小儿咳而泄，不欲食者，商丘主之。

《针灸甲乙经·卷三十·第二》：经渠、行间，主喜咳。

《针灸甲乙经·卷三十·第二》：咳吐噫，善咳，气无所出，先取三里，后取太白、章门。

《针灸甲乙经·卷三十·第二》：经渠、行间，主喜咳。

《千金要方·卷十七·第一》：列缺……病则咳，上气喘喝，烦心胸满。

《外台秘要·卷三十九·第一》：鱼际……咳嗽喘。

《太平圣惠方·卷一百》：解溪……生气咳嗽，喘息急。

《铜人腧穴针灸图经·卷五·手太阴》：孔最……咳逆。

《琼瑶神书·卷三·六十五》：咳嗽呕吐治无因……公孙列缺效神功。

《琼瑶神书·卷三·六十五》：咳嗽上喘便秘结，公孙照海用金针。

《神应经·痰喘咳嗽部》：咳嗽：列缺、经渠、尺泽、鱼际、少泽、前谷、三里、肺俞（百壮）、膻中（七壮）。

《神应经·痰喘咳嗽部》：咳嗽饮水：太渊。

《神应经·诸般积聚部》：咳逆：支沟、前谷、大陵、曲泉、三里、陷谷、然谷、行间、临泣、肺俞。

《神应经·诸般积聚部》：咳逆无所出者：先取三里、后取太白、太渊、鱼际、太溪、窍阴、肝俞。

《神应经·诸般积聚部》：咳逆振寒：少商、天突（灸三壮）。

《神应经·诸般积聚部》：久病咳：少商、天突（灸三壮）。

《针灸大全·卷一·席弘赋》：咳嗽先宜补合谷，确须针泻三阴交。

《医学入门·卷一·针灸·杂病穴法》：冷嗽只宜补合谷，三阴交泻及时住。

《医学入门·卷一·针灸·杂病穴法》：列缺：主咳嗽风痰。

《针灸大成·卷五·十二经治症主客原络》：喘咳缺盆痛莫禁……太渊、

偏历。

《神灸经纶·卷三·身部证治》：咳嗽红痰……列缺、百劳、肺俞、中脘。

《针灸集成·卷二·汗部》：咳嗽汗不出：鱼际、窍阴、胆俞、商阳、上星、肺俞、心俞、肝俞、曲泉三壮，孔最三壮。

第七节　呕吐

【概述】

呕吐是指胃失和降、气逆于上、迫使胃中之物从口中吐出为主要临床特征的疾病。既可单独为患，亦可见于多种疾病。古代文献以有声有物谓之呕，有物无声谓之吐，有声无物谓之干呕。因两者常同时出现，故称呕吐。其发生与外邪犯胃、饮食不节、情志失调、体虚劳倦等多种因素有关。本病病位在胃，多见于西医学的胃神经官能症、急慢性胃炎、胃扩张、贲门痉挛、幽门痉挛等疾病中，可参考本病辨证施治。

【辨证】

1. 实证

主症：发病急，呕吐量多，吐出物多酸臭味，或伴寒热。

兼症：兼见呕吐清水或痰涎，食入乃吐，大便溏薄，头身疼痛，胸脘痞闷，喜暖畏寒，苔白，脉迟，为寒邪客胃；食入即吐，呕吐物酸苦热臭，大便燥结，口干而渴，喜寒恶热，苔黄，脉数，为热邪内蕴；呕吐清水痰涎，脘闷纳差，头眩心悸，苔白腻，脉滑，为痰饮内阻；呕吐多在食后精神受刺激时发作，吞酸，频频嗳气，平时多烦善怒，苔薄白，脉弦，为肝气犯胃；因暴饮暴食而呕吐酸腐，脘腹胀满，嗳气厌食，苔厚腻，脉滑，为饮食停滞。

2. 虚证

主症：病程较长，发病较缓，时作时止，吐出物不多，腐臭味不甚。

兼症：兼见饮食稍有不慎，呕吐即易发作，时作时止，纳差便溏，面色无华，倦怠乏力，舌淡，苔薄，脉弱无力者，为脾胃虚寒。

【治疗】

（1）寒邪客胃：温胃止呕。主穴选用足三里、内关，应穴可选用中脘、胃俞、上脘。

（2）热邪内蕴：清热止呕。主穴选用内庭、内关，应穴可选用中脘、胃俞。

（3）痰饮内阻：化饮止呕。主穴选用丰隆、内关，应穴可选用中脘、胃俞、膻中。

（4）肝气犯胃：疏肝止呕。主穴选用太冲、内关，应穴可选用中脘、胃俞、肝俞。

（5）饮食停滞：化滞止呕。主穴选用足三里、内关，应穴可选用中脘、梁门、天枢。

（6）脾胃虚寒：温中止呕。主穴选用足三里、内关，应穴可选用胃俞、脾俞、神阙。

【操作步骤】

采取上补下泻转移兴奋灶针刺法，每次主穴、应穴各选1～2穴。先针刺主穴，强刺激，泻法；再针刺应穴内关、中脘，较弱刺激，平补平泻，可加用艾灸。留针20分钟，主穴中途行针2次，并且嘱咐患者做深呼吸运动。隔日1次。呕吐发作时，可在内关穴行强刺激并持续运针1～3分钟。

【注意事项】

（1）针灸治疗呕吐效果良好，因妊娠或药物反应引起的呕吐，亦可参考治疗。但上消化道严重梗阻、肿瘤引起的呕吐及脑源性呕吐，只能做对症处理，应重视原发病的治疗。

（2）治疗期间注意饮食调节和情绪稳定。

【先贤上病下取用穴经验】

《灵枢·邪气脏腑病形》：胆病者，善太息，口苦，呕宿汁……其寒热者取阳陵泉。

《灵枢·四时气》：善呕，呕有苦，长太息……取三里，以下胃气逆，则刺少阳血络以闭胆逆，却调其虚实以去其邪。

《针灸甲乙经·卷七·第一中》：膈中虚，食欲呕……皆虚也。刺鱼际补之。

《针灸甲乙经·卷七·第一下》：气膈善呕……尺泽主之。

《针灸甲乙经·卷七·第一下》：热病烦心，善呕……间使主之。

《针灸甲乙经·卷七·第一下》：膈中闷，呕吐不欲食饮，隐白主之。

《针灸甲乙经·卷七·第一下》：善呕泄有脓血，苦无所出。先取三里，后取太白、章门主之。

《针灸甲乙经·卷七·第五》：呕甚，热多寒少……太溪主之。

《针灸甲乙经·卷九·第四》：胁下楷满，呕吐逆，阳陵泉主之。

《针灸甲乙经·卷九·第九》：咳逆呕吐……行间主之。

《针灸甲乙经·卷十·第二下》：头身风热，善呕……间使主之。

《针灸甲乙经·卷十一·第二》：病至则善呕，呕已乃衰。即取公孙及井俞。

《肘后备急方·卷一·第十一》：卒吐逆方……灸两手大拇指内边爪后第一文头各一壮。又灸两手中央长指爪下一壮，愈。

《千金要方·卷三十·第二》：少商、劳宫，主呕吐。

《千金要方·卷三十·第二》：绝骨主病热欲呕。

《千金要方·卷三十·第二》：商丘、幽门、通谷，主喜呕。

《千金要方·卷三十·第二》：大钟、太溪，主烦心，满呕。

《外台秘要·卷三十九·第七》：通里……苦呕，喉痹。

《太平圣惠方·卷一百》：大都……腹满善呕。

《太平圣惠方·卷一百》：筑宾……呕吐不止也。

《铜人腧穴针灸图经·卷五·手少阳》：支沟……霍乱呕吐。

《铜人腧穴针灸图经·卷五·足太阳》：仆参……霍乱吐逆，癫痫。

《铜人腧穴针灸图经·卷五·手少阴》：少海……目眩发狂，呕吐涎沫。

《琼瑶神书·卷三·六十三》：通里……口苦呕无纵。

《琼瑶神书·卷三·四十九》：隐白两穴：治腹胀不得睡卧、呕吐、反胃不止、不下食。

《圣济总录·卷一百九十三·治咳嗽》：咳而呕，呕甚则长虫出者，三里主之。

《圣济总录·卷一百九十三·治咳嗽》：咳而呕苦汁者，阳陵泉主之。

《西方子明堂灸经·卷二·手厥阴》：曲泽……逆气呕涩。

《西方子明堂灸经·卷六·足太阳》：昆仑……中恶吐逆。

《针经指南·流注八穴》：内关……吐逆不定。

《扁鹊神应针灸玉龙经·六十六穴治证》：绝骨……中焦寒热，减食吐水。

《神应经·伤寒部》：喘呕欠伸：经渠。

《神应经·伤寒部》：呕逆：大陵。

《神应经·伤寒部》：呕哕：太渊。

《神应经·霍乱部》：霍乱吐泻：关冲、支沟、尺泽、三里、太白，先取太溪，后取太仓。

《针灸大全·卷四·八法主治病症》：脾胃虚冷，呕吐不已：内庭二穴、中脘一穴、气海一穴、公孙二穴。

《针灸大全·卷四·八法主治病症》：呕吐痰涎，眩晕不已：丰隆二穴、中魁二穴、膻中一穴。

《针灸大全·卷四·八法主治病症》：醉头风，呕吐不止，恶闻人言：涌泉二穴、列缺二穴、百劳一穴、合谷二穴。

《针灸大全·卷四·八法主治病症》：霍乱吐泻，手足转筋：京骨二穴、三里二穴、承山二穴、曲池二穴、腕骨二穴、尺泽二穴、阳陵泉二穴。

《针灸大全·卷四·八法主治病症》：冒暑大热，霍乱吐泻：委中二穴、百劳一穴、中脘一穴、曲池二穴、十宣十穴、三里二穴、合谷二穴。

《针灸大全·卷四·八法主治病症》：白痧，腹痛吐泻，四肢厥冷，十指甲冷黑，不得睡卧：大陵二穴、百劳一穴、大敦二穴、十宣十穴。

《针灸集书·卷上·淋癃》：大钟治……呕逆多寒，欲闭户处。

《针灸集书·卷上·八法穴治病歌》：妇人经脉不调匀，呕吐痰涎及失音（先公孙，后内关）。

《针灸集书·卷上·八法穴治病歌》：呕吐涩痰并月事（先外关，后临泣）。

《针灸聚英·卷一下·手厥阴》：大陵……呕哕无度。

《针灸聚英·卷四下·六十六穴歌》：呕吐卒心痛……间使实能医。

《医学入门·卷一·针灸·杂病穴法》恶心呕吐膈噎,俱泻足三里、三阴交;虚甚者,补气海。

《医学入门·卷一·针灸·治病要穴》:丰隆:主痰晕、呕吐。

《针灸大成·卷五·十二经治症主客原络》:呕吐胃翻疼腹胀……太白、丰隆。

《针灸大成·卷五·十二经治症主客原络》:所生病者胸满呕……太冲、光明。

《针方六集·纷署集·第二十三》:经渠……呕吐。

《类经图翼·卷六·足太阴》:商丘……喘呕。

《类经图翼·卷十一·诸咳喘呕哕气逆》:间使……干呕吐食。

《类经图翼·卷十一·诸咳喘呕哕气逆》:后溪……吐食。

《循经考穴编·手少阳》:支沟……中焦霍乱呕吐。

《医宗金鉴·卷八十五·手部主病》:曲泽……兼治伤寒呕吐逆,针灸同施立刻宁。

《针灸逢源·卷五·疟疾》:商丘治呕。

《针灸内篇·手太阴肺经络》:太渊……治心痛,寒热,呕吐。

《针灸简易·穴道诊治歌·手部》:曲泽……烦渴吐逆针三分。

第八节　呃逆

【概述】

呃逆又称哕、噫,是以喉间呃呃连声、声短而频、难以自止为主要临床特征的疾病。临床所见以偶然发生者居多,这种呃逆为时短暂,多能自愈。有的则屡屡发生,持续数天、数月,甚至数年。呃逆的发生主要与饮食不当、情志不畅、正气亏虚有关。西医学的单纯性膈肌痉挛可参考本病辨证施治。

【辨证】

主症:喉间呃呃连声,声音短促,频频发出,不能自制。

兼症:兼见呃声沉缓有力,胸膈及胃脘不舒,得热则减,遇寒更甚,进食减少，恶食生冷，喜饮热汤，口淡不渴，舌苔白，脉迟缓，为胃寒积滞；呃声洪亮有力冲逆而出，口臭烦渴，多喜冷饮，脘腹满闷，大便秘结，小便短赤，苔黄燥，脉滑数，为胃火上逆；呃逆连声，常因情志不畅而诱发或加重，胸胁满闷，嗳气纳减，肠鸣矢气，苔薄白，脉弦，为肝气郁滞；呃声低长无力，气不得续，泛吐清水，脘腹不舒，喜温喜按，面色㿠白，手足不温，食少乏力，大便溏薄，舌质淡，苔薄白，脉细弱，为脾胃阳虚；呃声短促不得续，口干咽燥，烦躁不安，不思饮食，或食后饱胀，大便干结，舌红，苔少而干，脉细数，为胃阴不足。

【治疗】

（1）胃寒积滞：温胃止呃。主穴选用内关、足三里，应穴可选用胃俞、膈俞、中脘、膻中。

（2）胃火上逆：清胃止呃。主穴选用内庭、足三里，应穴可选用胃俞、中脘、膻中。

（3）肝气郁滞：疏肝止呃。主穴选用太冲、内关，应穴可选用期门、膈俞、中脘、膻中。

（4）脾胃阳虚：温脾止呃。主穴选用内关、足三里，应穴可选用脾俞、胃俞、中脘、膻中。

（5）胃阴不足：润胃止呃。主穴选用三阴交、内关，应穴可选用胃俞、中脘、膻中。

【操作步骤】

采取上补下泻转移兴奋灶针刺法，每次主穴、应穴各选1～2穴。先针刺主穴，强刺激，泻法；再针刺应穴，较弱刺激，平补平泻。留针20分钟，主穴中途行针2次，并且嘱咐患者做深呼吸运动。隔日1次。胃寒积滞、脾胃阳虚者，亦可主穴针上加灸，应穴配合悬灸，或病灶局部加热敏灸（在疼痛部位探查热敏腧穴施以热敏灸）。

【注意事项】

（1）针灸治疗呃逆有显著疗效。

（2）呃逆停止后，应积极治疗引起呃逆的原发病。

（3）急重症患者出现呃逆，可能是胃气衰败、病情转重之象，宜加以注意。

【先贤上病下取用穴经验】

《针灸甲乙经·卷七·第一下》：小便不利，善哕，三里主之。

《针灸甲乙经·卷七·第一下》：热病发热，烦满而欲呕哕……劳宫主之。

《针灸甲乙经·卷七·第五》：烦心善哕，心满而汗出，刺少商出血立已。

《针灸甲乙经·卷八·第一下》：寒热善哕，劳宫主之。

《针灸甲乙经·卷九·第二》：善唾哕噫……太渊主之。

《针灸甲乙经·卷九·第二》：心痛，衄哕呕血……郄门主之。

《千金要方·卷三十·第二》：大敦主哕噫，又灸石关。

《千金要方·卷三十·第二》：少海主气逆呼吸，噫哕呕。

《吐番医疗术》：呃逆不止，紧压右手跳脉，即可止。

《外台秘要·卷十九·论阴阳表里灸法》：哕逆者灸涌泉。

《圣济总录·卷一百九十三·治哕》：少商二穴主哕。

《圣济总录·卷一百九十三·治哕》：呕哕而手足逆冷者，灸三阴交各七壮……未差更灸如前数。

《西方子明堂经·卷二·手厥阴》：间使……喜哕。

《针灸资生经·第五·膈痛》：大钟，治食噫不化。

《针灸资生经·第五·膈痛》：关冲、天突，治胸中气噫。

《素问病机气宜保命集·卷下·第三十二》：哕呕无度，针手厥阴大陵穴。

《备急灸法》：治噫疾灸法：脚底中趾中节，灸五壮。

《神应经·痰喘咳嗽部》：呕哕：太渊。

《神应经·心脾胃部》：噫食不下，劳宫、少商、太白、公孙、三里、中魁（在中指第二节尖）、膈俞、心俞、胃俞、三焦俞、中脘、大肠俞。

《针灸大全·卷一·治病十一证歌》：伤寒呕哕闷涎随，列缺下针三分许，三分针泻到风池，二手三间并三里，中冲还刺五分依。

《针灸大全·卷一·席弘赋》：三里攻其隘，下针一泻三补之，气上攻噎只管在，噎不住时气海灸，定泻一时立便瘥。

《针灸大全·卷四·八法主治病症》：公孙……气膈五噎饮食不下：膻中一

穴、三里二穴、太白二穴。

《针灸大全·卷四·八法主治病症》：胸中噎塞痛……大陵二穴、内关二穴、膻中一穴、三里二穴。

《奇效良方·卷五十五·奇穴》：独阴二穴，在足第二趾下横纹中……治女人干哕呕吐。

《针灸捷径·卷之下》：伤寒，发哕：劳宫、间使、巨阙、中管。

《针方六集·纷署集·第二十九》：大都……烦哕。

《类经图翼·卷七·手厥阴》：间使……治热病频哕。

《循经考穴编·足阳明》：（足）三里……噫哕癃遗。

《针灸逢源·卷六·呕吐哕》：肺主为哕，取手太阴（太渊），足少阴（俞府、石关）。

《新针灸手册》：呃逆……足三里、公孙、脾俞、胃俞，针或灸。

《针灸学简编》：呃逆……热症：内关、列缺、膈俞、足三里。

第九节　胃痛

【概述】

胃痛又称胃脘痛，是以上腹胃脘部发生疼痛为主要临床特征的疾病。由于疼痛部位近心窝处，古人又称"心痛""心下痛"等。其发生常与寒邪客胃、饮食伤胃、肝气犯胃和脾胃虚弱等因素有关。胃痛多见于西医学的胃痉挛、胃肠神经官能症、急慢性胃炎、消化性溃疡、胃黏膜脱垂等疾病中，可参考本病辨证施治。

【辨证】

1. 实证

主症：上腹胃脘部暴痛，痛势较剧，痛处拒按，饥时痛减，纳后痛增。

兼症：兼见脘腹得温痛减，遇寒痛增，恶寒喜暖，口不渴，喜热饮，或伴恶寒，苔薄白，脉弦紧，为寒邪犯胃；胃脘胀满疼痛，嗳腐吞酸，嘈杂不舒，呕吐或矢气后痛减，大便不爽，苔厚腻，脉滑，为饮食伤胃；胃脘胀满，脘痛连胁，嗳气频颇，吞酸，大便不畅，每因情志因素而诱发，心烦易怒，喜太息，苔薄白，脉弦，为肝气犯胃；胃痛拒按，痛有定处，食后痛甚，或有呕血便黑，舌质紫暗或有瘀斑，脉细涩，为气滞血瘀。

2. 虚证

主症：上腹胃脘部疼痛隐隐，痛处喜按，空腹痛甚，纳后痛减。

兼症：兼见泛吐清水，喜暖，大便溏薄，神疲乏力，或手足不温，舌淡苔薄，脉虚弱或迟缓，为脾胃虚寒；胃脘灼热隐痛，似饥而不欲食，咽干口燥，大便干结，舌红少津，脉弦细或细数，为胃阴不足。

【治疗】

（1）寒邪犯胃：温胃止痛。主穴选用足三里、内关，应穴可选用胃俞、中脘。

（2）饮食伤胃：化滞止痛。主穴选用足三里、内关，应穴可选用梁门、天枢、中脘。

（3）肝气犯胃：疏肝止痛。主穴选用太冲、内关，应穴可选用期门、中脘。

（4）气滞血瘀：化瘀止痛。主穴选用足三里、内关，应穴可选用膻中、膈俞、中脘。

（5）脾胃虚寒：温中止痛。主穴选用足三里、内关，应穴可选用胃俞、脾俞、中脘。

（6）胃阴不足：柔胃止痛。主穴选用三阴交、内关，应穴可选用胃俞、中脘。

【操作步骤】

采取上补下泻转移兴奋灶运动针刺法，每次主穴、应穴各选1～2穴。先针刺主穴，强刺激，泻法；再针刺应穴，较弱刺激，平补平泻。疼痛发作时，主穴持续行针1～3分钟，直到痛止或缓解。胃邪犯胃、脾胃虚寒者，中脘可用隔盐灸。留针20分钟，主穴中途行针2次，并且嘱咐患者做深呼吸运动。隔日1次。

【注意事项】

（1）针灸对胃脘疼痛的治疗效果较好，尤其对单纯性胃痉挛、胃神经官能症等出现的胃痛疗效甚佳。

（2）溃疡病出血或穿孔等重症，应及时采取急救措施或外科治疗。平时注意饮食规律，忌食刺激性食物，保持心情舒畅。

【先贤上病下取用穴经验】

《灵枢·邪气脏腑病形》：胃病者，腹䐜胀，胃脘当心痛，上支两胁，膈咽不通，食饮不下，取之三里也。

《灵枢·厥病》：厥心痛，腹胀胸满，心尤痛甚，胃心痛也，取之大都、太白。

《针灸甲乙经·卷七·第一下》：心痛腹胀，心尤痛甚，此胃心痛也，大都主之，并取太白。

《针灸甲乙经·卷七·第一下》：冲阳主之，胃脘痛，时寒热，皆主之。

《针灸甲乙经·卷七·第五》：心下胀满痛，上气，灸手五里。

《千金要方·卷三十·第八》：水原、照海……心下痛。

《外台秘要·卷三十九·第五》：三阴交……脾胃肌肉痛。

《针经指南·标幽赋》：脾痛胃疼，泻公孙而立愈。

《丹溪手镜·卷中·三十六》：脾病者，腹胀，食则呕吐，善噫，胃脘痛也，心下急痛如锥刺，刺太溪。

《针灸大全·卷四·八法主治病症》：胃脘停食，疼刺不已：解溪二穴、太仓一穴、三里二穴。

《医学入门·卷一·针灸·杂病穴法》：心痛翻胃刺劳宫，寒者少泽细手指。

《医学入门·卷一·针灸·杂病穴法》：心腹痞满阴陵泉，针到承山饮食美。

《医学入门·卷一·针灸·杂病穴法》：内伤食积针三里，璇玑相应块亦消。

《针方六集·纷署集·第二十九》：大都……上脘痛。

《针方六集·纷署集·第二十九》：太白……胃脘痛。

《类经图翼·卷六·足太阴》：商丘……神农经云：治脾虚腹胀胃脘痛，可灸七壮。

《循经考穴编·足阳明》：内庭……胃口疼，停痰积冷。

《循经考穴编·足阳明》：厉兑……胃中积热，胃脘疼痛，便结便血。

《循经考穴编·足太阴》：公孙……膈胁冷气相乘，胃脾疼痛。

《循经考穴编·足太阴》：三阴交……胃脾疼痛。

《针灸逢源·卷五·心胸胃脘腹痛门》：胃脘痛……内关、膈俞、胃俞、商丘。

《针灸内篇·卷五·足太阴脾经络》：公孙……脾痛，胃疼。

《周氏经络大全注释·经络分说·十二》：足三里……胸胃内寒冷而疼。

第十节　腹痛

【概述】

腹痛是以胃脘以下、耻骨毛际以上部位发生疼痛为主要临床特征的疾病。其发生常与感受外邪、饮食不节、情志不畅、劳倦体虚等因素有关。腹痛多见于西医学的急慢性肠炎、肠痉挛、肠易激综合征等疾病中，可参考本病辨证施治。

【辨证】

主症：胃脘以下、耻骨毛际以上部位疼痛。

发病急骤，痛势剧烈，痛时拒按，属急性腹痛，多为实证；病程较长，痛势绵绵，痛时喜按，属慢性腹痛，多为虚证，或虚实夹杂。

兼症：兼见腹痛暴急，喜温怕冷，腹胀肠鸣，四肢欠温，口不渴，小便清长，舌淡，苔白，脉沉紧，为寒邪内积；腹痛拒按，胀满不舒，大便秘结或溏滞不爽，烦渴引饮，汗出，小便短赤，舌红，苔黄腻，脉濡数，为湿热壅滞；脘腹胀闷或痛，攻窜不定，痛引少腹，得嗳气或矢气则腹痛酌减，遇恼怒则加剧，舌紫暗，或有瘀点，脉弦涩，为气滞血瘀；腹痛缠绵，时作时止，饥饿劳累后加剧，痛时喜按，大便溏薄，神疲怯冷，舌淡，苔薄白，脉沉细，为脾阳不振。

【治疗】

（1）寒邪内积：温里化积。主穴选用公孙、足三里，应穴可选用天枢、关元。

（2）湿热壅滞：清热化积。主穴选用阴陵泉、内庭，应穴可选用天枢、关元。

（3）气滞血瘀：理气化积。主穴选用太冲、血海，应穴可选用天枢、关元。

（4）脾阳不振：温脾化积。主穴选用足三里、三阴交，应穴可选用脾俞、天枢、关元。

【操作步骤】

采取上补下泻转移兴奋灶运动针刺法，每次主穴、应穴各选1～2穴。先针刺主穴，强刺激，泻法；再针刺应穴，较弱刺激，平补平泻。腹痛发作时，足三里持续强刺激1～3分钟，直到痛止或缓解。留针20分钟，主穴中途行针2次，并且嘱咐患者做深呼吸运动。隔日1次。

【注意事项】

（1）针灸治疗腹痛有较好的效果，应明确诊断后进行针灸治疗。

（2）急腹症引起的腹痛，在针灸治疗的同时，应严密观察病情变化，必要时采取其他治疗措施，或手术治疗。

【先贤上病下取用穴经验】

《灵枢·五邪》：阳气不足，阴气有余，则寒中肠鸣腹痛……皆调于三里。

《针灸甲乙经·卷七·第一中》：腹痛不可以食饮……鱼际主之。

《针灸甲乙经·卷七·第一下》：腹痛，消中……三里主之。

《针灸甲乙经·卷七·第二》：腹胀皮痛，善伸数欠……内庭主之。

《针灸甲乙经·卷七·第五》：膜胀切痛引心，复溜主之。

《针灸甲乙经·卷八·第一下》：腰脊痛引腹……合阳主之。

《针灸甲乙经·卷八·第二》：环脐痛，阴骞两丸缩，不得卧，太冲主之。

《针灸甲乙经·卷九·第四》：肠鸣切痛，太白主之。

《针灸甲乙经·卷九·第七》：肠鸣而痛，温溜主之。

《针灸甲乙经·卷九·第七》：腹瘛痛……复溜主之。

《针灸甲乙经·卷九·第七》：肠鸣腹痛泄，食不化，心下胀，三里主之。

《针灸甲乙经·卷九·第十一》：腹脐痛腹中悒悒不乐，大敦主之。

《针灸甲乙经·卷九·第十一》：腹痛上抢心……行间主之。

《针灸甲乙经·卷九·第十一》：腰痛引腹，不得俯仰，委阳主之。

《针灸甲乙经·卷十·第二下》：腰尻腹痛……昆仑主之。

《千金要方·卷四·第三》：小腹绞痛，腹中五寒，灸关仪百壮，穴在膝外边上一寸宛宛中是。

《千金要方·卷十五上·第一》：公孙……热则腹中切痛，痛则阳病。

《外台秘要·卷七·卒腹痛方》：张文仲疗卒腹痛方……灸两足趾头各十四壮，使火俱下良。

《外台秘要·卷三十九·第十一》：承山……腹痛。

《铜人腧穴针灸图经·卷五·足少阴》：水泉……小便淋沥，腹切痛。

《琼瑶神书·卷一·二十一》：阴陵泉脐腹痛相宜。

《西方子明堂灸经·卷下·手少阴》：曲泉……女人血瘕腹肿疼……使下神针便去根。

《西方子明堂灸经·卷下·足太阴》：中封……脐腹痛时兼足冷。

《扁鹊神应针灸玉龙经·六十六穴治证》：大都……胸膈痞闷，腹痛。

《神应经·腹痛胀满部》：腹痛：内关、三里、阴谷、阴陵、复溜、太溪、昆仑、陷谷、行间、太白、中脘、气海、膈俞、脾俞、肾俞。

《神应经·阴疝小便部》：寒疝腹痛：阴市、太溪、肝俞。

《针灸大全·卷一·席弘赋》：肚疼须是公孙妙，内关相应必然廖。

《针灸大全·卷四·八法主治病症》：脾疝，令人怕寒，腹中痛：商丘二穴、脾俞二穴、三里二穴。

《针灸大全·卷四·八法主治病症》：腹中肠痛，下利不已：内庭二穴、天枢二穴、三阴交二穴。

《医学入门·卷一·针灸·杂病穴法》：腹痛公孙内关尔。

《医学入门·卷一·针灸·杂病穴法》：腹痛轻者，只针三里。

《医学纲目·卷二十二·腹痛》：脐腹痛：阴陵泉、太冲、三里、支沟，不已，取下穴：中脘、关元、天枢。

《杨敬斋针灸全书·下卷》：伤寒腹痛：内关、中管、阴泉。

《针灸大成·卷三·玉龙歌》：腹中疼痛亦难当，大陵外关可消详。

《针灸大成·卷五·十二经治症主客原络》：腹中泄泻痛无停……太冲、光明。

《针灸大成·卷九·治症总要》：腹内疼痛：内关、三里、中脘……复刺后穴：关元、水分、天枢。

《太乙神针·正面穴道证治》：大敦……脐腹肿胀而痛。

《医宗金鉴·卷八十五·手部主病》：尺泽……绞肠痧痛锁喉风。

《针灸逢源·卷三·症治要穴歌》：腹中疼痛刺冲阳。

《针灸集成·卷一·别穴》：独阴二穴，在足大趾、次趾内中节横纹当中，主胸腹痛及疝痛欲死，男左女右，灸五壮，神妙。

《针灸秘授全书·绞肠痧》：手腕骨中一穴，治心腹痛最佳。

《黄帝明堂经辑校·第三十三》：腹痛胀满，肠鸣，热病汗不出，陷谷主之。

第十一节　胁痛

【概述】

胁痛又称胁肋痛、季肋痛或胁下痛，是以一侧或两侧胁肋部疼痛为主要临床特征的疾病。其发生多与情志不畅、跌仆损伤、饮食所伤、外感湿热、虚损久病等因素有关。胁痛多见于西医学的肋间神经痛、急慢性肝炎、肝硬化、胆囊炎、胆石症、胆道蛔虫病、胸膜炎等疾病中，可参考本病辨证施治。

【辨证】

主症：胁肋疼痛。

兼症：兼见疼痛以胀痛为主，痛无定处，常因情志波动而发作，伴情志不舒，胸闷短气，苔薄白，脉弦，为肝气郁结；恶心，呕吐，口苦，舌红，苔黄腻，脉弦滑数，为肝胆湿热；胁痛如刺，痛处不移、舌质暗，脉沉涩，为气滞血瘀；若胁痛绵绵，遇劳加重，头晕目眩，口干咽燥，舌红少苔，脉细，为肝阴不足。

【治疗】

（1）肝气郁结：疏肝止痛。主穴选用内关、太冲、支沟，应穴可选用期门、肝俞。

（2）肝胆湿热：清热止痛。主穴选用阴陵泉、太冲、支沟，应穴可选用期门。

（3）气滞血瘀：化瘀止痛。主穴选用阳辅、太冲、支沟，应穴可选用膈俞、期门。

（4）肝阴不足：柔肝止痛。主穴选用支沟、阳陵泉，应穴可选用肝俞、肾俞、期门。

【操作步骤】

采取上补下泻转移兴奋灶运动针刺法，每次主穴、应穴各选1～2穴。先针刺主穴，强刺激，泻法；再针刺应穴，较弱刺激，平补平泻。留针20分钟，主穴中途行针2次，并且嘱咐患者做深呼吸运动。隔日1次。

【注意事项】

（1）针灸治疗胁痛效果较好，止痛迅速，并同时缓解其他兼症。

（2）胁痛可见于多种疾病中，针灸治疗同时须进行相关检查，必要时可采取综合治疗。

【先贤上病下取用穴经验】

《素问·缪刺论》：邪客于足少阳之络，令人胁痛不得息，咳而汗出，刺足小趾次趾爪甲上，与肉交者……左刺右，右刺左。

《灵枢·五邪》：邪在肝，则两胁中痛……取之行间以引胁下，补三里以温胃中……

《针灸甲乙经·卷七·第一下》：两胁痛，不可反侧……劳宫主之。

《针灸甲乙经·卷七·第一下》：臂内廉及胁痛……少泽主之。

《针灸甲乙经·卷七·第一下》：胁痛咳逆不得息，（足）窍阴主之。

《针灸甲乙经·卷七·第一下》：腰两胁痛，脚酸转筋，丘墟主之。

《针灸甲乙经·卷九·第三》：咳逆上气，舌干胁痛……尺泽主之。

《针灸甲乙经·卷十·第一下》：胸胁痛无常处，至阴主之。

《针灸甲乙经·卷十·第六》：胸胁急痛……支沟主之。

《千金要方·卷十七·第一》：列缺……季胁空痛。

《千金要·卷三十·第二》：腕骨、阳谷，主胁痛不得息。

《千金要方·卷三十·第二》：阳辅主胸胁痛。

《千金要方·卷三十·第二》：尺泽、少泽，主短气，胁痛，心烦。

《铜人腧穴针灸图经·卷五·手厥阴》：大陵……胸胁痛。

《铜人腧穴针灸图经·卷五·足少阳》：丘墟……胸胁满痛，不得息。

《琼瑶神书·卷三·四十一》：胁肋痛时频声唤，列缺内关用金针。

《琼瑶神书·卷三·四十四》：支沟二穴：治伤寒胁肋痛……泻之。

《西方子明堂灸经·卷二·手太阴》：尺泽……两胁下痛。

《子午流注针经·卷下·足少阳》：丘墟……胸胁满痛疟安缠。

《子午流注针经·卷下·足太阳》：至阴……胸胁痛时依法用。

《针经指南·流注八穴》：公孙……腹胁胀满痛。

《针经指南·流注八穴》：（足）临泣……胁肋痛。

《扁鹊神应针灸玉龙经·六十六穴治证》：支沟……胸满，肩背胁肋疼痛。

《神应经·手足腰胁部》：挫闪腰疼，胁肋痛：尺泽、曲池、合谷、手三里、阴陵、阴交、行间、足三里。

《针灸大全·卷四·八法主治病症》：胁肋下痛，起止艰难：支沟二穴、章门二穴、阳陵泉二穴。

《针灸大全·卷四·八法主治病症》：两胁胀满，气攻疼痛：阳陵泉二穴、章门二穴、绝骨二穴。

《针灸大全·卷四·八法主治病症》：中焦痞满，两胁刺痛：支沟二穴、章门二穴、膻中一穴。

《针灸大全·卷四·八法主治病症》：脏腑虚冷，两胁痛疼：支沟二穴、建里一穴、章门二穴、阳陵泉二穴。

《针灸聚英·卷一上·手少阴》：神门……目黄胁痛。

《针灸聚英·卷二·杂病》：胁痛……针丘墟、中渎。

《针灸聚英·卷四下·六十六穴歌》：胁痛发在阳，阳谷迎经刺。

《针灸聚英·卷四下·六十六穴歌》：胁疼牵筋痛……疾早刺支沟。

《医学入门·卷一·针灸·杂病穴法》：胁痛只须阳陵泉。

《医学入门·卷一·针灸·杂病穴法》：阳陵泉，专治胁肋痛满欲绝。

《医学入门·卷一·针灸·杂病穴法》：悬钟：主胃热，腹胀，肋痛。

《医学纲目·卷十二·痛痹》：胸胁胀满痛：公孙、三里、太冲、三阴交。

《杨敬斋针灸全书·下卷》：伤寒胁肋痛：支沟、阳泉、临泣。

《针灸大成·卷三·玉龙经》：若是胁疼并闭结，支沟奇妙效非常。

《针灸大成·卷五·十二经井穴》：足少阳井：人病胸胁足痛。

《针灸大成·卷五·十二经治症主客原络》：胸胁肋疼足不举……丘墟、蠡沟。

《东医宝鉴·外形三·胁》：两胁痛，取窍阴、大敦、行间。

《东医宝鉴·杂病三·寒》：伤寒胁疼，取支沟、阳陵泉。

《循经考穴编·足少阳》：侠溪……四肢浮肿，胁肋疼痛。

第十二节　便秘

【概述】

便秘是以大便秘结不通、便质干燥或坚硬、排便周期或时间延长、常常数日一行或虽有便意但排便不畅为主要临床特征的疾病。其发生常与饮食不节、情志失调和年老体虚等因素有关。便秘多见于西医学的功能性便秘，肠道易激综合征，药物性便秘，内分泌及代谢性疾病、直肠及肛门疾病所致的便秘等疾病中，可参考本病辨证施治。

【辨证】

主症：大便秘结不通，排便艰涩难解。

兼症：兼见大便干结，腹胀，口干口臭，喜冷饮，舌红，苔黄或黄燥，脉滑数，为热邪壅盛（热秘）；欲便不得，嗳气频作，腹中胀痛，纳食减少，胸胁痞满，舌苔薄腻，脉弦，为气机郁滞（气秘）；虽有便意，临厕努挣乏力，挣则汗出气短，便后疲乏，大便并不干硬、面色㿠白，神疲气怯，舌淡嫩，苔薄，脉虚细，为气虚（虚秘）；大便秘结，面色无华，头晕心悸，唇舌色淡，脉细，为血虚（虚秘）；大便艰涩，排出困难，腹中冷痛，面色㿠白，四肢不温，畏寒喜暖，小便清长，舌淡苔白，脉沉迟，为阳虚阴寒内盛（冷秘）。

【治疗】

（1）热秘：清热通便。主穴选用支沟、足三里，应穴可选用大肠俞、天枢。

（2）气秘：理气通便。主穴选用太冲、足三里，应穴可选用中脘、大肠俞、天枢。

（3）气虚秘：益气通便。主穴选用上巨虚、足三里，应穴可选用气海、大肠俞、天枢。

（4）血虚秘：养血通便。主穴选用三阴交、支沟，应穴可选用脾俞、大肠俞、天枢。

（5）冷秘：温里通便。主穴选用上巨虚、支沟，应穴可选用关元、大肠俞、天枢。

【操作步骤】

采取上补下泻转移兴奋针刺法，每次主穴、应穴各选1～2穴，先针刺主穴，较强刺激，平补平泻；再针刺应穴，弱刺激，补法。留针20分钟，主穴中途行针2次，隔日1次。冷秘、虚秘，主穴可针上加灸，应穴神阙、关元可加悬灸。

【注意事项】

（1）针灸对功能性便秘有较好疗效，如经治疗多次而无效者应查明原因。

（2）平时应坚持体育锻炼，多食蔬菜水果及粗纤维含量多的食物，养成定时排便的习惯。

【先贤上病下取用穴经验】

《灵枢·五邪》：邪在肾……腹胀腰痛，大便难……取之涌泉、昆仑。

《脉经·卷六·第五》：脾病……大便不利……春当刺隐白，冬刺阴陵泉，皆泻之；夏刺大都，季夏刺公孙，秋刺商丘，皆补之。

《针灸甲乙经·卷七·第一下》：大便难，膜胀，承山主之。

《针灸甲乙经·卷九·第四》：大便难……太冲主之。

《针灸甲乙经·卷九·第五》：溲白，便难，中封主之。

《针灸甲乙经·卷九·第七》：腹满，大便难，时上走胸中鸣，胀满……大钟主之。

《针灸甲乙经·卷九·第八》：腰痛大便难，涌泉主之。

《针灸甲乙经·卷十·第六》：溺黄，大便难……太溪主之。

《千金要方·卷三十·第二》：丰隆主大小便涩难。

《千金翼方·卷二十八·第六》：三阴交，亦主大便不利。

《外台秘要·卷三十九·第十》：大钟……大肠结。

《琼瑶神书·卷二·八十》：三里照海施下法，大小便通即便通。

《琼瑶神书·卷二·一百七》：大便虚秘不能通，内庭照海一里攻。

《琼瑶神书·卷三·五十一》：涌泉二穴：治大小便闭结。

《琼瑶神书·卷三·五十一》：照海二穴：治喉咙痛、大便闭结。

《琼瑶神书·卷三·六十五》：大便闭涩又难通……公孙列缺效神功。

《琼瑶神书·卷三·六十五》：咳嗽上喘便秘结，公孙照海用金针。

《西方子明堂灸经·卷六·足太阳》：昆仑不得大便。

《神应经·伤寒部》：秘塞：照海、章门。

《神应经·心脾胃部》：脾虚不便：商丘、三阴交（三十壮）。

《神应经·肠痔大便部》：闭塞：照海、太白、章门。

《针灸大全·卷一·马丹阳天星十二穴歌》：承山……痔疾大便难。

《针灸大全·卷一·席弘赋》：大便闭涩大敦烧。

《针灸大全·卷四·八法主治病症》：大便艰难，用力脱肛：照海两穴、百会一穴、支沟两穴。

《针灸大全·卷四·八法主治病症》：女人大便不通：申脉二穴、阴陵泉二穴、三阴交二穴、太溪二穴。

《针灸聚英·卷四上·玉龙赋》：照海支沟，通大便之秘。

《针灸聚英·卷四上·玉龙赋》：肚疼秘结，大陵合外关于支沟。

《医学入门·卷一·针灸·杂病穴法》：大便虚秘补支沟，泻足三里效可拟。

《医学入门·卷一·针灸·杂病穴法》：下，针三阴交，入针三分，男左女右。

《医学入门·卷一·针灸·杂病穴法》：便秘……不针长强针承山。

《医学入门·卷一·针灸·杂病穴法》：照海：主夜发痓，大便难。

《医学纲目·卷二十三·大便不通》：大便不通……照海（泻之立通）、太白（泻之，灸亦可）。

《针灸大成·卷五·十二经治症主客原络》：大便坚闭及遗癃……阳池、内关。

《针灸大成·卷三·玉龙歌》：大便闭结不能通，照海分明在足中，更把支沟来泻动，方知妙穴有神功。

《针方六集·纷署集·第二十九》：阴陵泉……大小便不通。

《针方六集·纷署集·第三十四》：浮郄……二便不利。

《类经图翼·卷六·足阳明》：内庭……大便不通，宜泻此。

《循经考穴编·足阳明》：厉兑……胃中积热，胃脘疼痛，便结便血。

《医宗金鉴·卷八十五·足部主病》：太白……一切腹痛大便难。

《针灸逢源·卷三·症治要穴歌》：支沟章门去闭结，内关气海商丘当。

《针灸内篇·足少阴肾经络》：大钟……大便难，咽喉咳血。

第十三节　泄泻

【概述】

泄泻又称腹泻，是以大便次数增多、便质稀溏或完谷不化甚至如水样为主要临床特征的疾病。大便溏薄者称为"泄"，大便如水注者称为"泻"。本病一年四季均可发生，但以夏秋两季多见。其发生常与饮食不节、感受外邪、情志失调、脾胃虚弱、年老体弱、久病体虚等因素有关。泄泻多见于西医学中功能性腹泻、急慢性肠炎、过敏性肠炎、溃疡性结肠炎、小肠吸收不良、肠易激综合征等疾病，可参考本病辨证施治。

【辨证】

主症：大便次数增多，便质清稀或完谷不化，甚至如水样。

发病势急，病程短，大便次数多，小便减少，属急性泄泻，多为实证；起病势缓，病程长，便泻次数较少，属慢性泄泻，多为虚证，或虚实夹杂。

兼症：兼见大便清稀，水谷相杂，肠鸣胀痛，口不渴，身寒喜温，舌淡，苔白滑，脉迟，为寒湿内盛；便色黄而臭，伴有黏液，肛门灼热，腹痛，心烦口渴，喜冷饮，小便短赤，舌红苔黄腻，脉濡数大，为湿热伤中；腹痛肠鸣，大便恶臭，泻后痛减，伴有未消化的食物，嗳腐吞酸，不思饮食，舌苔垢浊或厚腻，脉滑，为食滞胃肠；大便溏薄，完谷不化，反复发作，稍进油腻食物，则大便次数增多，面色萎黄，神疲，不思饮食，喜暖畏寒，舌淡，苔白，脉濡缓无力，为脾胃虚弱；胸胁胀闷，嗳气食少，每因抑郁恼怒或情绪紧张时，发生腹痛泄泻，舌淡红，脉弦，为肝气乘脾；黎明之前，腹部作痛，肠鸣即泻，泻后痛减，腹部畏寒，腰酸腿软，消瘦，面色黧黑，舌淡。苔白，脉沉细，为肾阳虚衰。

【治疗】

（1）寒湿内盛：温里止泻。主穴选用上巨虚、阴陵泉，应穴可选用关元、水分、天枢、大肠俞。

（2）湿热伤中：清热止泻。主穴选用内庭、曲池、阴陵泉，应穴可选用天枢、大肠俞。

（3）食滞胃肠：化滞止泻。主穴选用上巨虚、阴陵泉，应穴可选用中脘、天枢、大肠俞。

（4）脾胃虚弱：温中止泻。主穴选用上巨虚、阴陵泉，应穴可选用脾俞、胃俞、天枢、大肠俞。

（5）肝气乘脾：疏肝止泻。主穴选用行间、阴陵泉，应穴可选用肝俞、天枢、大肠俞。

（6）肾阳虚衰：温肾止泻。主穴选用上巨虚、阴陵泉，应穴可选用肾俞、命门、关元、大肠俞。

【操作步骤】

采取上补下泻转移兴奋灶针刺法，每次主穴、应穴各选1～2穴。先针刺主穴，较强刺激，平补平泻；再针刺应穴，弱刺激，补法。寒湿及脾、肾虚证针灸并用（肾阳亏虚者可用隔附子饼灸）；神阙穴用隔盐灸或隔姜灸。留针20分钟，主穴中途行针 2 次，伴腹痛者嘱患者做深呼吸运动。隔日 1 次。急性泄泻针灸治疗每日 2 次。

【注意事项】

（1）针灸治疗泄泻有显著疗效。若急性胃肠炎或溃疡性结肠炎等因腹泻频繁而出现脱水现象者，应适当配合输液治疗。

（2）治疗期间应注意清淡饮食，忌食生冷、辛辣、油腻之品，注意饮食卫生。

【先贤上病下取用穴经验】

《灵枢·四时气》：飧泄，补三阴之上，补阴陵泉，皆久留之，热行乃止。

《针灸甲乙经·卷七·第一下》：气满胸中热，暴泄……隐白主之。

《针灸甲乙经·卷七·第一下》：暴泄，心痛腹胀……大都主之，并取太白。

《针灸甲乙经·卷七·第一下》：暴泄，善饥而不欲食……选取三里，后取太白、章门主之。

《针灸甲乙经·卷七·第一下》：泄，肠澼，束骨主之。

《针灸甲乙经·卷七·第一下》：泄注，上抢心……京骨主之。

《针灸甲乙经·卷八·第四》：苦涌泄上下出，补尺泽、太溪、手阳明寸口，皆补之。

《针灸甲乙经·卷九·第十一》：阴痿，后时泄，四肢不收……曲泉主之。

《针灸甲乙经·卷九·第七》：胃气不足，肠鸣腹痛泄，食不化，心下胀，三里主之。

《针灸甲乙经·卷十一·第二》：洞泄，然谷主之。

《针灸甲乙经·卷十二·第十》：飧泄，灸刺曲泉。

《针灸甲乙经·卷十二·第十》：少腹肿，溏泄……太冲主之。

《千金要方·卷十八·第五》：泄注腹满……皆灸绝骨五十壮。

《千金要方·卷三十·第六》：商丘、复溜，主痔血，泄后重。

《外台秘要·卷三十九·第五》：三阴交……虚则腹胀，腹鸣，溏泄，食饮不化。

《铜人腧穴针灸图经·卷五·手阳明》：三间……洞泄。

《铜人腧穴针灸图经·卷五·足厥阴》：曲泉……少气泄利，泄水下利脓血。

《琼瑶神书·卷三·六十四》：公孙……滑肠泻痢腹脐痛。

《子午流注针经·卷下·足阳明》：厉兑……尸厥口禁腹肠滑。

《子午流注针经·卷下·手太阳》：三间……胸满肠鸣洞泄频。

《针经指南·流注八穴》：公孙……小儿脾泻。

《针经指南·流注八穴》：内关……泄泻滑肠。

《针经指南·流注八穴》：列缺……寒痛泄泻。

《针经指南·流注八穴》：照海……泄泻。

《丹溪手镜·卷上·四》：诸下利，手足厥，无脉……可灸足大敦、阴陵泉、商丘。

《扁鹊神应针灸玉龙经·六十六穴治证》：支沟……霍乱吐泻。

《神应经·霍乱部》：霍乱吐泻：关冲、支沟、尺泽、三里、太白，先取太溪，后取太仓。

《神应经·肠痔大便部》：泄泻：曲泉、阴陵、然谷、束骨、隐白、三焦俞、中脘、天枢、脾俞、肾俞、大肠俞。

《针灸大全·卷四·八法主治病症》：霍乱吐泻，手足转筋：京骨二穴、三里二穴、承山、二穴、曲池二穴、腕骨二穴、尺泽二穴、阳陵泉二穴。

《针灸大全·卷四·八法主治病症》：腹中肠痛，下利不已：内庭二穴、天枢二穴、三阴交二穴。

《针灸大全·卷四·八法主治病症》：冒暑大热，霍乱吐泻：委中二穴、百劳一穴、中脘一穴、曲池二穴、十宣十穴、三里二穴、合谷二穴。

《针灸大全·卷四·八法主治病症》：白痧，腹痛吐泻，四肢厥冷，十指甲冷黑，不得睡卧：大陵二穴、百劳一穴、大敦二穴、十宣十穴。

《针灸大全·卷四·八法主治病症》：黑白痧，腹痛，头疼，发汗，口渴，大肠泄泻，恶寒，四肢厥冷，不得睡眠，名曰绞肠痧，或肠鸣腹响：委中二穴、膻中一穴、百会一穴、丹田一穴、大敦二穴、窍阴二穴、十宣十穴。

《针灸集书·卷上·八法穴治病歌》：心疼腹胀大便频……内关先刺后公孙。

《针灸集书·卷上·八法穴治病歌》：伤寒泄利不全安……先刺临泣后外关。

《针灸集书·卷上·八法穴治病歌》：泄泻小便血淋频（先列缺，后照海）。

《针灸聚英·卷一上·手太阴》：太渊……卒遗矢无度。

《针灸聚英·卷一上·足太阴》：商丘……溏，瘕，泄水。

《针灸聚英·卷一下·足厥阴》：行间……洞泄，遗溺。

《针灸聚英·卷一下·足少阴》：涌泉……小腹急痛，泄而下重。

《针灸聚英·卷一下·足厥阴》：行间……洞泄，遗溺。

《医学入门·卷一·针灸·杂病穴法》：泄泻肚腹诸般疾，三里内庭功无比。

《医学入门·卷一·针灸·杂病穴法》：痢疾合谷三里宜，甚者必须兼中膂。

《医学入门·卷一·针灸·杂病穴法》：如泻不止，针合谷，升九阳数。

《医学入门·卷一·针灸·杂病穴法》：三里、内庭……一切泄泻、呕吐、吞酸、痃癖、胀满诸疾。

《医学纲目·卷二十三·泄泻》：泄泻……合谷、三里、阴陵泉，不应，取下穴：中脘、关元、天枢、神阙。

《针灸大成·卷五·十二经治症主客原络》：腹中泄泻痛无停……太冲、光明。

《医宗金鉴·卷八十五·足部主病》：太冲……兼治霍乱吐泻证。

《针灸逢源·卷五·霍乱》：太溪：吐泻神功。

《针灸内篇·足太阳膀胱络》：束骨……治肠癖，泄泻。

《太乙离火感应神针》：足三里……霍乱吐泻。

《针灸秘授全书·腹鸣泄泻》：腹鸣泄泻：灸三里、灸天枢、神阙、重公孙、至阳。

《针灸简易·头面针灸要穴图》：足三里……腹胀胃寒，泄泻。

第三章　五官科疾病的临床运用

第一节　耳疖

【概述】

耳疖又称耳疔，是以外耳道局限性红肿、疼痛为主要临床特征的疾病。西医学的外耳道疖可参考本病辨证施治。

【辨证】

1. 风热邪毒

主证：病程较短，多在挖耳后不久起病，耳痛，张口、咀嚼时耳痛加重；局部检查显示外耳道局限性红肿，耳屏压痛，耳廓牵拉痛；舌红、苔薄黄，脉浮数。

兼症：可伴有发热、恶寒、头痛等症状。

2. 肝胆火热

主证：耳痛剧烈，痛引腮脑；局部检查显示外耳道局限性红肿，甚至堵塞外耳道，或疖肿顶部见脓点，或溃破流脓；舌红、苔黄，脉弦数。

兼症：可伴有发热、口苦咽干、大便秘结等症状。

【治疗】

（1）风热邪毒：疏风解毒消肿。主穴可选用合谷、外关、关冲，应穴可选用耳门、听宫、听会、灵台。

（2）肝胆火热：清肝解毒消肿。主穴可选用大敦、外关、行间，应穴可选用耳门、听宫、听会、灵台。

【操作步骤】

采取上补下泻转移兴奋灶运动针刺法，每次主穴、应穴各选1～2穴。先针刺主穴，强刺激，泻法；再针刺应穴，较弱刺激，平补平泻。留针20分钟，主穴中途行针 3 次，伴耳痛者嘱咐做咀嚼运动。每日 1 次。

【注意事项】

（1）耳部疖肿，切勿挤压，以免邪毒走窜，变生疔疮走黄等重症。

（2）勿随意挖耳，保持外耳道清洁。

（3）忌辛辣刺激类食物。

【先贤上病下取用穴经验】

《千金要方·卷二十二疔肿痈疽·疔肿第一》：疔肿，灸掌后横纹后五指……七壮即瘥。已用得效。疔肿灸法多，然此一法甚验，出于意表。

《千金要方·卷三十针灸下·头面第一》：少商，主耳前痛。

《千金要方·卷三十针灸下·头面第一》：曲池，主耳痛。

《千金翼方·卷二十八·第五》：疔肿在左，灸左臂曲肘纹前，取病人三指外，于臂上处中灸之，两筋间从不痛至痛。肿在右从右灸。

《针灸资生经·第六》：侠溪，治颊颌肿……

《备急灸方·三》：治疔疮法……凡觉有此患，便灸掌后四寸两筋间，十四炷。

《神应经·疮毒部》：疔疮生面上口角：灸合谷。

《针灸捷径·卷之下》：疔疮之症：合谷（面生）、（足）三里（脚生）、血海、委中。凡生疮皆毒，受病随患处加艾灸之，毒从火化，或大疔不宜灸。

《针灸大全·卷四·八法主治病症》：耳根红肿痛：合谷二穴、翳风二穴、颊车二穴。

《针灸大成·卷九·治症总要》：疔疮（以针挑，有血可治，无血不可治）：合谷、曲池、三里、委中。

《续名医类案·卷二十二·针灸刺砭》：是故一切肿疾，悉宜镰割足小趾下横纹间，肿在左割左，在右则割右，血少出则瘥，以至疔肿、痈疡、丹毒、瘰疬、代指痈病、气痛流肿之类，皆须出血者，急以砭石砭之。

《神灸经纶·卷四·外科证治》：黑疔，生耳中，赤肿连腮：后溪……灸七壮。

《神灸经纶·卷四·外科证治》：颊疔，生面颊骨尖高处，发时寒战咬牙，口不能开：外关。

《刺疔捷法·治疗歌》：颧骨疔刺厉兑穴，小指外侧少泽决，内外龙舌与大敦，发际左右看分别（生左决左，生右决右）。

《刺疔捷法·治疗歌》：面岩疔刺厉兑穴，天庭百劳两龙舌，大敦地合与印堂，发际关冲颊车决。

《刺疔捷法·治疗歌》：颧髎疔又名对齿，小指外侧少泽使，商阳合谷曲池至。

《刺疔捷法·治疗歌》：牙咬疔刺合谷穴，地仓少商肩井决，

《刺疔捷法·治疗歌》：耳下项疔合谷至，插花肩井面岩使，再兼环跳与窍阴，百劳印堂俱宜刺。

《刺疔捷法·治疗歌》：耳门疔属三焦火，肩井合谷刺甚妥，腕后外关与关冲，中冲穴内刺亦可。

《刺疔捷法·治疗歌》：耳涌疔刺合谷穴，更兼肩井又龙舌，中指尖根各一针，百劳七节亦须决。

《刺疔捷法·治疗歌》：耳后生疔属膀胱，肩井至阴面岩当，中指尖根各一刺，百劳委中与印堂。

《针灸秘授全书·疔疮》：疔疮：临泣、太冲、少海、刺委中（禁灸）、行间、通里。

第二节　耳疮

【概述】

耳疮是以外耳道弥漫性红肿疼痛为主要临床特征的疾病。本病好发于夏秋季节。西医学的外耳道炎可参考本病辨证施治。

【辨证】

1. 风热湿邪

主证：耳痛，耳痒，耳内灼热感，局部检查显示外耳道弥漫性红肿，或有少量渗出液；舌红、苔薄黄，脉浮数。

兼症：可伴有发热、恶寒等。

2. 肝胆湿热

主证：耳痛较重，牵引同侧头痛，张口、咀嚼时尤甚，局部检查显示外耳道弥漫性红肿或糜烂，渗出淡黄色脂水；舌红、苔黄，脉弦数。

兼症：可伴有口苦、咽干、发热、便秘等。

3. 血虚化燥

主证：耳内痒痛日久，局部检查显示外耳道皮肤潮红、增厚、皲裂、脱屑、结痂，甚或外耳道狭窄；舌质红、苔薄黄，脉细数。

兼症：可伴口干，全身皮肤干燥，便秘等。

【治疗】

（1）风热湿邪：清热化湿止痒。主穴可选用关冲、外关、三阴交，应穴可选用耳门、听宫、听会、上关。

（2）肝胆湿热：清肝化湿止痒。主穴可选用太冲、关冲、阳陵泉，应穴可选用耳门、听宫、听会、上关。

（3）血虚化燥：凉血润燥止痒。主穴可选用三阴交、太冲、血海，应穴可选用耳门、听宫、上关、膈俞。

【操作步骤】

采取上补下泻转移兴奋灶运动针刺法，每次主穴、应穴各选1～2穴。实证，先针刺主穴，强刺激，泻法；再针刺应穴，较弱刺激，平补平泻。留针20分钟，主穴中途行针3次，并且嘱咐患者做咀嚼运动。每日1次。虚证，先针刺主穴，较强刺激，平补平泻；再针刺应穴，弱刺激，补法。留针20分钟，主穴中途行针1次，伴耳痛者嘱咐做咀嚼运动。隔日1次。

【注意事项】

（1）本病若因脓耳引起，当积极治疗原发病。

（2）勿随意挖耳，保持外耳道清洁。

（3）忌辛辣刺激类食物。

【先贤上病下取用穴经验】

《千金要方·卷三十针灸下·头面第一》：少商，主耳前痛。

《千金要方·卷三十针灸下·头面第一》：曲池，主耳痛。

《千金要方·卷二十二疗肿痈疽·瘰疬第六》：一切病疮，灸足大趾奇间二七壮，灸大趾头亦佳。

敦煌医书《杂症方书第一种》：疗时患遍身生疮方：初觉欲生，即灸两手外研骨正尖头，随年壮。

《针灸资生经·第六》：侠溪，治颊颔肿，耳聋……

《儒门事亲·卷十·暑火心苦》：诸痛痒疮，皆属于心火……可刺少冲，灸之亦同。

《扁鹊神应针灸玉龙经·磐石金直刺秘传》：遍身瘙痒，抓破成疮：曲池（灸，针泻）、绝骨（灸，针泻）、委中（出血）。

《针灸捷径·卷之下》：浑身生疮肤痒：曲池、委中、三阴交、（足）三里，以上穴法，痒则补之，痛则泻之，以为一定之则。

《针灸聚英·卷一下·手厥阴》：大陵……病疮疥癣。

《针灸聚英·卷一下·手少阳》：支沟……病疮疥癣。

《针灸聚英·卷四下·玉龙赋》：劳宫大陵，可疗心闷疮痍。

《外科理例·卷一·四十》：痈疽疮疖……脓成……浅者宜砭，深者宜针，手足指稍及乳上，宜脓大软方开。

《针灸大全·卷四·八法主治病症》：耳根红肿痛：合谷二穴、翳风二穴、颊车二穴。

《医学入门·卷一·针灸·杂病穴》：血海，主一切血疾及诸疮。

《医学入门·卷一·针灸·杂病穴》：血海……兼治偏坠疮疥。

《古今医统大全·卷六十六·痄腮候》：针灸……合谷、列缺、地仓，面颔肿，生疮皆可灸。

《针灸大成·卷九·治症总要》：两颊红肿生疮……合谷、列缺、地仓、颊车。

《针灸大成·卷五·十二经井穴》：足阳明井……疮疥。

《针灸大成·卷五·十二经治症主客原络》：疮疡……冲阳、公孙。

《针灸大成·卷九·治症总要》：浑身生疮：曲池、合谷、三里、行间。

《针灸大成·卷九·治症总要》：浑身浮肿生疮：曲池、合谷、三里、三阴交、行间、内庭。

《针方六集·纷署集·第二十六》：曲池……遍身风瘟痂疥。

《针方六集·纷署集·第二十八》：阳谷……耳聋虚鸣，或痒，或痛，或清水出。

《针方六集·纷署集·第三十三》：悬钟……遍身生疮。

《针方六集·兼罗集·第四十五》：天井……一切麻疮。

《类经图翼·卷七·手厥阴》：内关……生疮灸之。

《类经图翼·卷七·手少阳》：天井……泻一切瘰疬、疮肿、瘾疹。

《循经考穴编·足阳明》：解溪……浑身生疮，泻之。

《循经考穴编·足太阴》：三阴交……疮疡、瘾疹。

《循经考穴编·足少阳》：悬钟……浑身疮癞。

《经学会宗·附录·经外奇穴》：血海穴，主治疮癣疥疡。

《医宗金鉴·卷八十五·足部主病》：血海主治诸血疾，兼治诸疮病。

《针灸内篇·足阳明胃经络》：丰隆……浑身生疮，宜出血。

《针灸内篇·足阳明胃经络》：解溪……身生疮。

《针灸治疗实验集》：东关人张希文，年四十岁，为余之学生，因患耳内流脓多年，余为针治，计针列缺、合谷、翳风、耳门等穴，适假期放假，故未痊愈。余询其针后现象，据云，半天之久，耳内发热酸楚异常云。

《增订中国针灸治疗学·针灸治疗分类摘要》：聤耳生疮处脓水，合谷针入四分，留捻 1 分钟。

第三节　旋耳疮

【概述】

旋耳疮是以旋绕耳廓或耳周、外耳道的皮肤潮红、黄水淋漓或皲裂、脱屑、瘙痒为主要临床特征的疾病。本病常以小儿多见。西医学的外耳湿疹可参考本病辨证施治。

215

【辨证】

1. 风热湿邪

主证：耳部皮肤瘙痒、灼热感，病程较短，局部检查显示耳廓及周围见小水泡，溃破渗出黄色脂水，皮肤糜烂；舌质红、苔黄腻，脉略弦数。

兼症：可伴发热、口干、大便黏腻不爽、小便短赤等。

2. 血虚风燥

主证：耳部瘙痒，反复发作，缠绵难愈，局部检查显示外耳道、耳廓及其周围皮肤增厚、粗糙、皲裂，上覆痂皮或鳞屑；舌质红、苔白，脉细缓。

兼症：可伴有面色萎黄、纳差、身倦乏力等。

【治疗】

（1）风热湿邪：清热化湿止痒。主穴可选用关冲、阳池、阳谷，应穴可选用耳门、听宫、瘛脉。湿热甚，加曲池、阴陵泉。

（2）血虚风燥：养血润燥止痒。主穴可选用三阴交、阳池、阳谷，应穴可选用耳门、听宫、听会、瘛脉。湿热甚，加曲池、阴陵泉；血虚风甚，加曲池、血海。

【操作步骤】

采取上补下泻转移兴奋灶运动针刺法，每次主穴、应穴各选1～2穴。实证，先针刺主穴，强刺激，泻法；再针刺应穴，较弱刺激，平补平泻。留针20分钟，主穴中途行针3次，每日1次。虚证，先针刺主穴，较强刺激，平补平泻；再针刺应穴，弱刺激，补法。留针20分钟，主穴中途行针1次，伴耳痛者嘱咐做咀嚼运动。隔日1次。

【注意事项】

（1）若由脓耳、耳疮等耳病引发，当积极治疗原发病，以防反复发作。

（2）小儿当注意勿抓挠耳部，保持耳廓干燥清洁。

（3）忌食辛辣刺激及海鲜类发物。

【先贤上病下取用穴经验】

《千金要方·卷二十二疗肿痈疽·癥疽第六》：一切病疮，灸足大趾奇间二七壮，灸大趾头亦佳。

《千金要方·卷三十针灸下·头面第一》：少商，主耳前痛。

《千金要方·卷三十针灸下·头面第一》：曲池，主耳痛。

敦煌医书《杂症方书第一种》：疗时患遍身生疮方：初觉欲生，即灸两手外研骨正尖头，随年壮。

《针灸资生经·第六》：侠溪，治颊颌肿，耳聋……

《儒门事亲·卷十·暑火心苦》：诸痛痒疮，皆属于心火……可刺少冲，灸之亦同。

《扁鹊神应针灸玉龙经·磐石金直刺秘传》：遍身瘙痒，抓破成疮：曲池（灸，针泻）、绝骨（灸，针泻）、委中（出血）。

《针灸捷径·卷之下》：浑身生疮肤痒：曲池、委中、三阴交、（足）三里，以上穴法，痒则补之，痛则泻之，以为一定之则。

《针灸聚英·卷一下·手厥阴》：大陵……病疮疥癣。

《针灸聚英·卷一下·手少阳》：支沟……病疮疥癣。

《针灸聚英·卷四下·玉龙赋》：劳宫大陵，可疗心闷疮痍。

《外科理例·卷一·四十》：痈疽疮疖……脓成……浅者宜砭，深者宜针，手足指稍及乳上，宜脓大软方开。

《针灸大全·卷四·八法主治病症》：耳根红肿痛：合谷二穴、翳风二穴、颊车二穴。

《医学入门·卷一·针灸·杂病穴法》：血海，主一切血疾及诸疮。

《医学入门·卷一·针灸·杂病穴法》：血海……兼治偏坠疮疥。

《古今医统大全·卷六十六·痄腮候》：针灸……合谷、列缺、地仓，面颔肿，生疮皆可灸。

《针灸大成·卷九·治症总要》：两颊红肿生疮……合谷、列缺、地仓、颊车。

《针灸大成·卷五·十二经井穴》：足阳明井……疮疥。

《针灸大成·卷五·十二经治症主客原络》：疮疡……冲阳、公孙。

《针灸大成·卷九·治症总要》：浑身生疮：曲池、合谷、三里、行间。

《针灸大成·卷九·治症总要》：浑身浮肿生疮：曲池、合谷、三里、三阴交、行间、内庭。

《针方六集·纷署集·第二十六》：阳谷……耳聋虚鸣，或痒，或痛，或清水出。

《针方六集·纷署集·第二十六》：曲池……遍身风瘙。

《针方六集·纷署集·第三十三》：悬钟……遍身生疮。

《针方六集·兼罗集·第四十五》：天井……一切麻疮。

《类经图翼·卷七·手厥阴》：内关……生疮灸之。

《类经图翼·卷七·手少阳》：天井……泻一切瘰疬、疮肿、瘾疹。

《循经考穴编·足阳明》：解溪……浑身生疮，泻之。

《循经考穴编·足太阴》：三阴交……疮疡、瘾疹。

《循经考穴编·足少阳》：悬钟……浑身疮癞。

《经学会宗·附录·经外奇穴》：血海穴，主治疮癣疥疡。

《医宗金鉴·卷八十五·足部主病》：血海主治诸血疾，兼治诸疮病。

《针灸内篇·足阳明胃经络》：丰隆……浑身生疮，宜出血。

《针灸内篇·足阳明胃经络》：解溪……身生疮。

《针灸治疗实验集》：东关人张希文，年四十岁，为余之学生，因患耳内流脓多年，余为针治，计针列缺、合谷、翳风、耳门等穴，适假期放假，故未痊愈。余询其针后现象，据云，半天之久，耳内发热酸楚异常云。

《增订中国针灸治疗学·针灸治疗分类摘要》：聤耳生疮处脓水，合谷针入四分留捻 1 分钟。

第四节　耳胀　耳闭

【概述】

耳胀、耳闭是以耳内胀闷、闭塞、听力下降为主要临床特征的疾病。病初起为耳胀，日久为耳闭。西医学的分泌性中耳炎、非化脓性中耳炎、气压创伤性中耳炎、粘连性中耳炎等可参考本病辨证施治。

【辨证】

1. 风邪外袭

主证：近期多有感冒病史，病程较短，耳内有胀闷堵塞感，耳鸣，听力减退，自听增强；局部检查显示鼓膜淡红、轻度外凸或见液平面；舌质淡，苔薄，脉浮。

兼症：可伴有鼻塞、流涕、咳嗽、头痛、恶寒、发热等。

2. 肝胆湿热

主证：耳内有胀闷堵塞感，耳鸣，听力减退，自听增强；局部检查显示鼓膜充血、外凸，鼓膜穿刺可抽出较黏稠的黄色积液；舌质红、苔黄腻，脉弦滑数。

兼症：可伴有烦躁易怒、口苦咽干、胸胁苦闷等。

3. 脾虚失运

主证：病程较长，耳内有胀闷堵塞感，耳鸣，听力减退，自听增强；局部检查显示鼓膜内陷，穿刺可抽出较清稀的液体；舌质淡边有齿印、苔白腻，脉略滑。

兼症：可伴有纳呆、腹胀、便溏、倦怠等。

4. 气血瘀阻

症状：病程日久，可有听力减退，耳内有闭塞感，耳鸣，自听增强；局部检查显示鼓膜暗淡无光泽，或有灰白色沉积斑，或极度内陷，甚至与鼓室内侧壁粘连；舌质暗淡、边有瘀点，脉细涩。

【治疗】

（1）风邪外袭：疏风通窍。主穴可选用关冲、合谷、外关，应穴可选用翳风、天牖、风府。

（2）肝胆湿热：化湿通窍。主穴可选用太冲、阳陵泉、外关，应穴可选用翳风、天牖、风府。

（3）脾虚失运：益气通窍。主穴可选用外关、三阴交、足三里，应穴可选用翳风、天牖、风府。气虚甚，加脾俞、肾俞。

（4）气血瘀阻：活血通窍。主穴可选用外关、合谷、三阴交，应穴可选用翳风、天牖、风府。虚实夹杂，加肝俞、膈俞。

【操作步骤】

采取上补下泻转移兴奋灶针刺法，每次主穴、应穴各选1～2穴。实证，先针刺主穴，强刺激，泻法；再针刺应穴，较弱刺激，平补平泻。留针20分钟，主穴中途行针3次，每日1次。虚证，先针刺主穴，较强刺激，平补平泻；再针刺应穴，弱刺激，补法。留针20分钟，主穴中途行针1次，伴耳痛者嘱咐做咀嚼运动。隔日1次。

【注意事项】

（1）对因鼻窒、鼻渊等疾病引起本病的，当同时积极调治。

（2）加强体育锻炼，提高抗病能力，预防感冒。

【先贤上病下取用穴经验】

《针灸甲乙经·卷十二·第五》：卒气聋，四渎主之。

《针灸甲乙经·卷十二·第五》：聋，耳中不通，合谷主之。

《针灸甲乙经·卷十二·第五》：耳焞焞浑浑聋无所闻，外关主之。

《针灸甲乙经·卷七·第一下》：瘛疭，发聋……后溪主之。

《千金要方·卷三十·第一》：外关、会宗，主耳浑浑淳淳，聋无所闻。

《琼瑶神书·卷三·六十四》：（足）临泣……胁气耳聋体重，神针下处便完全。

《子午流注针经·卷下·手少阳》：中渚……热病头疼耳不闻……针入三分时下明。

《针灸资生经·第六》：四渎，治暴气耳聋。

《针灸资生经·第六》：三阳络、液门，治耳暴聋。

《针灸资生经·第六》：侠溪，治颊颌肿，耳聋……

《古今医统大全·卷七·针灸直指》：四渎，治曝气耳聋。

《古今医统大全·卷七·天元太乙歌》：耳聋气闭喘绵绵，欲愈须寻三里中。

《针灸内篇·手少阳三焦经》：三阳络……灸治耳卒暴聋。

《针灸内篇·手少阳三焦经》：四渎……治暴气耳聋。

《神灸经纶·卷三·首部证治》：耳暴聋：液门、足三里。

第五节　脓耳

【概述】

脓耳又称聤耳、䏊耳，是以鼓膜穿孔、耳内流脓、听力下降为主要临床特征的疾病。本病有新病与久病之分，新病多实证，久病多虚或虚实夹杂证。本病可发生于任何季节，夏季发病率较高。若邪盛正虚、误治或失治者，可导致脓耳变证，甚者危及生命。西医学的急、慢性化脓性中耳炎及乳突炎等疾病可参考本病进行辨证施治。

【辨证】

1. 风热外侵

主证：发病较急，耳痛并呈进行性加重，听力下降或耳内流脓，耳鸣；舌质淡红、苔薄黄，脉浮数；局部检查显示鼓膜充血，正常标志消失或见鼓膜穿孔及溢脓。

兼症：可伴有发热恶风，鼻塞流涕。

2. 肝胆火盛

主证：耳痛甚剧，痛引腮脑，耳鸣耳聋，耳脓多而黄稠或带红色；局部检查显示鼓膜红赤或鼓膜穿孔，耳道内脓液黄稠量多或脓中带血；舌质红、苔黄腻，脉弦数有力。

兼症：可伴有发热、口苦咽干、小便黄赤、大便干结，小儿症状较成人为重，可见高热、啼哭、拒食、烦躁不安、惊厥等症状。

3. 脾虚湿困

主证：耳内流脓缠绵日久，脓液清稀，量较多，无臭味，多呈间歇性发作，听力下降或有耳鸣；局部检查显示鼓膜混浊或增厚，有白斑，多有中央性大穿孔，通过穿孔部可窥及鼓室黏膜肿胀，或可见肉芽、息肉；舌胖大质淡、苔白滑腻，脉缓弱。

兼症：可伴有头晕、头重、面色不华、乏力、纳少便溏。

4. 肾元亏损

主证：耳内流脓不畅、量不多，耳脓秽浊或呈豆腐渣样，有恶臭气味，日久不愈，反复发作，听力明显减退；局部检查显示鼓膜边缘部或松弛部穿孔，有灰白色或豆腐渣样臭秽物；颞骨 CT 或 X 线乳突摄片，多示骨质破坏或有胆脂瘤阴影；舌质淡红、苔薄白或腻，脉细弱。

兼症：可伴有头晕、神疲、腰膝酸软。

【治疗】

（1）风热外侵：祛风排脓。主穴可选用外关、合谷、足窍阴，应穴可选用瘛脉、翳风、听宫、听会。

（2）肝胆火盛：清肝排脓。主穴可选用外关、足窍阴、涌泉、阳陵泉，应穴可选用瘛脉、翳风、听宫、听会。

（3）脾虚湿困：健脾排脓。主穴可选用外关、三阴交、阴陵泉，应穴可选用瘛脉、翳风、听宫、听会。脾虚湿甚，可加脾俞、胃俞。

（4）肾元亏损：温肾排脓。主穴可选用外关、太溪、三阴交，应穴可选用瘛脉、翳风、听宫、听会。肾元亏甚，可加腰阳关、肾俞。

【操作步骤】

采取上补下泻转移兴奋灶针刺法，每次主穴、应穴各选 1～2 穴。实证，先针刺主穴，强刺激，泻法；再针刺应穴，较弱刺激，平补平泻。留针 20 分钟，主穴中途行针 3 次，每次 10 秒钟，并且嘱咐患者做咀嚼运动。每日 1 次。虚证，先针刺主穴，较强刺激，平补平泻，中途行针 2 次，每次 10 秒钟；再针刺应穴，弱刺激，补法。留针 20 分钟。隔日 1 次。

【注意事项】

（1）勿挤压患处，保持耳部清洁。

（2）饮食清淡，忌食辛辣腥味，保证大便通畅。

（3）早睡，勿熬夜。

【先贤上病下取用穴经验】

《补辑肘后方·卷中·治目赤痛暗昧刺主病方》：劳聋者，黄汁出……亭聋者，脓汁出。治之方：灸手掌后第二纹中央，随聋左右，依年壮。

《千金要方·卷三十·第一》：曲池，主耳痛。

《针灸大全·卷四·窦文真公八法流注》：耳根红肿痛，外关……合谷二穴、翳风二穴、颊车二穴。

《针灸大全·卷四·窦文真公八法流注》：耳内或鸣或痒或痛，外关……客主人二穴、合谷二穴、听会二穴。

《医学入门·卷一·针灸·杂病穴法》：耳鸣或出血作痛及聤耳，俱泻申脉、金门、合谷。

《针方六集·纷署集·第二十八》：阳谷……耳聋虚鸣，或痒，或痛，或清水出。

《针灸实验集·36·六》：张希文……因患耳内流脓多年，余为针之，计针列缺、合谷、翳风、耳门等穴……余问其针后现象，据云：半天之久，耳内发热酸楚异常云。

《增订中国针灸治疗学·针灸治疗分类摘要》：聤耳流脓水，耳门、翳风、合谷，针之。

《增订中国针灸治疗学·针灸治疗分类摘要》：聤耳生疮出脓水，合谷，针入四分，留捻一分钟；翳风，针入三分，留捻一分钟；耳门，针入三分，留捻一分钟。

《新针灸手册·耳疾》：聤耳流脓：合谷、耳门、翳风、中渚、液门，俱针；外以韭菜捣汁滴入，三四日可愈。

第六节　耳鸣　耳聋

【概述】

耳鸣是以患者自觉耳中或头颅有鸣声为主要临床特征的疾病。耳鸣可发生于单耳、双耳。耳聋是以听力下降，甚至失聪为临床特征的耳病。耳鸣、耳聋起病急者，耳鸣声较大者多为实证；耳鸣、耳聋日久者，耳鸣声较小者多为虚证。西医学的中耳和内耳疾病引起的耳鸣、耳聋可参考本病辨证施治。

【辨证】

1. 风热侵袭

主证：耳鸣初起，病程较短，亦可有耳内堵塞、听力下降；舌质稍红、苔薄黄或薄白，脉浮数。

兼症：可伴有鼻塞、流涕、头痛、咳嗽等。

2. 肝火上扰

主证：耳鸣，耳聋，亦可有头痛，眩晕；舌红、苔黄，脉弦数有力。

兼症：可伴有郁怒不宁、口苦、咽干、面红、目赤、夜寐不安、胸胁胀痛、尿黄、便秘等。

3. 痰火郁结

主证：耳鸣，耳聋，亦可有耳胀闷，头重如裹；舌质红、苔黄腻，脉滑数。

兼症：可伴有胸闷、脘满、咳嗽、痰多、口苦、大便不爽等。

4. 脾胃虚弱

主证：耳鸣，耳聋，遇劳耳鸣更甚；舌质淡红、苔薄白，脉细弱。

兼症：伴有倦怠乏力、少气懒言、面色无华、纳呆、腹胀、便溏等。

5. 肾元亏损

主证：耳鸣、耳聋日久呈持续性或间歇性；舌质淡或嫩红、脉虚弱或细数。

兼症：可伴有腰膝酸软、头晕眼花、发脱齿摇、夜尿频多、性功能减退、潮热盗汗或畏寒肢冷等。

【治疗】

（1）风热侵袭：疏风宁耳。主穴可选用外关、液门、中渚，应穴可选用听宫、听会、耳门、翳风。

（2）肝火上扰：清肝宁耳。主穴可选用外关、大敦、行间、涌泉，应穴可选用听宫、听会、耳门、翳风。

（3）痰火郁结：涤痰宁耳。主穴可选用外关、液门、少冲、丰隆，应穴可选用听宫、听会、耳门、翳风。

（4）脾胃虚弱：益气聪耳。主穴可选用外关、液门、足三里、三阴交，应穴可选用听宫、听会、耳门、脾俞。

（5）肾元亏损：补肾聪耳。主穴可选用外关、液门、中渚、太溪，应穴可选用听宫、听会、耳门、肾俞。

【操作步骤】

采取上补下泻转移兴奋灶针刺法，每次主穴、应穴各选1～2穴。实证，先针刺主穴，强刺激，泻法；再针刺应穴，较弱刺激，平补平泻。留针20分钟，主穴中途行针2次，每日1次。虚证，先针刺主穴，较强刺激，平补平泻；再针刺应穴，弱刺激，补法。留针20分钟，主穴中途行针1次。隔日1次。

【注意事项】

（1）忌食咖啡、酒、茶叶、可可等饮料，以防加重耳鸣。

（2）保持心情舒畅，避免发怒及忧郁过度。

（3）注意劳逸结合，勿过度劳神及房劳。

【先贤上病下取用穴经验】

《素问·缪刺论》：邪客于手阳明之络，令人耳聋，时不闻音，刺手大指次指爪甲上，去端如韭叶。不已，刺中指爪甲上，与肉交者。

《灵枢·经脉》：偏历……实则龋聋。

《灵枢·厥病》：耳聋，取手足小指次指爪甲上与肉交者，先取手，后取足。

《针灸甲乙经·卷七·第一下》：聋，咳……少泽主之

《针灸甲乙经·卷七·第一下》：耳鸣，聋无所闻，阳谷主之。

《针灸甲乙经·卷七·第一下》：耳鸣聋，多汗……侠溪主之。

《针灸甲乙经·卷十一·第二》：实则聋，喉痹不能言……偏历主之。

《针灸甲乙经·卷十二·第五》：卒气聋，四渎主之。

《针灸甲乙经·卷十二·第五》：聋，耳中不通，合谷主之。

《针灸甲乙经·卷十二·第五》：耳焞焞浑浑聋无所闻，外关主之。

《针灸甲乙经·卷十二·第五》：耳中生风，耳鸣耳聋，时不闻，商阳主之。

《针灸甲乙经·卷十二·第五》：耳聋，两颞颥痛，中渚主之。

《备急千金要方·卷十三·第一》：支正……耳聋目黄。

《备急千金要方·卷三十·第一》：商阳主耳中风聋鸣，刺入一分，留一呼，灸三壮，左取右，右取左，如食顷。

《千金要方·卷三十·第一》：外关、会宗，主耳浑浑淳淳，聋无所闻。

《千金翼方·卷二十六·第五》：合谷……主耳聋，风飕飕然如蝉鸣，宜针入四分，留三呼五吸，忌灸。

《千金翼方·卷二十六·第七》：阳池上一夫两筋间陷中，主刺风热风，耳聋鸣。

《千金翼方·卷三十·第一》：耳聋不得卧，针手小指外端近甲外角肉际，入二分半补之，又针关冲，入一分半补之，又针液门，在手小指次指奇间，入三分补之。

《医心方·卷五·第一》：聋有五种……灸手掌后第二横纹中央，随聋左右，依年壮。

《琼瑶神书·卷三·六十四》：（足）临泣……胁气耳聋体重，神针下处便完全。

《琼瑶神书·卷三·六十五》：背疼臂痛并耳聋，外关后溪下针分。

《西方子明堂灸经·卷三·足太阳》：至阴……主耳聋鸣。

《子午流注针经·卷下·手阳明》：商阳……耳聋寒热目赤红。

《子午流注针经·卷下·手阳明》：阳谷……耳聋齿痛目眩针。

《子午流注针经·卷下·足太阳》：侠溪……耳聋一刺便闻声。

《子午流注针经·卷下·手少阳》：中渚……热病头疼耳不闻……针入三分时下明。

《针灸资生经·第六》：四渎，治暴气耳聋。

《针灸资生经·第六》：三阳络、液门，治耳暴聋。

《针灸大全·卷一·席弘赋》：耳内蝉鸣腰欲折，膝下明存三里穴。

《古今医统大全·卷七·针灸直指》：四渎，治暴气耳聋。

《古今医统大全·卷七·天元太乙歌》：耳聋气闭喘绵绵，欲愈须寻三里中。

《医学入门·卷一·针灸·杂病穴法》：足三里……诸虚耳聋。

《医学入门·卷一·针灸·杂病穴法》：耳鸣，或出血作痛及聤耳，俱泻申脉、金门、合谷。

《医学入门·卷一·针灸·杂病穴法》：耳聋（足）临泣与金门，合谷针后听人语。

《针灸大成·卷五·十二经井穴》：手厥阴井……心胸热，耳聋响。

《针灸大成·卷五·十二经井穴》：生病耳聋及目黄……腕骨、通里。

《针灸大成·卷五·十二经井穴》：三焦为病耳中聋……阳池、内关。

《针灸六集·纷署集·第二十八》：阳谷……耳聋虚鸣……

《医宗金鉴·卷八十五·手部主病》：液门……治耳聋难得睡，刺如三分补自宁。

《神灸经纶·卷三·伤寒宜灸》：耳暴聋：液门、足三里。

第七节　鼻疔

【概述】

鼻疔是以在鼻尖、鼻翼处发生疔肿、疼痛甚至高热神昏为主要临床特征的疾病。本病具有发病急的特点，若失治或处置不当，会导致"疔毒走黄"，危及生命。西医学的鼻疖及颅内并发症海绵窦血栓性静脉炎可参考本病辨证施治。

【辨证】

1. 邪毒外袭

主证：病初起外鼻部局限性潮红，继则渐渐隆起，状如粟粒，渐长如椒目，周围发硬，焮热微痛，3～5天后疮顶现黄白色脓点，顶高根软；舌质红、苔白或黄，脉数。

兼症：可伴头痛、发热、全身不适等。

2. 火毒炽盛

主证：疮头紫暗，顶陷无脓，根脚散漫，鼻肿如瓶，目胞合缝，局部红肿灼痛，头痛如劈；舌质红绛、苔厚黄燥，脉洪数。

兼症：可伴有高热、烦躁、呕恶、神昏谵语、痉厥、口渴、便秘等。

【治疗】

（1）邪毒外袭：疏风解毒消肿。主穴可选用少商、商阳，应穴可选用迎香、灵台。

（2）火毒炽盛：清热解毒消肿。主穴可选用少商、少冲，应穴可选用迎香、灵台。出现疔疮走黄，加少府；便秘，加天枢。

【操作步骤】

采取上补下泻转移兴奋灶运动针刺法，每次主穴、应穴各选1～2穴。先针刺主穴，强刺激，泻法；再针刺应穴，较弱刺激，平补平泻。留针20分钟，主穴中途行针3次，每次10秒钟，并且嘱咐患者做深呼吸运动。每日1次。

【注意事项】

（1）鼻部疖肿，切勿挤压，以免邪毒走窜，变生疔疮走黄等重症。

（2）戒除挖鼻、拔鼻毛等不良习惯。

（3）忌辛辣刺激类食物。

【先贤上病下取用穴经验】

《千金要方·卷二十二疔肿痈疽·疔肿第一》：疔肿，灸掌后横纹后五指……七壮即瘥。已用得效。疔肿灸法多，然此一法甚验，出于意表。

《千金翼方·卷二十八·第五》：疔肿在左，灸左臂曲肘纹前，取病人三指外，于臂上处中灸之，两筋间从不痛至痛。肿在右从右灸。

《备急灸方·三》：治疗疮法……凡觉有此患，便灸掌后四寸两筋间，十四炷。

《神应经·疮毒部》：疔疮生面上口角：灸合谷。

《针灸捷径·卷之下》：疔疮之症：合谷（面生）、（足）三里（脚生）、血海、委中，凡生疮皆毒，受病随患处加艾灸之，毒从火化，或大疔不宜灸。

《针灸大成·卷九·治症总要》：疔疮（以针挑，有血可治，无血不可治）：合谷、曲池、三里、委中。

《续名医类案·卷二十二·针灸刺砭》：是故一切肿疾，悉宜镰割足小趾下横纹间，肿在左割左，在右则割右，血少出则瘥，以至疔肿、痈疡、丹毒、瘰疬、代指痛病、气痛流肿之类，皆须出血者，急以砭石砭之。

《神灸经纶·卷四·外科证治》：鼻疔，生于鼻内，痛引脑门，不能运气：腕骨……灸七壮。

《神灸经纶·卷四·外科证治》：颊疔，生面颊骨尖高处，发时寒战咬牙，口不能开：外关。

《刺疔捷法·治疗歌》：穿鼻疔须此关冲，地合天庭地仓逢，面岩印堂于厉兑，尾闾一决即能松。

《刺疔捷法·治疗歌》：迎香疔刺商阳穴，合谷曲池尾骶决，地合百劳与天庭，阳明热毒即除灭。

《刺疔捷法·治疗歌》：颧骨疔刺厉兑穴，小指外侧少泽决，内外龙舌与大敦，发际左右看分别（生左决左，生右决右）。

《刺疔捷法·治疗歌》：面岩疔刺厉兑穴，天庭百劳两龙舌，大敦地合与印堂，发际关冲颊车决。

《刺疔捷法·治疗歌》：颧髎疔又名对齿，小指外侧少泽使，商阳合谷曲池至。

《刺疔捷法·治疗歌》：上反唇疔中冲决，委中面岩是要穴，唇内齿根名龈交，印堂关冲于龙舌。

《针灸秘授全书·疔疮》：疔疮：临泣、太冲、少海、刺委中（禁灸）、行间、通里。

《针灸则·附录》：疔肿生口鼻边而如此，灸温溜之二穴而有效。凡疔肿，灸艾宜大，若不知热，则宜知热。

第八节　鼻疳

【概述】

鼻疳又称为鼻疮，是以鼻前庭及其附近皮肤红肿、糜烂、渗液、结痂、灼痒或皲裂为主要临床特征的疾病。西医学的鼻前庭炎、鼻前庭湿疹可参考本病辨证施治。

【辨证】

1.肺经蕴热

主证：鼻前庭及周围皮肤灼热干掀，微痒微痛，皮肤出现粟粒样小丘，继而浅表糜烂，流黄色脂水，周围皮肤潮红或皲裂，鼻毛脱落；舌质红、苔黄，脉数。

兼症：可伴有头痛发热、咳嗽气促、便秘等。

2. 湿热郁蒸

主证：鼻前庭及周围皮肤糜烂，潮红焮肿，常溢脂水或结黄浊厚痂，瘙痒，甚至可侵及鼻翼及口唇；舌红，苔黄腻，脉滑数。

兼症：可伴有腹胀、大便稀、小儿可有啼哭易怒等。

3. 阴虚血燥

主证：鼻前庭及周围皮肤瘙痒，灼热干痛，异物感；舌质红、少苔，脉细数。

兼症：可伴有口干咽燥、面色萎黄、大便干结等。

【治疗】

（1）肺经蕴热：清热止痒。主穴可选用少商、列缺、合谷，应穴可选用迎香、印堂、通天。

（2）湿热郁蒸：清湿止痒。主穴可选用商阳、合谷、三阴交，应穴可选用迎香、印堂、通天。

（3）阴虚血燥：养血止痒。主穴可选用合谷、三阴交、血海，应穴可选用迎香、印堂、通天。

【操作步骤】

采取上补下泻转移兴奋灶针刺法，每次主穴、应穴各选1～2穴。实证，先针刺主穴，强刺激，泻法；再针刺应穴，较弱刺激，平补平泻。留针20分钟，中途主穴行针3次，每次10秒钟，每日1次。虚证，先针刺主穴，较强刺激，平补平泻；再针刺应穴，弱刺激，补法。留针20分钟，主穴中途行针1次。隔日1次。

【注意事项】

（1）因鼻窒、鼻渊等鼻部疾病流涕引起本病发生，当同时积极调治。

（2）戒除挖鼻、拔鼻毛等不良习惯。

（3）忌食辛辣刺激及海鲜类发物。

【先贤上病下取用穴经验】

《千金要方·卷二十二疗肿痈疽·疗肿第一》：一切病疮，灸足大趾奇间二七壮，灸大趾头亦佳。

敦煌医书《杂症方书第一种》：疗时患遍身生疮方：初觉欲生，即灸两手外研骨正尖头，随年壮。

《外台秘要·卷三·天行衄血方四首》：鼻中燥……灸两臂中脉取止。取臂脉法，以鼻嗅臂，点其鼻尖所着处是穴。

《针灸资生经·卷六·鼻涕出》：执中母氏久病，鼻干有冷气……后因灸绝骨而渐愈。执中以尝患此，偶绝骨微疼而着灸，鼻干亦失去。

《儒门事亲·卷十·暑火心苦》：诸痛痒疮，皆属于心火……可刺少冲，灸之亦同。

《扁鹊神应针灸玉龙经·磐石金直刺秘传》：鼻中生疮，少商（出血）。

《扁鹊神应针灸玉龙经·磐石金直刺秘传》：遍身瘙痒，抓破成疮：曲池（灸，针泻）、绝骨（灸，针泻）、委中（出血）。

《针灸捷径·卷之下》：浑身生疮肤痒：曲池、委中、三阴交、（足）三里，以上穴法，痒则补之，痛则泻之，以为一定之则。

《针灸聚英·卷一下·手厥阴》：大陵……瘑疮疥癣。

《针灸聚英·卷一下·手少阳》：支沟……瘑疮疥癣。

《针灸聚英·卷四下·玉龙赋》：劳宫大陵，可疗心闷疮痍。

《外科理例·卷一·四十》：痈疽疮疖……脓成……浅者宜砭，深者宜针，手足指稍及乳上，宜脓大软方开。

《医学入门·卷一·针灸·杂病穴》：血海，主一切血疾及诸疮。

《医学入门·卷一·针灸·杂病穴》：血海……兼治偏坠疮疥。

《针灸大成·卷五·十二经井穴》：足阳明井……疮疥。

《针灸大成·卷五·十二经治症主客原络》：疮疡……冲阳、公孙。

《针灸大成·卷九·治症总要》：浑身生疮：曲池、合谷、三里、行间。

《针灸大成·卷九·治症总要》：浑身浮肿生疮：曲池、合谷、三里、三阴交、行间、内庭。

《针方六集·纷署集·第二十六》：曲池……遍身风瘾。

《针方六集·纷署集·第三十三》：悬钟……遍身生疮。

《针方六集·兼罗集·第四十五》：天井……一切麻疮。

《类经图翼·卷七·手厥阴》：内关……生疮灸之。

《类经图翼·卷七·手少阳》：天井……泻一切瘰疬、疮肿、瘾疹。

《循经考穴编·足阳明》：解溪……浑身生疮，泻之。

《循经考穴编·足太阴》：三阴交……疮疡、瘾疹。

《循经考穴编·足少阳》：悬钟……浑身疮癞。

《经学会宗·附录·经外奇穴》：血海穴，主治疮癣疥疡。

《医宗金鉴·卷八十五·足部主病》：血海主治诸血疾，兼治诸疮病。

《针灸内篇·足阳明胃经络》：丰隆……浑身生疮，宜出血。

《针灸内篇·足阳明胃经络》：解溪……身生疮。

第九节　鼻窒

【概述】

鼻窒是以经常性鼻塞为主要临床特征的疾病。本病发病率高，无论男女老幼皆可患病。西医学的慢性鼻炎可参考本病辨证施治。

【辨证】

1. 肺经蕴热

主证：鼻塞时轻时重，或交替性鼻塞，鼻涕色黄量少，鼻气灼热；舌质红、苔薄黄，脉略滑。

兼症：可伴有口干、咳嗽痰黄等。

2. 肺脾气虚

主证：鼻塞时轻时重，呈交替性，涕白而黏，遇寒冷症状加重；舌淡、苔白，脉缓弱。

兼症：可伴有倦怠乏力、少气懒言、恶风自汗、咳嗽痰稀、纳差便溏、头昏头重等。

3. 痰瘀留滞

主证：鼻塞较甚，持续不减，鼻涕黏黄或黏白，语声重浊；舌暗有瘀点、苔薄白，脉细涩。

兼症：可伴有头胀头痛、耳闭重听、嗅觉减退等。

【治疗】

（1）肺经蕴热：清肺通鼻。主穴可选用少商、合谷、太渊，应穴可选用禾髎、迎香、鼻通。

（2）肺脾气虚：益气通鼻。主穴可选用合谷、飞扬、足三里，应穴可选用迎香、鼻通、百会；气虚甚，加肺俞、脾俞。

（3）痰瘀留滞：化瘀通鼻。主穴可选用合谷、飞扬、三阴交，应穴可选用迎香、鼻通、印堂；血瘀甚，加膈俞。

【操作步骤】

采取上补下泻转移兴奋灶针刺法，每次主穴、应穴各选1～2穴。先针刺主穴，强刺激，泻法；再针刺应穴，较弱刺激，平补平泻。留针20分钟，主穴中途行针3次，每次10秒钟。隔日1次。

【注意事项】

（1）注意锻炼身体，提高体质，增强抗病能力。

（2）忌食辛辣、生冷海鲜类食物。

（3）避风寒、适冷暖，起居有时。

【先贤上病下取用穴经验】

《灵枢·经脉》：飞阳……实则鼽窒头背痛。

《针灸甲乙经·卷七·第一下》：鼻及小便皆不利，至阴主之。

《针灸甲乙经·卷七·第二》：恶风，鼻不利，多善惊，厉兑主之。

《针灸甲乙经·卷七·第四》：鼻不通利，涕黄……京骨主之。

《针灸甲乙经·卷十二·第七》：鼻不利，前谷主之。

《针灸甲乙经·卷三十·第一》：厉兑、京骨、前谷，主鼻不利，涕黄。

《千金翼方·卷二十六针灸·第四》：鼻中壅塞，针手太阳入三分，在小指外侧后一寸白肉际宛宛中。

《西方子明堂灸经·卷六·手太阳》：前谷……颈项痛，鼻塞。

《西方子明堂灸经·卷六·手太阳》：后溪……鼻衄，窒，喘息不通。

《西方子明堂灸经·卷六·足太阳》：至阴……头风鼻塞。

《卫生宝鉴·卷八·风中脏》：患中风，半身不遂，精神昏愦，面红颊赤，耳聋鼻塞，语言不出……又刺十二经之井穴，以接经络，翌日不用绳络，能行步。

《针灸集书·卷上·八法穴治病歌》：耳鸣鼻塞闭喉咙（先照海，后列缺）。

《医学入门·卷一·针灸·杂病穴法》：头面耳目口鼻（咽牙）病，曲池合谷为之主。

《医学入门·卷一·针灸·杂病穴法》：鼻塞鼻痔及鼻渊，合谷太冲随手努。

《针灸则·七十穴·手足部》：（足）三里……耳鸣，鼻塞，口无味。

《针灸内篇·足太阳膀胱络》：至阴……主头风，鼻塞，清涕。

第十节　鼻鼽

【概述】

鼻鼽是以突发和反复发作鼻痒、喷嚏、清涕多、鼻塞为主要临床特征的疾病。西医学的变应性鼻炎、嗜酸性粒细胞增多性非变应鼻炎、血管运动性鼻炎等可参考本病进行辨证施治。

【辨证】

1. 肺气虚寒

主证：鼻塞，鼻痒，喷嚏频频，清涕如水，嗅觉减退；舌质淡、苔薄白，脉虚弱。

兼症：可伴有畏风怕冷，自汗，气短懒言，语声低怯，面色苍白，咳嗽痰稀

2. 脾气虚弱

主证：鼻塞，鼻痒，清涕连连，喷嚏突发；舌淡胖边有齿痕、苔薄白，脉弱无力。

兼症：可伴有面色无华，消瘦，食少纳呆，腹胀便溏，四肢倦怠，少气懒言。

3. 肾阳不足

主证：鼻塞，鼻痒，喷嚏频频，清涕长流；舌质淡、苔白，脉沉细。

兼症：可伴有面色㿠白，形寒肢冷，腰膝酸软，神疲倦怠，小便清长。

【治疗】

（1）肺气虚寒：温肺止鼽。主穴可选用合谷、飞扬、足三里，应穴可选用迎香、印堂、百会、肺俞。

（2）脾气虚弱：健脾止鼽。主穴可选用合谷、飞扬、三阴交，应穴可选用迎香、印堂、百会、脾俞。

（3）肾阳不足：温肾止鼽。主穴可选用合谷、飞扬、太溪，应穴可选用迎香、印堂、百会、肾俞。

【操作步骤】

采取上补下泻转移兴奋灶针刺法，每次主穴、应穴各选1～2穴。先针刺主穴，较强刺激，平补平泻法；再针刺应穴，较弱刺激，补法。留针20分钟，主穴中途行针2次，每次10秒钟，伴头痛者嘱咐做鼻深呼吸运动。每日1次。

【注意事项】

（1）饮食清淡，忌食虾、螃蟹、花生等过敏原食物。

（2）戴口罩，避免鼻暴露在风寒及粉尘中。

（3）加强体育运动，如每天早晚跳绳各200次以上，以改善全身及鼻部的血液循环。

【先贤上病下取用穴经验】

《素问·缪刺论》：邪客于足阳明之经，令人鼽衄，上齿寒，刺足中指次指爪甲上，与肉交者，各一痏，左刺右，右刺左。

《灵枢·经脉》：飞扬……虚则鼽衄。

《针灸甲乙经·卷七·第一下》：鼻鼽……二间主之。

《针灸甲乙经·卷七·第一下》：鼻鼽衄，热病汗不出……合谷主之。

《针灸甲乙经·卷七·第一下》：鼽衄……后溪主之。

《针灸甲乙经·卷七·第一下》：鼽衄，通谷主之。

《针灸甲乙经·卷七·第一下》：鼽衄血不止，淫泺头痛……京骨主之。

《针灸甲乙经·卷七·第一下》：鼽衄，腰背痛……承山主之。

《针灸甲乙经·卷七·第二》：热病汗不出，鼽衄，眩，时仆……厉兑主之。

《针灸甲乙经·卷七·第五》：虚则鼽衄，飞扬主之。

《针灸甲乙经·卷十一·第二》：鼻鼽……偏历主之。

《针灸甲乙经·卷十一·第二》：鼽衄，昆仑主之。

《针灸资生经·第六·鼻病》：偏历、合谷、上星、昆仑、通谷，治鼽衄。

《针灸内篇·手阳明大肠络》：二间……鼻鼽，衄血。

第十一节　鼻渊

【概述】

鼻渊是以鼻流浊涕、量多不止为主要临床特征的疾病。西医学的急、慢性鼻窦炎可参考本病辨证施治。

【辨证】

1. 肺经风热

主证：鼻塞，白黏涕或黄稠涕，嗅觉可有减退；舌质红、苔薄白，脉浮数。

兼症：可伴发热恶风，汗出，头痛，咳嗽等。

2. 胆腑郁热

主证：鼻涕脓浊，量多而黄或黄绿黏稠，或有腥臭味，鼻塞，嗅觉减退，头痛剧烈；舌质红、舌苔黄或腻，脉弦数。

兼症：可伴有烦躁易怒、口苦、咽干、耳鸣耳聋、寐少梦多、尿黄便秘等。

3. 脾胃湿热

主证：鼻塞重，呈持续性，鼻涕黄浊而量多，嗅觉减退；舌质红、苔黄腻，脉滑数。

兼症：可伴有头昏闷或头重胀，倦怠乏力，胸脘痞闷，纳呆食少，小便黄赤等。

4. 肺气虚寒

主证：鼻塞日久，鼻涕黏白，稍遇风冷则鼻塞加重及鼻涕增多，嗅觉减退；

舌质淡、苔薄白，脉缓弱。

兼症：可伴有头昏，头胀，气短乏力，语声低微，面色苍白，自汗，畏风寒，咳嗽痰稀等。

5.脾气虚弱

主证：鼻塞日久，鼻塞较重，鼻涕白黏量多，嗅觉减退；舌淡胖、苔薄白，脉细弱。

兼症：可伴有食少纳呆，腹胀便溏，脘腹胀满，肢困乏力，面色萎黄，头昏重闷胀。

【治疗】

（1）肺经风热：清肺化浊。主穴可选用少商、太渊、合谷，应穴可选用迎香、禾髎、印堂。

（2）胆腑郁热：清胆化浊。主穴可选用合谷、太渊、足临泣，应穴可选用迎香、禾髎、印堂。

（3）脾胃湿热：清脾化浊。主穴可选用合谷、三阴交、足三里，应穴可选用迎香、禾髎、印堂。

（4）肺气虚寒：温肺化浊。主穴可选用合谷、三阴交、足三里，应穴可选用迎香、印堂、百会、肺俞。

（5）脾气虚弱：健脾化浊。主穴可选用合谷、三阴交、足三里，应穴可选用迎香、印堂、百会、脾俞。

【操作步骤】

采取上补下泻转移兴奋灶针刺法，每次主穴、应穴各选1～2穴。实证，先针刺主穴，强刺激，泻法；再针刺应穴，较弱刺激，平补平泻。留针20分钟，主穴中途行针3次，每次10秒钟，每日1次。虚证，先针刺主穴，较强刺激，平补平泻；再针刺应穴，弱刺激，补法。留针20分钟，主穴中途行针1次。隔日1次。

【注意事项】

（1）注意锻炼身体，提高体质，增强抗病能力。

（2）忌食辛辣、生冷海鲜类食物。

（3）避风寒、适冷暖，起居有时。

【先贤上病下取用穴经验】

《针灸甲乙经·卷七·第四》：鼻不通利，涕黄……京骨主之。

《针灸甲乙经·卷三十·第一》：厉兑、京骨、前谷，主鼻不利，涕黄。

《千金要方·卷二十六针灸上·第四》：厉兑、京骨、前谷，主鼻不利，涕黄。

《扁鹊神应针灸玉龙经·玉龙歌》：鼻流清涕名鼻渊，先泻后补疾可痊。

《针灸大全·卷四·八法主治病症》：列缺……鼻流浊涕臭，名曰鼻渊：曲差、二穴、上星一穴、百会一穴、风门二穴、迎香二穴。

《奇效良方·卷五十九》：治鼻渊脑泻：右用生附子为末，煨，葱涎和入泥，夜间涂涌泉穴。

《医学入门·卷一·针灸·杂病穴法》：头面耳目口鼻（咽牙）病，曲池合谷为之主。

《医学入门·卷一·针灸·杂病穴法》：鼻塞鼻痔及鼻渊，合谷太冲随手努。

《医学入门·卷一·针灸·杂病穴法》：鼻痔鼻流浊涕者，泻太冲、合谷。

《针灸大成·卷五·八脉图并治症穴》：列缺……鼻流浊污：上星、内关、曲池、合谷。

《针灸学讲义》：时流黄涕，鼻塞不闻香臭……列缺、合谷、迎香、印堂（奇穴）。

第十二节　急咽痹

【概述】

急咽痹又称急喉痹，是以咽部红肿疼痛为主要临床特征的疾病，属"喉痹"范畴。本病多发生于冬春及秋冬之交，病程在1周左右。西医学的急性咽炎可参考本病辨证施治。

【辨证】

1. 风寒外侵

主证：咽部微痛，吞咽不利；舌淡红、苔薄白，脉浮紧。

兼症：可伴有恶寒发热，身痛，咳嗽痰稀等。

2. 风热外侵

主证：咽部疼痛，吞咽痛甚；舌淡红、苔薄黄，脉浮数。

兼症：可伴有发热，恶风，头痛，口干，咳痰黄稠等。

3. 肺胃热盛

主证：咽痛较剧，吞咽困难；舌质红、苔黄，脉滑或洪数。

兼症：可伴有痰涎壅盛，发热不寒，口渴饮冷，口气臭秽，大便燥结，小便短赤等。

【治疗】

（1）风寒外侵：疏寒利咽。主穴可选用合谷、列缺，应穴可选用咽安3号、廉泉。伴头痛者，加风池。

（2）风热外侵：散热利咽。主穴可选用三商、合谷，应穴可选用咽安3号、廉泉。伴咳嗽者，加天突。

（3）肺胃热盛：清胃利咽。主穴可选用三商、合谷、厉兑，应穴可选用咽安3号、廉泉。伴咳嗽者，加天突；发热甚者，加十宣、曲池；伴便秘者，加支沟、照海。

【操作步骤】

采取上补下泻转移兴奋灶运动针刺法，每次主穴、应穴各选1～2穴。先针刺主穴，强刺激，泻法；再针刺应穴，较弱刺激，平补平泻。留针20分钟，主穴中途行针3次，每次10秒钟，并且嘱咐患者做吞咽运动。此外，主穴可以刺营放血，咽腔患部亦可以刺营放血。每日1次。

【注意事项】

（1）忌食辛辣刺激类食物，保持口腔清洁。

（2）起居有时，勿熬夜。

【先贤上病下取用穴经验】

《素问·缪刺论》：邪客于手少阳之络，令人喉痹……刺手中指次指爪甲上，去端如韭叶……左取右，右取左。

《素问·缪刺论》：邪客于足少阴之络，令人嗌痛，不可内食……刺足下中央之脉，各三痏……左刺右，右刺左。

《素问·缪刺论》：嗌中肿，不能内唾，时不能出唾者，刺然谷之前，出血立已，左刺右，右刺左。

《灵枢·热病》：喉痹舌卷，口中干，烦心心痛……取手小指次指爪甲下，去端如韭叶。

《脉经·卷七·第十三》：伤寒喉痹，刺手少阴，少阴在腕，当小指后动脉是也，针入三分补之。

《针灸甲乙经·卷七·第一下》：噫不止，嗌中痛，食不下……劳宫主之。

《针灸甲乙经·卷七·第一下》：头痛，喉痹……少泽主之。

《针灸甲乙经·卷七·第一下》：喉痹，身热……涌泉主之。

《针灸甲乙经·卷七·第二》：喉痹，龋齿……厉兑主之。

《针灸甲乙经·卷七·第二》：振寒，嗌中引痛，热病汗不出……内庭主之。

《针灸甲乙经·卷八·第一》：喉痹，咳上气喘……刺经渠。

《针灸甲乙经·卷八·第一》：胁下支满，喉痛，嗌干……太冲主之。

《针灸甲乙经·卷十·第五》：头项痛，咽肿不可咽，前谷主之。

《针灸甲乙经·卷十二·第八》：喉痹气逆，口㖞，喉咽如扼状，行间主之。

《龙门石刻药方·南壁石刻药方》：疗喉痹方，以绳缠手大指令瘀黑，以针刺蚕纹。

《千金要方·卷六下·第七》：喉肿胸胁支满，灸尺泽百壮。

《千金要方·卷六下·第七》：喉痹，刺手小指爪纹中，出三大豆许血，逐左右刺。

《千金要方·卷三十·第一》：涌泉、大钟，主咽中痛，不可内食。

《千金要方·卷三十·第一》：关冲、窍阴、少泽，主喉痹，舌卷、口干。

《琼瑶神书·卷三·六十五》：喉闭肿气不通，照海列缺用金针。

《子午流注针经·卷下·手太阴》：少商……饮食不下咽喉痛，三棱针刺血为功。

《子午流注针经·卷下·足太阳》：曲池……喉痹针下也痊然。

《子午流注针经·卷下·足阳明》：二间……喉痹鼻衄在心惊。

《子午流注针经·卷下·手厥阴》：间使……热时咽痛并惊悸，神针邪忤也须安。

《子午流注针经·卷下·足少阴》：尺泽……咳嗽口舌干喉痛，五子元建法中寻。

《世医得效方·卷十七·口齿兼咽喉科·喉病》：针灸法……少商穴……刺入二分，病甚则入五分。咽喉诸证皆治。

《世医得效方·卷十七·口齿兼咽喉科·喉病》：合谷穴……治牙关不开，则阳灵应针，各刺一刺出血，入二分，关窍即开。

《神应经·咽喉部》：咽喉肿痛，闭塞，水粒不下：合谷、少商，兼以三棱针刺手大指背头节上甲根下，排刺三针。

《神应经·手足腰胁部》：喉闭……曲池（先泻后补）、肩髃、手三里。

《针灸大全·卷一·长桑君歌》：牙疼头痛兼喉闭，先刺二间后三里。

《针灸大全·卷一·席弘赋》：牙齿肿痛并咽痹，二间阳溪疾怎逃。

《针灸集书·卷上·马丹阳天星十一穴》：内庭穴……不食，咽嗌痛。

《针灸集书·卷上·八法穴治病歌》：咽嗌肿痛通身肿（先申脉，后后溪）。

《外科理例》：咽喉……肿痛发热便秘者……便刺患处，或刺少商穴。

《医学入门·卷一·针灸·杂病穴法》：头面耳目口鼻（咽牙）病，曲池合谷为之主。

《针灸大成·卷五·十二经治症主客原络》：嗌颔肿痛甚非常……腕骨、通里。

《针灸大成·卷八·咽喉门》：咽中闭：曲池、合谷。

《寿世保元·卷六·喉痹》：喉痹危急，死在须臾，牙关紧闭，病人大指外边，指甲下根……针之，令血出即效，如大势危急，两手大指俱针之，其功尤效。

《针灸则·七十六·手足部》：口舌及咽肿痛。

《针灸秘授全书·喉肿痛》：喉肿痛：少商（禁灸）、合谷、天突、孔最。

《针灸秘授全书·喉肿闭》：喉肿闭：刺关冲（中）、液门、中渚、刺少商、重合谷。

第十三节 慢咽痹

【概述】

慢咽痹又称慢喉痹，是以咽干痒痛、异物感等不适为主要临床特征的疾病，属"喉痹"范畴。西医学的慢性咽炎可参考本病辨证施治。

【辨证】

1. 肺肾阴虚

主证：咽部干灼疼痛，午后较重，咽梗不利、清嗓频作、干咳痰少而稠；舌红少津，脉细数。

兼症：可伴有痰中带血，甚者打鼾，手足心热等。

2. 心肺热烁

主证：咽窍干痛，痰黏不爽，痰唾臭腥，咳嗽频作；舌质红，苔略黄，脉数。

兼症：可伴有心胸烦热，小便赤涩等。

3. 脾胃虚弱

主证：咽梗不利，咽中痰黏感，时清嗓，咽燥干而不欲饮或喜热饮，易恶心，或有呃逆反酸，甚者打鼾；舌质淡红边有齿印、苔薄白，脉细弱。

兼症：可伴有倦怠乏力，短气懒言，动则汗出，胃纳欠佳，大便不调等。

4. 肾阳亏虚

主证：咽窍微干，咽异物感或痰黏不爽，口干不欲饮或少热饮，诸症以上午明显；舌淡苔白，脉沉弱。

兼症：可伴有头晕耳鸣，面色㿠白，语弱音低，倦怠肢冷，小便清长，大便溏泻等。

5. 血瘀痰凝

症状：咽哽不利，咽中痰黏，或咽微痛、痰黏难咯，清嗓不适，咽干不欲饮，甚者打鼾，恶心胸闷，舌质暗红、有瘀斑瘀点，苔白或微黄，脉弦。

【治疗】

（1）肺肾阴虚：降火利咽。主穴可选用合谷、太渊、太溪，应穴可选用廉泉、咽安 2 号、肺俞、肾俞。

（2）心肺热烁：清火利咽。主穴可选用合谷、神门、太渊，应穴可选用廉泉、咽安 2 号、心俞、肺俞。

（3）脾胃虚弱：益气利咽。主穴可选用合谷、足三里，应穴可选用廉泉、咽安 2 号、脾俞、胃俞。

（4）肾阳亏虚：温阳利咽。主穴可选用合谷、太溪，应穴可选用廉泉、咽安 2 号、气海、命门。

（5）血瘀痰凝：祛瘀利咽。主穴可选用合谷、太白、三阴交，应穴可选用咽安 2 号、脾俞、膈俞。

【操作步骤】

采取上补下泻转移兴奋灶针刺法，每次主穴、应穴各选 1～2 穴。先针刺主穴，强刺激，泻法；再针刺应穴，较弱刺激，平补平泻。留针 20 分钟，主穴中途行针 3 次，每次 10 秒钟。隔日 1 次。

【注意事项】

（1）忌食辛辣刺激类食物，保持口腔清洁。

（2）起居有时，勿熬夜。

（3）保持心情舒畅。

（4）积极治疗急咽痹，以减少慢咽痹发病。

【先贤上病下取用穴经验】

《针灸甲乙经·卷七·第一下》：喉痹嗌干……大陵主之。

《针灸甲乙经·卷七·第一下》：少腹热，嗌中痛，腹胀内肿……太溪主之。

《针灸甲乙经·卷七·第一下》：少腹痛引喉咽，大便难，腆胀，承山主之。

《针灸甲乙经·卷八·第一》：嗌干……太冲主之。

《针灸甲乙经·卷八·第一》：喉痹，阳辅主之。

《针灸甲乙经·卷九·第二》：喉痹舌卷……取关冲。

《针灸甲乙经·卷九·第七》：咽中痛，不可纳食，善怒，大钟主之。

《针灸甲乙经·卷九·第十一》：少腹痛引嗌，足厥痛，曲泉主之。

《针灸甲乙经·卷十·第一下》：膝内廉痛……引咽喉痛，膝关主之。

《针灸甲乙经·卷十一·第二》：嗌中肿痛，唾血，口中热，唾如胶，太溪主之。

《针灸甲乙经·卷十二·第八》：咽中痛，不可内食，涌泉主之。

《千金要方·卷六下·第七》：大钟……其病则口热舌干，咽肿上气，嗌干及痛。

《千金要方·卷三十·第一》：中渚、支沟、内庭，主嗌痛。

《千金要方·卷三十·第一》：复溜、照海、太冲、中封，主咽偏肿，不可以咽。

《千金要方·卷三十·第一》：大陵、偏历，主喉痹嗌干。

《千金要方·卷三十·第一》：神门、合谷、风池，主喉痹。

《千金翼方·卷二十六·针灸上》：咽喉酸辛。灸少冲七壮雀矢大炷。

《千金翼方·卷二十六·第五》：神门、合谷，主喉痹心烦。

《太平圣惠方·卷一百》：二间……咽肿。

《铜人腧穴针灸图经·卷五·手少阳》：中渚……咽肿。

《西方子明堂灸经·卷三·足阳明》：内庭……咽中痛……

《西方子明堂灸经·卷七·手阳明》：阳溪……咽如刺。

《神应经·咽喉部》：咽肿：中渚、太溪。

《针灸大全·卷一·马丹阳天星十二穴歌》：太冲……咽喉肿心胀。

《针灸大全·卷一·马丹阳天星十二穴歌》：内庭……耳内鸣喉痛。

《针灸大全·卷一·席弘赋》：牙齿肿痛并咽痹，二间阳溪疾怎逃。

《针灸聚英·卷一上·手太阴》：孔最……咽肿。

《针灸聚英·卷一下·足少阴》：涌泉……舌干咽肿，上气嗌干。

《针灸聚英·卷二·杂病》：喉痹：针合谷、涌泉、天突、丰隆。

《针灸聚英·卷四下·八法八穴歌》：齿痛耳聋咽肿……临泣针时有验。

《针灸聚英·卷四下·六十六穴歌》：齿龋咽中痛，当针足内庭。

《医学入门·卷一·针灸·杂病穴法》：头面耳目口鼻（咽牙）病，曲池合谷为之主。

《针灸大成·卷五·十二经井穴》：手太阴井……掌热，肩背痛，咽痛喉肿。

《针灸大成·卷五·十二经治症主客原络》：三焦为病耳中聋，喉痹咽干目肿红……阳池、内关。

《针灸大成·卷八·咽喉门》：咽肿：中渚、太溪。

《针方六集·纷署集·第二十六》：少冲……咽肿如息肉。

《针方六集·纷署集·第三十》：太冲……咽肿。

《针灸内篇·纷署集·第三十一》：照海……一方出血，禁口喉痹。

《针方六集·纷署集·第三十二》：内庭……咽痹。

《针灸则·七十穴·手足部》：温溜……咽痛。

《针灸内篇·手太阳小肠络》：前谷……咽肿……

《针灸内篇·手阳明大肠络》：三间……治喉痹，咽哽……

《针灸内篇·足厥阴肝经络》：太冲……咽疼……

第十四节　急乳蛾

【概述】

急乳蛾是以发热、咽痛、腭扁桃体红肿或表面覆有黄白色脓点为主要临床特征的疾病，属"喉痹"范畴。本病多发生于冬春及秋冬之交，易反复发作。西医学的急性扁桃体炎可参考本病辨证施治。

【辨证】

1.风热外侵

主证：病初起咽干燥灼痛，疼痛逐渐加剧，吞咽时更重；舌质红、苔薄黄，脉浮数。

兼症：可伴有头痛、发热、微恶风、咳嗽等。

2.肺胃热盛

主证：咽部疼痛剧烈，连及耳根，吞咽困难，痰涎较多，高热，口渴引饮；舌质红、苔黄厚，脉洪大而数。

兼症：可伴有咳痰黄稠，口臭，腹胀，便秘，溲黄等。

【治疗】

1. 风热外侵

散热消蛾。主穴可选用三商、合谷、曲池，应穴可选用咽安 1 号、廉泉、风池。伴头痛加太阳、百会；伴咳嗽加天突。

2. 肺胃热盛

清热消蛾。主穴可选用三商、厉兑、合谷、曲池，应穴可选用咽安 1 号、廉泉、大椎。

【操作步骤】

采取上补下泻转移兴奋灶运动针刺法，每次主穴、应穴各选 1～3 穴。先针刺主穴，强刺激，泻法；再针刺应穴，较弱刺激，平补平泻。留针 20 分钟，主穴中途行针 3 次，每次 10 秒钟，并且嘱咐患者做吞咽运动。此外，主穴可以刺营放血，咽腔患部亦可以刺营放血。每日 1 次。

【注意事项】

（1）注意锻炼身体，提高体质，增强抗病能力。

（2）忌食辛辣刺激类食物，保持口腔清洁。

（3）起居有时，勿熬夜。

【先贤上病下取用穴经验】

《素问·缪刺论》：邪客于足少阴之络，令人嗌痛，不可内食……刺足下中央之脉，各三痏……左刺右，右刺左。

《素问·缪刺论》：嗌中肿，不能内唾，时不能出唾者，刺然谷之前，出血立已。左刺右，右刺左。

《针灸甲乙经·卷七·第一下》：噫不止，嗌中痛，食不下……劳宫主之。

《千金要方·卷六下·第七》：大钟……其病则口热舌干，咽肿上气，嗌干及痛。

《千金要方·卷三十·第一》：复溜、照海、太冲、中封，主咽偏肿，不可以咽。

《太平圣惠方·卷一百》：二间……咽肿。

《铜人腧穴针灸图经·卷五·手少阳》：中渚……咽肿。

《子午流注针经·卷下·手厥阴》：间使……热时咽痛并惊悸，神针邪忤也须安。

《扁鹊神应针灸玉龙经·玉龙歌》：乳蛾之症更稀奇，急用金针病可医；若使迟延难整治，少商出血始相宜。

《扁鹊神应针灸玉龙经·玉龙歌》：又，乳蛾：少商、委中。

《神应经·咽喉部》：咽肿：中渚、太溪。

《神应经·咽喉部》：单蛾，少商、合谷、廉泉。

《针灸大全·卷一·马丹阳天星十二穴歌》：太冲……咽喉肿心胀。

《针灸大全·卷四》：单蛾风，喉中肿痛，肺三焦经热：关冲二穴、天突一穴、合谷二穴。

《针灸大全·卷四》：双蛾风，喉闭不通，此乃心肺二经热：少商二穴、金津一穴、玉液一穴、十宣十穴。

《医学入门·卷一·针灸·杂病穴法》：少商：主双蛾风，喉痹。

《医学纲目·卷十五·咽喉》：喉痹乳蛾：少商（针入一分，卧针向后三分）、照海、太冲。

《针灸大成·卷九·治症总要》：双乳蛾症：少商、金津、玉液。

《针灸大成·卷九·治症总要》：单乳蛾症：少商、合谷、海泉。

《针灸大成·卷之五·八脉图并治症穴》：双蛾风，喉闭不通：少商、金津、玉液、十宣。

《针灸大成·卷之五·八脉图并治症穴》：单蛾风，喉中肿痛：关冲、天突、合谷。

《针灸大成·卷八·咽喉门》：单蛾：少商、合谷、廉泉。

《针方六集·卷之六·兼罗集》：乳蛾之症最难医，急用金针病可除；若还迟滞人难疗，少商出血号明医。

《医宗金鉴·卷八十五·手部主病》：少商惟刺双蛾痹，血出喉开功最奇。

《重楼玉钥·卷上·喉风三十六症》：双缠风……咽喉红肿紧痛，声音难出，汤水不下，而痰涎壅塞之声，颇似曳锯。初发暴速，宜急针少商穴，以泻其热……单缠风……治同双缠风。

《重楼玉钥·卷下·喉风诸症针刺要穴》：双单乳蛾燕口：后溪、少冲、少商、合谷、风池。

《针灸秘授全书·单蛾》：单蛾（喉中肿痛）：刺少商、刺关冲、天突、合谷、泻列缺、照海、廉泉。

《痧惊合璧·卷一》：扑蛾痧……刺两手背脘左右紫筋一针，刺两手指甲缝每指一针，两腿弯青筋各刺三针。

《增订中国针灸治疗学·各论》：双乳蛾，少商，针入一分，留捻一分钟。合谷，针入四分，留捻二分钟。廉泉，针入三分，留捻二分钟。

《实用针灸疗法》：乳蛾……少商、合谷、风池……（1）少商穴为本症主穴，须斜刺，压之出血，刺合谷针尖斜上，使感酸麻。（2）刺激力宜中度雀啄术，留针十分钟。

《简易灸治·单方治疗集》：乳蛾肿的灸疗，照海熏灸四五分钟。

《针灸十四经穴治疗诀》：乳蛾为患非等闲，少商穴上可刺血；风池尺泽合谷用，液门鱼际安可缺。

《简易针灸学·喉蛾》：少商（出血）、合谷（针）、液门（针）。备用穴：鱼际、偏历、太溪。

《针灸学概要》：乳蛾，少商（出血）、天突、尺泽、合谷、内庭。

《针灸学·治疗学》：乳蛾……针刺少商、商阳，刺出血以疏泄邪热；取合谷、内庭以疏解阳明气火。

《针灸学讲义》：咽喉肿痛、喉蛾实热证，以取手太阴、手足阳明经穴为主，针用泻法。少商、尺泽、合谷、陷谷、关冲。

第十五节　慢乳蛾

【概述】

慢乳蛾是以咽干、咽微痛、咽异物感、咽哽不利等咽部不适为主要临床特征的疾病，属"喉痹"范畴。西医学的慢性扁桃体炎可参考本病辨证施治。

【辨证】

1. 肺肾阴虚

主证：咽部干燉，微痒微痛，哽哽不利，痰少而黏，清嗓频频或干咳，午后症状加重；舌质红、少苔，脉细数。

兼症：可伴有午后颧红、手足心热、失眠多梦、耳鸣眼花、腰膝酸软、大便干等。

2. 脾胃虚弱

主证：咽部不适，有异物梗阻感；舌质淡、苔白腻，脉缓弱。

兼症：可伴有咳嗽痰白，胸脘痞闷，易恶心不适，口淡不渴，大便不实等。

3. 痰瘀互结

症状：咽干涩不利，或刺痛胀痛，痰黏难咯出，迁延不愈，全身症状不明显；舌质暗有瘀点、苔白腻，脉细涩。

【治疗】

1. 肺肾阴虚

养阴消蛾。主穴可选用合谷、太渊、太溪，应穴可选用咽安1号、肺俞、肾俞。

2. 脾胃虚弱

益气消蛾。主穴可选用合谷、足三里，应穴可选用扶突、咽安1号、脾俞。

3. 痰瘀互结

化瘀消蛾。主穴可选用偏历、合谷，应穴可选用扶突、咽安2号、膈俞、丰隆。

【操作步骤】

采取上补下泻转移兴奋灶针刺法，每次主穴、应穴各选 1~2 穴。先针刺主穴，强刺激，泻法；再针刺应穴，较弱刺激，平补平泻。留针 20 分钟，主穴中途行针 3 次，每次 10 秒钟。每日 1 次。

【注意事项】

（1）注意锻炼身体，提高体质，增强抗病能力。

（2）忌食辛辣刺激类食物，保持口腔清洁。

（3）起居有时，勿熬夜。

（4）积极治疗急乳蛾，以减少慢乳蛾发病。

【先贤上病下取用穴经验】

《针灸甲乙经·卷七·第一下》：喉痹如哽……二间主之。

《针灸甲乙经·卷七·第一下》：噫不止，嗌中痛，食不下……劳宫主之。

《千金要方·卷六下·第七》：大钟……其病则口热舌干，咽肿上气，嗌干及痛。

《千金要方·卷三十·第一》：复溜、照海、太冲、中封，主咽偏肿，不可以咽。

《太平圣惠方·卷一百》：二间……咽肿。

《铜人腧穴针灸图经·卷五·手少阳》：中渚……咽肿。

《扁鹊神应针灸玉龙经·玉龙歌》：又，乳蛾：少商、委中。

《神应经·咽喉部》：咽肿：中渚、太溪。

《神应经·咽喉部》：单蛾，少商、合谷、廉泉。

《针灸大全·卷一·马丹阳天星十二穴歌》：太冲……咽喉肿心胀。

《针灸大全·卷四》：单蛾风，喉中肿痛，肺三焦经热：关冲二穴、天突一穴、合谷二穴。

《针灸大全·卷四》：双蛾风，喉闭不通，此乃心肺二经热：少商二穴、金津一穴、玉液一穴、十宣十穴。

《医学入门·卷一·针灸·杂病穴法》：少商：主双蛾风，喉痹。

《医学纲目·卷十五·咽喉》：喉痹乳蛾：少商（针入一分，卧针向后三

250

分）、照海、太冲。

《针灸大成·卷八·咽喉门》：单蛾：少商、合谷、廉泉。

《针灸大成·卷九·治症总要》：双乳蛾症：少商、金津、玉液。

《针灸大成·卷九·治症总要》：单乳蛾症：少商、合谷、海泉。

《医宗金鉴·卷八十五·手部主病》：少商惟刺双蛾痹，血出喉开功最奇。

《重楼玉钥·卷下·喉风诸症针刺要穴》：双单乳蛾燕口：后溪、少冲、少商、合谷、风池。

《针灸秘授全书·单蛾》：单蛾（喉中肿痛）：刺少商、刺关冲、天突、合谷、泻列缺、照海、廉泉。

《增订中国针灸治疗学·各论》：双乳蛾，少商，针入一分，留捻一分钟。合谷，针入四分，留捻二分钟。廉泉，针入三分，留捻二分钟。

《简易灸治·单方治疗集》：乳蛾肿的灸疗：照海熏灸四五分钟。

第十六节　梅核气

【概述】

梅核气是以咽部有梅核状异物感、咯之不出、咽之不下为主要临床特征的疾病，属"喉痹"范畴。电子喉镜、咽部 CT、钡餐等检查，鼻咽、口咽、喉咽部组织一般无明显器质性改变。本病多发生于女性，常因精神抑郁而发病或加重。西医学的咽神经官能症可参考本病辨证施治。

【辨证】

气郁痰凝，咽喉不舒。

症状：咽部异物堵塞感甚，哽哽不利，吞之不下，吐之不出，咽无疼痛，饮食无碍，忧郁寡欢，两胁闷胀，不思饮食，夜寐梦多；一般全身症状不明显；舌暗淡、苔薄白，脉细弦。

【治疗】

理气解郁，化痰利咽。主穴可选用合谷、内关、太冲，应穴可选用扶突、咽安 2 号、廉泉。气血亏虚甚，加肝俞、脾俞；痰血瘀甚，加膈俞。

【操作步骤】

采取上补下泻转移兴奋灶针刺法，每次主穴、应穴各选 1～2 穴。先针刺主穴，强刺激，泻法；再针刺应穴，较弱刺激，平补平泻。留针 20 分钟，主穴中途行针 3 次，每次 10 秒钟。隔日 1 次。

【注意事项】

（1）保持心情舒畅，精神愉快。

（2）注意适当锻炼身体，增强体质，改善全身健康状况。

【先贤上病下取用穴经验】

《针灸甲乙经·卷七·第一下》：喉痹如哽……二间主之。

《针灸甲乙经·卷七·第一下》：少腹痛引喉咽，大便难，腹胀，承山主之。

《针灸甲乙经·卷十二·第八》：喉痹咽如哽……三间主之。

《千金要方·卷三十·第一》：三间、阳溪，主喉痹咽如哽。

《圣济总录·卷一百九十三》：喉中介介如哽……神门主之。

《子午流注针经·卷下·手太阳》：三间……喉痹咽哽齿龋痛。

《神应经·咽喉部》：咽中如哽，间使、三间。

《神应经·咽喉部》：咽肿：中渚、太溪。

《证治准绳·杂病·七窍》：经云：胆病者善太息，口苦，呕宿汁，嗌中介介然数唾，取阳陵泉。

《古今医统大全·卷六十五·针灸法》：喉中介介如哽状……取心之俞，盖太陵穴是也。

《针灸大全·卷一·马丹阳天星十二穴歌》：太冲……咽喉肿心胀。

《针灸聚英·卷一上·手太阴》：孔最……咽肿。

《针灸聚英·卷一下·足少阴》：涌泉……舌干咽肿，上气嗌干。

《针灸聚英·卷四下·八法八穴歌》：齿痛耳聋咽肿……临泣针时有验。

《医学入门·卷一·针灸·杂病穴法》：头面耳目口鼻（咽牙）病，曲池合谷为之主。

《针灸大成·卷八·咽喉门》：咽中如梗：间使、三间。

《针方六集·纷署集·第二十六》：少冲……咽肿如息肉。

《针方六集·纷署集·第三十》：太冲……咽肿。

《针灸内篇·手太阳小肠络》：前谷……咽肿……

《针灸内篇·手阳明大肠络》：三间……治喉痹，咽哽……

《增订中国针灸学·各论》：喉中如梗，间使，针入三四分，留捻二分钟。三间，针二分，留捻二分钟。

第十七节　急喉暗

【概述】

急喉暗又称暴暗，是以发病急、声音不扬或嘶哑、喉部肌膜红肿为主要特征的急性喉病，属"喉痹"范畴。本病无明显地域性，在各种年龄组中均可以发生，若在婴幼儿中发病则症状严重，可引起呼吸困难，发展为急喉风。西医学的急性喉炎、创伤性喉炎、变应性喉炎、声带黏膜下出血、变声期发音功能障碍可参考本病辨证施治。

【辨证】

1. 风寒袭肺

主证：卒然声音不扬，甚则嘶哑，喉部微痒微痛；舌红苔薄白，脉浮紧。

兼症：可伴有恶寒，头身疼痛，鼻塞流涕，口不渴，咳嗽声重等。

2. 风热犯肺

主证：声音不扬，甚则嘶哑，喉干痒痛；舌边微红、苔薄黄，脉浮数。

兼症：可伴有发热恶风，头痛，鼻流浊涕、口干欲饮、咯痰黄黏等。

3. 痰热壅肺

主证：声音嘶哑，甚则失音，咽喉疼痛，咳嗽痰黄；舌红、苔黄，脉数。

兼症：可伴有发热，咳喘，鼻息灼热，口渴，小便黄赤，大便哽结等。

【治疗】

1. 风寒袭肺

散寒开音。主穴可选用鱼际、合谷、列缺，应穴可选用开音1号、廉泉、喉安1号、风池。

2. 风热犯肺

散热开音。主穴可选用鱼际、合谷、商阳，应穴可选用开音 1 号、廉泉、喉安 2 号。

3. 痰热壅肺

清痰开音。主穴可选用鱼际、合谷、孔最，应穴可选用开音 1 号、廉泉、喉安 3 号。若发热甚，加大椎；头痛，加太阳、上星；便秘，加天枢。

【操作步骤】

采取上补下泻转移兴奋灶运动针刺法，每次主穴、应穴各选 1～2 穴。先针刺主穴，强刺激，泻法；再针刺应穴，较弱刺激，补法或平补平泻。留针 20 分钟，主穴中途行针 3 次，每次 10 秒钟应穴不行针，嘱患者做深呼吸运动。每日 1 次。

【注意事项】

（1）发病后当少用嗓，利于声带病变恢复正常。

（2）饮食清淡，勿食辛辣刺激类食物。

（3）慎起居，勿熬夜。

【先贤上病下取用穴经验】

《灵枢·经脉》：丰隆……其病气逆则喉痹瘁瘖。

《针灸甲乙经·卷七·第四》：喉痹不能言，三里主之。

《针灸甲乙经·卷八·第一》：胁下支满，喉痛，嗌干……太冲主之。

《针灸甲乙经·卷十一·第二》：喉痹不能言……偏历主之。

《针灸甲乙经·卷十二·第八》：喉痹不能言，温溜及曲池主之。

《千金要方·卷三十·第一》：三里、温溜、曲池、中渚、丰隆，主喉痹不能言。

《千金要方·卷三十·第一》：支沟、天窗、扶突、曲鬓、灵道，主暴喑不能言。

《千金要方·卷八·贼风第三》：脾风占候，声不出，或上下手，当灸手十指头。次灸人中，次灸大椎，次灸两耳门前脉……次灸两大指节上下各七壮。

《针灸资生经·第六》：阴郄，治失音不能言。

《针灸资生经·第六》：间使……合谷，主喑不能言。

《针灸资生经·第六》：灵道、天突、天窗，治暴喑不能言。

《针灸资生经·第六》：通里，主不能言。

《针灸资生经·第六》：鱼际，主痉上气，失喑不能言。

《针灸资生经·第六》：合谷、水沟，主喑。

《针灸资生经·第六》：孔最、喑门，疗失音。

《针灸资生经·第六》：支沟、通谷、三阳络，治暴哑。

《琼瑶神书·卷三·五十一》：然谷二穴：治喉咙痛。

《琼瑶神书·卷三·五十一》：照海二穴：治喉咙痛、大便闭结。

《子午流注针经·卷下·足少阴》：尺泽……咳嗽口舌干喉痛，五子元建法中寻。

《儒门事亲·卷四·四十四》：喉闭肿痛，不能言，微刺两手……少商穴……以铩针刺血出立愈。

《世医得效方·卷十七·口齿兼咽喉科·喉病》：针灸法……少商穴……刺入二分，病甚则入五分。咽喉诸证皆治。

《世医得效方·卷十七·口齿兼咽喉科·喉病》：合谷穴……治牙关不开，则阳灵应针，各刺一刺出血，入二分，关窍即开。

《神应经·鼻口部》：失音不语，间使、支沟、灵道、鱼际、合谷、阴谷、复溜、然谷。

《神应经·手足腰胁部》：喉闭……曲池（先泻后补）、肩髃、手三里。

《证治准绳·卷五》：厥气走喉，病暴喑，与灸足阳明丰隆各二穴三壮，足少阴照海穴各一壮，其声立出。

《针灸大全·卷一·长桑君歌》：牙疼头痛兼喉闭，先刺二间后三里。

《针灸大全·卷一·马丹阳天星十二穴歌》：内庭……耳内鸣喉痛。

《针灸聚英·卷四上·百证赋》：喉痛兮，液门鱼际去疗。

《针灸大成·卷五·十二经井穴》：手太阴井……掌热，肩背痛，咽痛喉肿。

《医宗金鉴·卷八十五·手部主病》：(足)通里……喉痹苦呕暴喑哑。

《重楼玉钥·卷上·喉风三十六症》：双喉风……咽喉红肿紧痛，声音难出……初发暴速，宜急针少商穴，以泻其热。

《针灸集成·卷二》：失音，鱼际、合谷、间使、神门、然谷、肺俞、肾俞。

《针灸秘授全书·喉肿痛》：喉肿痛：少商（禁灸）、合谷、天突、孔最。

《针灸秘授全书·喉肿闭》：喉肿闭：刺关冲（中）、液门、中渚、刺少商、重合谷。

《增订中国针灸治疗学·针灸治疗分类摘要》：暴喑，合谷，针之。

《增订中国针灸治疗学·针灸治疗分类摘要》：喑不能言，合谷、涌泉、阳交、通谷、大椎、支沟，针之。

《增订中国针灸治疗学·针灸治疗分类摘要》：厥气走喉不能言，照海针之。

《常见疾病针灸便览》：声音嘶哑……主穴：少商（出血），合谷、风府、尺泽（均针）。

第十八节　慢喉喑

【概述】

慢喉喑是以声音不扬或嘶哑，喉肌膜肿厚，经久不愈为主要临床特征的疾病，属"喉痹"范畴。是喉科常见多发病之一，多由急喉喑失治，长期发声过度所致。常以职业用声者属多。西医学的慢性喉炎、声带小结、声带息肉、声带麻痹、癔症性失音及功能减弱性发声障碍等可参考本病辨证施治。

【辨证】

1. 肺肾阴虚

主证：声音嘶哑日久，咽喉干涩微痛，喉痒干咳，痰少而黏，时时清嗓，症以下午明显；舌红少津，脉细数。

兼症：可伴有头晕耳鸣、虚烦少寐、颧红唇赤、腰膝酸软、手足心热等。

2. 肺脾气虚

主证：声嘶日久，语音低沉，高音费力，不能持久，劳则加重，上午症状明显；舌体胖有齿痕，苔白，脉细弱。

兼症：可伴有少气懒言、倦怠乏力、纳呆便溏、面色萎黄等。

3. 血瘀痰凝

症状：声嘶日久，讲话费力，喉内异物感或有痰黏着感，时常需清嗓，胸闷不舒，全身症状不明显；舌暗红或有瘀点，苔薄白或薄黄，脉细涩。

【治疗】

1. 肺肾阴虚

养阴润喉开音。主穴可选合谷、孔最、太溪，应穴可选开音2号、廉泉。

2. 肺脾气虚

益气煦喉开音。主穴可选合谷、孔最、足三里，应穴可选开音2号、廉泉、脾俞。

3. 血瘀痰凝

化瘀利喉开音。主穴可选合谷、孔最、丰隆，应穴可选开音2号、膈俞。

阴虚者，加肺俞、肾俞；阳气虚者，加脾俞、肾俞；痰瘀者，加丰隆。

【操作步骤】

采取上补下泻转移兴奋灶针刺法，每次主穴、应穴各选1~2穴。先针刺主穴，强刺激，泻法，中途行针2次，每次10秒钟；再针刺应穴，较弱刺激，平补平泻。留针20分钟。隔日1次。

【注意事项】

（1）发病后当少用嗓，利于声带病变恢复正常。

（2）饮食清淡，勿食辛辣刺激类食物。

（3）慎起居，勿熬夜。

（4）积极治疗急喉喑，以减少慢喉喑发病。

【先贤上病下取用穴经验】

《针灸甲乙经·卷七·第四》：喉痹不能言，三里主之。

《针灸甲乙经·卷十一·第二》：喉痹不能言……偏历主之。

《针灸甲乙经·卷十二·第八》：喉痹不能言，温溜及曲池主之。

《千金要方·卷三十·第一》：然谷、太溪，主嗌内肿，气上咽喉而不能言。

《千金要方·卷三十·第一》：三里、温溜、曲池、中渚、丰隆，主喉痹不能言。

《针灸资生经·第六》：阴郄，治失音不能言。

《针灸资生经·第六》：间使……合谷，主喑不能言。

《针灸资生经·第六》：（足）通里，主不能言。

《针灸资生经·第六》：鱼际，主痓上气，失喑不能言。

《针灸资生经·第六》：合谷、水沟，主喑。

《针灸资生经·第六》：孔最、喑门，疗失音。

《针灸资生经·第六》：鱼际，治喉焦干。

《针灸聚英·卷四上·百证赋》：喉痛兮，液门鱼际去疗。

《琼瑶神书·卷三·五十一》：然谷二穴：治喉咙痛。

《琼瑶神书·卷三·五十一》：照海二穴：治喉咙痛、大便闭结。

《子午流注针经·卷下·足少阴》：尺泽……咳嗽口舌干喉痛，五子元建法中寻。

《神应经·鼻口部》：失音不语，间使、支沟、灵道、鱼际、合谷、阴谷、复溜、然谷。

《针灸大全·卷一·马丹阳天星十二穴歌》：内庭……耳内鸣喉痛。

《针灸聚英·卷四上·百证赋》：喉痛兮，液门鱼际去疗。

《针灸大成·卷五·十二经井穴》：手太阴井……掌热，肩背痛，咽痛喉肿。

《针灸逢源·卷五》：喑哑……肾虚热痰，灵道、鱼际、阴谷、复溜、丰隆。

《针灸秘授全书·喉肿痛》：喉肿痛：少商（禁灸）、合谷、天突、孔最。

《针灸集成·卷二》：失音，鱼际、合谷、间使、神门、然谷、肺俞、肾俞。

《针灸治验录》：声音嘶嘎，起于仓猝，迁延年余……苔中剥，边白燥，脉细带弦……太溪（阴刺法）、承浆、天鼎、合谷……

《增订中国针灸治疗学·针灸治疗分类摘要》：喑不能言，合谷、涌泉、阳交、通谷、大椎、支沟，针之。

第十九节　口疮

【概述】

口疮是以口腔之唇、颊、腭、舌黏膜反复发生溃疡为主要临床特征的疾病。西医学的复发性口腔溃疡可参考本病辨证施治。

【辨证】

1. 火热上炎

主证：发病急骤，溃疡较多、大小不一、常融合成片，溃疡表面红肿较甚，有黄白色分泌物，溃疡，口腔灼痛甚；舌红少津、苔黄，脉数有力。

兼症：可伴有口渴口苦，心烦难寐，大便燥结，小便黄赤等。

2. 虚火上炎

主证：溃疡日久，此起彼伏，口腔灼痛；舌红少津，脉细数。

兼症：可伴有口舌干燥，午后颧红，心烦失眠，夜寐盗汗，腰膝酸软，便干尿赤等。

3. 气血亏虚

主证：溃疡日久，此起彼伏，疮面色淡，疼痛轻微；舌质淡、苔薄白，脉细弱。

兼症：可伴有面色无华，倦怠乏力，少气懒言，动则汗出，心慌心悸，失眠多梦，纳食不香等。

【治疗】

1. 火热上炎

清热消疮。主穴可选用合谷、涌泉，应穴可选用口安1号、咽安1号。

2. 虚火上炎

降火消疮。主穴可选用合谷、涌泉、三阴交，应穴可选用口安1号、咽安1号。虚火甚，加心俞、肾俞。

2. 气血亏虚

养血消疮。主穴可选用合谷、三阴交、足三里，应穴可选用口安1号、咽安 1 号。若气血亏虚甚，加脾俞。

【操作步骤】

采取上补下泻转移兴奋灶运动针刺法，每次主穴、应穴各选 1～2 穴。实证，先针刺主穴，强刺激，泻法；再针刺应穴，较弱刺激，平补平泻。留针 20 分钟，主穴中途行针 3 次，每次留针 10 秒钟，并且嘱咐患者做咀嚼运动。每日 1 次。虚证，先针刺主穴，较强刺激，平补平泻；再针刺应穴，弱刺激，补法。留针 20 分钟，并且嘱咐患者做咀嚼运动。隔日 1 次。

【注意事项】

（1）忌食辛辣刺激类食物，保持口腔清洁。

（2）起居有时，勿熬夜。

（3）保持心情舒畅。

【先贤上病下取用穴经验】

《针灸甲乙经·卷十二·第六》：口中肿腥臭，劳宫主之。

《千金要方·卷二十六针灸上·头面第一》：劳宫、少泽、三间、太冲，主口热、口干、口中烂。

《千金要方·卷二十六针灸上·头面第一》：太溪、少泽，主咽中干，口中热，唾如胶。

《千金要方·卷二十六针灸上·头面第一》：曲泽、章门，主口干。

《千金要方·卷二十六针灸上·头面第一》：解溪，主口痛啮舌。

《千金要方·卷二十六针灸上·头面第一》：劳宫，主大人小儿口中肿，腥臭。

《太平圣惠方·第一百》：小儿口有疮蚀，龈烂，臭秽气冲人，灸劳宫穴二，各一壮。

《圣济总录·卷一百九十三》：劳宫穴……灸三壮，主口中腥臭。

《扁鹊神应针灸玉龙经·磐石金直刺秘传》：口舌生疮：委中（泻）。

《婴童宝鉴》：灸法：小儿口臭气，灸手心。

《针灸大全·卷四·八法主治病症》：口内生疮，臭秽不可近：十宣十穴、人中一穴、金津一穴、玉液一穴、承浆一穴、合谷二穴。

《针灸大全·卷四·八法主治病症》：口内生疮，名曰枯曹风：兑端一穴、支沟二穴、承浆一穴、十宣十穴。

《针灸大全·卷四·八法主治病症》：三焦极热，舌上生疮：关冲二穴、外关二穴、人中一穴、迎香二穴金津一穴玉液一穴、地仓二穴。

《针灸聚英·卷四下·六十六穴歌》：咽喉有疮……中渚刺安康。

《医学入门·卷一·针灸·杂病穴法》：头面耳目口鼻（咽牙）病，曲池合谷为之主。

《医学入门·卷一·针灸·杂病穴法》：舌上生苔合谷当，手三里治舌风舞。

《医学纲目·卷二十·单熛座疹》：口疮……又法：委中（泻）、后溪（补，此二穴乃心火肾水二经之表）。

《针灸大成·卷五·十二经治症主客原络》：嗌颔肿痛甚非常……腕骨、通里。

《针灸大成·卷九·治症总要》：两颊红肿生疮……合谷、列缺、地仓、颊车。

《万病回春·卷下》：口舌生疮……附子末唾津调搽涌泉穴。

《医学正传·卷五·口病》：口舌生疮……用焰硝硼砂含口勿开，外以南星为末，醋调贴涌泉穴上，神效。

《针灸则·七十六·手足部》：口舌及咽肿痛针：（足）通里、神门、合谷；出血：曲泽。

《针灸内篇·纷署集·第三十一》：照海……一方出血，禁口喉痹。

《重楼玉钥·卷下·喉风诸症针刺要穴》：双单乳蛾燕口：后溪、少冲、少商、合谷、风池。

第二十节　针眼

【概述】

针眼亦称麦粒肿、偷针，是以胞睑边缘生疖、形如麦粒、红肿痒痛、易成脓溃破为主要临床特征的疾病。本病与气候、年龄、性别无关。可单眼或双眼发病。西医学的睑腺炎可参考本病辨证施治。

【辨证】

1. 风热客睑

主证：初起胞睑局限性肿胀，痒甚，微红，可扪及硬结，压痛；舌红苔薄黄，脉浮数。

兼症：可伴有发热、恶寒、头痛等症状。

2. 热毒壅盛

主证：胞睑局部红肿灼热，硬结渐大，疼痛拒按，或白睛红赤肿胀嵌于睑裂；舌红、苔黄，脉数。

兼症：可伴有口渴喜饮、便秘、溲赤等。

3. 脾虚夹实

主证：针眼反复发作，诸症不重；舌淡、苔薄白，脉细数。

兼症：可伴有面色无华、神倦乏力等

【治疗】

1. 风热客睑

疏风消肿。主穴可选用合谷、外关，应穴可选用承泣、太阳。

2. 热毒壅盛

清热消肿。主穴可选用合谷、外关，应穴可选用承泣、攒竹、太阳。

3. 脾虚夹实

和脾消肿。主穴可选用合谷、外关、三阴交，应穴可选用承泣、四白、丝竹空。

【操作步骤】

采取上补下泻转移兴奋灶运动针刺法，每次主穴、应穴各选1～2穴。实证，先针刺主穴，强刺激，泻法；再针刺应穴，较弱刺激，平补平泻。留针20分钟，主穴中途行针3次，每次10秒钟，并且嘱咐患者做轻微眨眼运动。每日1次。虚证，先针刺主穴，较强刺激，平补平泻，中途行针2次，每次10秒钟；再针刺应穴，弱刺激，补法。留针20分钟，并且嘱咐患者做轻微眨眼运动。隔日1次。

【注意事项】

（1）勿挤压患处，保持眼部清洁。

（2）饮食清淡，忌食辛辣，保证大便通畅。

（3）避免用眼过度，勿熬夜。

【先贤上病下取用穴经验】

《针灸甲乙经·卷七·第一下》：目赤痛……后溪主之。

《针灸甲乙经·卷八·第一下》：目赤痛……曲池主之。

《千金要方·卷第三十·第一》：曲泉，主目赤肿痛。

《千金要方·卷第三十·第一》：阳谷、太冲、昆仑，主目急痛赤肿。

《太平圣惠方·卷一百》：小儿热毒风盛，眼睛痛，灸手中指本节头三壮，名拳尖也。炷如小麦大。

《琼瑶神书·卷三·四十七》：大敦二穴、行间二穴：治……眼目红肿……

《琼瑶神书·卷三·五十二》：至阴二穴：治眼目红肿疼痛。

《针经指南·流注八穴》：外关……赤目疼痛。

《针经指南·流注八穴》：后溪……眼赤肿。

《针经指南·流注八穴》：申脉……目赤肿痛。

《扁鹊神应针灸玉龙经·六十六穴治证》：阳谷……目眩红肿……

《针灸大全·卷四·八法主治病症》：后溪……眼赤痛肿……

《针灸聚英·卷四下·八法八穴歌》：眼肿赤痛头旋……（足）临泣针时有验。

《针灸聚英·卷四下·八法八穴歌》：破伤眼肿睛红……独会外关为重。

《医学入门·卷一·针灸·杂病穴法》：头面耳目口鼻（咽牙）病，曲池合谷为之主。

《医学入门·卷一·针灸·杂病穴法》：眼红……俱泻足临泣。或太冲、合谷。

《医学纲目·卷十三·目赤肿痛》：眼赤肿疼痛：阳谷（一分泻之灸）、至阴。

《针灸大成·卷五·十二经治症主客原络》：三焦为病耳中聋，喉痹咽干目肿红……阳池、内关。

《针灸大成·卷九·治症总要》：眼赤暴痛：合谷、三里、太阳、睛明……

《针方六集·纷署集·第三十》：行间……眼赤暴痛。

《循经考穴编·卷五·手少阴》：灵道……目赤肿不明。

《循经考穴编·卷五·足少阳》：地五会……眼目赤痛。

《循经考穴编·卷五·足厥阴》：行间……主目疾红肿泪出。

《针灸易学·眼目门》：偷针……皆治小骨空、合谷、攒竹、二间、后睛明、行间、光明、太阳。

《神灸经纶·卷三·手部证治》：目痛红肿不明：合谷、二间、肝俞、足三里。

《针灸秘授全书·眼赤暴痛》：眼赤暴痛：合谷、手三里、刺睛明、刺攒竹、刺太阳……

《针灸治疗实验集·15》：又该人之媳，年三十一岁，脸肿眼红，疼痛不堪，泄合谷、迎香，此病当日痊愈。

《眼科针灸疗法·第四章治疗·麦粒肿》：麦粒肿……（1）用拇指和食指按压合谷穴上下（拇指按掌面，食指按掌背），用力捺捏三、四下（次数可增加）；继在肘后天井穴行同样操作一次即可。（2）左眼患病捺捏右手穴位，右眼患病捺捏左手穴位，两眼均有病，则两手穴位都捺捏，但捺时一定要使患者有酸胀麻感，越觉酸麻疗效越好。

《针灸眼科学·第九章·胞睑疾病》：针眼……脾胃湿热型……毫针治疗。选用穴位，主穴：太白、隐白、足三里、攒竹；配穴：太阳、阳白。

第二十一节　胞轮振跳

【概述】

胞轮振跳又名目瞤、睥轮振跳，是以眼睑不由自主地牵拽跳动为主要临床特征的疾病。本病常见于成年人，上、下胞睑均可发生，但以上胞多见，可单眼或双眼发病。西医学的眼轮匝肌及面神经痉挛引起的眼睑痉挛可参考本病辨证施治。

【辨证】

1. 血虚生风

主证：胞睑振跳不休，或牵拽颜面及口角抽动；舌质淡红，苔薄，脉细弦。

兼症：可伴有头昏目眩，面色少华等症状。

2. 心脾两虚

主证：胞睑跳动，时疏时频，劳累或失眠时加重；舌质淡，脉细弱。

兼症：可伴有心烦眠差，怔忡健忘，食少体倦等。

【治疗】

1. 血虚生风

养血息风止痉。主穴可选用合谷、阳池、行间，应穴可选用翳明、丝竹空、四白。脾虚甚，可选用脾俞、血海。

2. 心脾两虚

补益心脾止痉。主穴可选用合谷、阳池、三阴交，应穴可选用翳明、丝竹空、四白。脾虚甚，可选用脾俞、血海、足三里；健忘、失眠、心烦、怔忡等可选用神门。

【操作步骤】

采取上补下泻转移兴奋灶针刺法，每次主穴、应穴各选1～2穴。本病多为虚证，治疗一般先针刺主穴，较强刺激，平补平泻；再针刺应穴，弱刺激，补法。留针20分钟，主穴中途行针3次。隔日1次。

【注意事项】

（1）避免用眼过度，勿熬夜。

（2）注意营养均衡。

【先贤上病下取用穴经验】

《子午流注针经》：冲阳……偏风口眼注牙痛……建时取效有同神。

《扁鹊神应针灸玉龙经·玉龙歌》：头面纵有诸般疾，一针合谷效通神。

《针灸大全·卷一·席弘赋》：睛明治眼未效时，合谷光明安可缺。

《针灸大全·卷一·千金十一穴歌》：曲池与合谷，头面病可彻。

《针灸聚英·卷四·拦江赋》：眼目之症诸疾苦，更须临泣用针担。

《医学入门·卷一·针灸·杂病穴法》：头面耳目口鼻（咽牙）病，曲池合谷为之主。

《眼科学针灸疗法·第四章·眼睑痉挛》：……眼睑痉挛，目不能开……经刺双侧臂臑穴及双侧合谷穴，或单刺阳白穴，2～3次后，立即收效。

《常见眼病针刺疗法·第三章·眼睑痉挛》：上睑痉挛：合谷、太阳、中明、睛明、瞳子髎。

《常见眼病针刺疗法·第三章·眼睑痉挛》：下睑痉挛：合谷、四白、太阳、颊车。

《针灸眼科学·第九章·胞睑疾病》：胞轮振跳……灸法治疗。选用穴位：三里、阴陵泉、关元、气海。

第二十二节　白涩症

【概述】

白涩症是以白睛红赤不显或见白睛赤丝隐隐、自觉干涩不适为主要临床特征的疾病。西医学的慢性结膜炎、浅层点状角膜炎、视疲劳、干眼症可参考本病辨证施治。

【辨证】

1. 邪热留恋

主证：常见于暴风客热或天行赤眼治之不彻底，致使白睛遗留少许赤丝细脉，睑内可见轻度红赤；舌质红、苔薄黄，脉数。

兼症：可伴有少量眼眵及畏光流泪，干涩不爽等。

2. 肺阴不足

主证：眼干涩不爽，不耐久视，白睛如常或稍有赤脉，黑睛可有细点状星翳，反复难愈；舌少津、苔薄，脉细无力。

兼症：可伴有干咳少痰、咽干便秘等。

3. 肝肾阴虚

主证：眼干涩畏光，双目频眨，视物欠清，久视诸症加重；舌红、苔薄，脉细。

兼症：可伴有口干少津、腰膝酸软、头晕耳鸣、夜寐多梦等。

【治疗】

1. 邪热留恋

清邪明目。主穴可选用合谷、外关，应穴可选用丝竹空、精明、翳明。

2. 肺阴不足

滋肺明目。主穴可选用合谷、外关、太溪，应穴可选用丝竹空、精明、翳明。肺阴虚甚，加肺俞、肾俞。

3. 肝肾阴虚

滋肾明目。主穴可选用合谷、行间、太溪，应穴可选用丝竹空、精明、翳明。阴虚甚，加肝俞、肾俞。

【操作步骤】

采取上补下泻转移兴奋灶针刺法，每次主穴、应穴各选1～2穴。实证，先针刺主穴，强刺激，泻法；再针刺应穴，较弱刺激，平补平泻。留针20分钟，主穴中途行针3次，每日1次。虚证，先针刺主穴，较强刺激，平补平泻，中途行针3次，每次10秒钟；再针刺应穴，弱刺激，补法。留针20分钟。隔日1次。

【注意事项】

（1）避免用眼过度，勿熬夜。

（2）饮食清淡，忌食辛辣，保证大便通畅。

（3）注意眼部卫生。

【先贤上病下取用穴经验】

《针灸甲乙经·卷八·第一下》：目涩身痹……（足）临泣主之。

《千金要方·卷三十·头面第一》：液门，主目涩……

《太平圣惠方·卷第一百》：小儿目涩怕明……灸中渚二穴各一壮。

《铜人腧穴针灸图经·卷四·手少阳三焦经》：液门……目赤涩，齿龋通。

针入二分，可灸三壮。

《针灸资生经·第六·目赤》：液门，治目赤涩……

《扁鹊神应针灸玉龙经·玉龙歌》：头面纵有诸般疾，一针合谷效通神。

《针灸大全·卷一·席弘赋》：睛明治眼未效时，合谷光明安可缺。

《针灸大全·卷一·千金十穴歌》：曲池与合谷，头面病可彻。

《针灸大全·卷四·八法主治病症》：外关……目……隐涩难开：睛明二穴、合谷二穴、肝俞二穴、鱼尾二穴（在眉外头）。

《针灸聚英·卷四·拦江赋》：眼目之症诸疾苦，更须临泣用针担。

《医学入门·卷一·针灸·杂病穴法》：头面耳目口鼻（咽牙）病，曲池合谷为之主。

《针灸大成·卷九·治症总要》：怕日羞明：小骨空、合谷、攒竹、二间……复针后穴，睛明、行间、光明。

《审视瑶函·眼科针灸要穴图翼》：红肿涩烂眼……宜先刺合谷、二间，不效，再刺睛明、三里。

《针灸逢源·目病》：怕日羞明……行间。

《针灸则·眼目》：肝经上壅，目赤涩痛，针：合谷、清明（睛明）；灸：肝俞。

《针灸易学·眼目门》：羞明怕日眼，二间、合谷、攒竹、行间、睛明、小骨空。

《针灸易学·眼目门》：红肿涩烂眼，合谷、睛明、二间、（足）三里。

《增订中国针灸治疗学·各论·目疾门》：目……干涩昏花……三里灸五壮。

《增订中国针灸治疗学·各论·目疾门》：目……羞明隐涩……合谷，针入四五分，留捻二分钟。

《针灸眼科学·第十四章·其他眼病》：初起时，眼干涩羞明……毫针治疗。选用穴位四缝、足三里、印堂、阳白。

第二十三节　青盲

【概述】

青盲是以眼外观端好、瞳神无翳障、视力逐渐下降甚至盲无所见为主要临床特征的疾病。西医学的视神经萎缩可参考本病进行辨证施治。

【辨证】

1. 肝肾亏损

主证：视力渐降，甚者失明，眼外观无异；局部检查显示眼底见视盘色淡，边缘清或不清，口眼干涩；舌红、苔少，脉细。

兼症：可伴有头晕耳鸣，腰酸肢软，烦热盗汗，男子遗精，大便干结。

2. 气血不足

主证：眼视力渐降，甚者失明，眼外观无异；局部检查显示眼底见视盘色淡，边缘清或不清；舌质淡、苔薄白，脉细弱。

兼症：可伴有头晕心悸，失眠健忘，面色少华，神疲肢软。

3. 气滞血瘀

主证：视力下降日久，或因头目外伤逐渐失明；局部检查显示视盘苍白或兼血管变细；舌黯有瘀斑，脉涩或细。治宜化瘀通络。

兼症：可伴有头目疼痛、失眠健忘。

【治疗】

1. 肝肾亏损

养阴明目。主穴可选用合谷、光明、水泉，应穴可选用睛明、四白、翳明。肝肾虚甚，可加肝俞、肾俞。

2. 气血不足

养血明目。主穴可选用合谷、光明、水泉，应穴可选用睛明、四白、翳明。气血虚甚，可加脾俞、胃俞。

3. 气滞血瘀

化瘀明目。主穴可选用合谷、光明、水泉，应穴可选用睛明、四白、翳明。

血瘀甚，可选用膈俞、球后。

【操作步骤】

采取上补下泻转移兴奋灶运动针刺法，每次主穴、应穴各选1～2穴。先针刺主穴，较强刺激，平补平泻法；再针刺应穴，较弱刺激，补法。留针20分钟，主穴中途行针2次，每次10秒钟，并且嘱咐患者做轻微眨眼运动。每日1次。

【注意事项】

（1）饮食清淡，忌食辛辣，保证大便通畅。

（2）避免用眼过度，勿熬夜。

（3）注意眼部卫生。

【先贤上病下取用穴经验】

《针灸甲乙经·卷十二·第四》：青盲，商阳主之。

《备急千金要方·卷三十·第一》：商阳、巨髎、上关、承光、瞳子髎、络却，主青盲无所见。

《太平圣惠方·卷一百》：小儿目涩怕明，状如青盲，灸中渚二穴各一壮。

《扁鹊神应针灸玉龙经·磐石金直刺秘传》：青盲，雀目，视物不明：丘墟（灸，针泻）、足三里、委中（出血）。

第二十四节　高风内障

【概述】

高风内障又称雀目、夜盲，是以夜盲和视野逐渐缩窄为主要临床特征的疾病。本病是一种进行性视网膜感光细胞和色素上皮细胞损害的遗传性眼病。西医学的原发性视网膜色素变性可参考本病进行辨证施治。

【辨证】

1.肝肾亏虚

主证：夜不能视，视野缩窄，眼底有或无骨细胞样色素沉着，目珠干涩；舌质红、少苔，脉细。

兼症：可伴有头晕耳鸣，腰膝酸软，治宜滋补肝肾。

2. 脾气虚弱

主症：夜不能视，视野缩窄，眼底有或无骨细胞样色素沉着；舌质淡、苔白，脉细。

兼症：可伴有面色少华，神疲乏力，食少纳呆。

3. 肾阳不足

主症：夜盲，视野缩窄，视力下降；舌质淡，脉沉弱。

兼症：可伴有畏寒肢冷，腰膝冷软，小便清长，夜尿频多或黎明泄泻。

【治疗】

1. 肝肾亏虚

养阴明目。主穴可选用合谷、阳溪、光明、太溪，应穴可选用睛明、球后、翳明。阴虚甚，加肾俞。

2. 脾气虚弱

益气明目。主穴可选用合谷、阳溪、光明、三阴交，应穴可选用睛明、球后、翳明。气虚甚，加脾俞。

3. 肾阳不足

温阳明目。主穴可选用合谷、阳溪、光明、太溪，应穴可选用睛明、球后、翳明。阳虚甚，加肾俞。

【操作步骤】

采取上补下泻转移兴奋灶运动针刺法，每次主穴、应穴各选1～2穴。先针刺主穴，较强刺激，平补平泻法；再针刺应穴，较弱刺激，补法。留针20分钟，主穴中途行针2次，每次10秒钟，并且嘱咐患者做轻微眨眼运动。每日1次。

【注意事项】

（1）避免强光刺激。

（2）避免近亲结婚。

（3）饮食清淡，忌食辛辣，保证大便通畅。

（4）避免用眼过度，勿熬夜。

【先贤上病下取用穴经验】

《太平圣惠方·卷二·手厥阴》：内关……目眈眈，昏夜无所见。

《太平圣惠方·卷一百》：小儿目涩怕明，状如青盲，灸中渚二穴各一壮。

《扁鹊神应针灸玉龙经·磐石金直刺秘传》：青盲，雀目，视物不明：丘墟（灸，针泻）、足三里、委中（出血）。

《医学纲目·卷十三·雀目》：雀目不能夜视：……照海、肝俞。

《类经图翼·卷六·手太阴》：少商……雀目不明。

第四章 妇儿疾病的临床应用

第一节 原发性痛经

【概述】

痛经是以在经期或经行前后出现周期性小腹疼痛或痛引腰骶，甚至剧痛晕厥为主要临床特征的疾病。西医学把痛经分为原发性痛经和继发性痛经，前者又称功能性痛经，是指生殖器官无明显器质性病变者，后者多继发于生殖器官某些器质性病变。本节讨论为原发性痛经。

【辨证】

1. 肾气亏损

主证：经期或经后小腹隐隐作痛，喜按，月经量少，色淡质稀；舌淡，苔薄，脉沉细。

兼症：可伴有头晕耳鸣，腰膝腿软，小便清长，面色晦暗等。

2. 气血虚弱

主证：经期或经后小腹隐痛喜按，月经量少，色淡质稀；舌淡，苔薄，脉细弱。

兼症：可伴有神疲乏力，头晕，心悸，失眠多梦，面色苍白等。

3. 气滞血瘀

主证：经前或经期小腹胀痛拒按，经行不畅，经色紫暗有块，块下痛减；舌紫暗，或有瘀点，脉弦或弦涩有力。

兼症：可伴有胸胁、乳房胀痛等。

4. 寒凝血瘀

主证：经前或经期小腹冷痛拒按，得热则痛减，经血量少，色暗有块；舌暗，苔白，脉沉紧。

兼症：可伴有畏寒肢冷，面色青白等。

5. 湿热蕴结

主证：经前或经期小腹灼痛拒按，痛连腰骶，或平时小腹痛，至经前疼痛加剧，经量多或经期长，经色紫红质稠或有血块；舌红，苔黄腻，脉滑数或濡数。

兼症：可伴有带下量多，黄稠臭秽，低热，小便黄赤等。

【治疗】

1. 肾气亏损

温阳通经。主穴可选用太溪、血海，应穴可选用气海、命门。

2. 气血虚弱

益血通经。主穴可选用足三里、血海，应穴可选用气海、脾俞。

3. 气滞血瘀

理气通经。主穴可选用三阴交、血海，应穴可选用气海、肝俞。

4. 寒凝血瘀

散寒通经。主穴可选用行间、血海，应穴可选用气海、膈俞。

5. 湿热蕴结

清湿通经。主穴可选用阳陵泉、血海，应穴可选用气海、关元。

【操作步骤】

采取上补下泻转移兴奋灶运动针刺法，每次主穴、应穴各选1～2穴。实证，先针刺主穴，强刺激，泻法，中途行针3次，每次10秒钟；再针刺应穴，较弱刺激，平补平泻；留针20分钟，嘱咐患者做深呼吸运动；隔日1次。虚证，先针刺主穴，较强刺激，平补平泻，中途行针2次，每次10秒钟；再针刺应穴，弱刺激，补法。留针20分钟，并且嘱咐患者做深呼吸运动。隔日1次。虚证、寒证，主穴可针上加灸，应穴气海、关元可悬灸或施于热敏灸。

【注意事项】

（1）积极治疗引起痛经之原发病。

（2）锻炼身体，增强体质，减少痛经发生。

（3）生活起居有规律，劳逸结合，不宜过食生冷。

【先贤上病下取用穴经验】

《针灸资生经·第七》：侠溪主小腹尖痛，月水不通。

《针经摘英集·治病直刺诀》：治妇人经脉不通，刺手阳明经曲池二穴、手少阳经支沟二穴、足阳明经二穴、足太阴经三阴交二穴。

《扁鹊神应针灸玉龙经·磐石金直刺秘传》：妇人经血不通：三阴交（泻）。

《扁鹊神应针灸玉龙经·磐石金直刺秘传》：妇人血气痛：合谷（补）、三阴交（泻）。

《针灸大全·卷四·八法主治病症》：照海……室女月水不调，脐腹疼痛：天枢二穴、气海一穴、三阴交二穴。

《针灸大全·卷四·八法主治病症》：照海……女人经水正行，头晕，小腹痛：阴交一穴、内庭二穴、合谷二穴。

《名医类案·卷十一·经水》：一妇年三十余……经来时必先小腹大痛，口吐涎水，经行后，又吐水三日，其痛又倍……腰腹时痛，小便淋痛，心惕惕惊悸……先为灸少冲、劳宫、昆仑、三阴交，止悸定痛，次用桃仁承气汤，大下之。

《医学入门·卷一·针灸·杂病穴法》：内庭……经行头晕，小腹痛。

《医学入门·卷一·针灸·杂病穴法》：妇人通经泻合谷。

《医宗金鉴·卷八十五·足部主病》：内庭……行经头晕腹痛安。

《针灸则·妇人科》：经水行后而作痛，血俱虚也，针：三阴交、关元。

《神灸经纶·卷四·妇科证治》：经行头晕少腹痛，内庭。

《实用针灸疗法·卷四·妇科证治》：痛经，第一复合经穴：内庭、三阴交。第二复合经穴：阴陵、归来、关元。在疼痛时，用重度雀啄术，留针十分钟以上。

第二节　月经不调

【概述】

月经不调是以月经的周期及经量、经色、经质的异常为主要临床特征的疾病。临床上有月经先期、月经后期、月经先后无定期等情况。本病如伴有月经涩少，则可形成闭经；如若伴有月经过多，经期延长，则易发展为崩漏之症。

月经不调多见于西医学的排卵型功能失调性子宫出血病、生殖器炎症或肿瘤等疾病中，可参考本病辨证施治。

【辨证】

月经先期：月经周期提前 1～2 周，连续 2 个月经周期以上均有提前者，经期正常。

1. 实热

主证：月经量多，色深红，质黏稠；舌红，苔黄，脉数。

兼症：可伴有经前乳房、胸胁、少腹胀痛，烦躁易怒，口苦咽干。

2. 虚热

主证：月经量少或多，色红质稠；舌红，苔少，脉细数。

兼症：可伴有颧赤唇红，手足心热，咽干口燥。

3. 气虚

主证：月经量多，色淡质稀；舌淡，苔薄白脉细弱。

兼症：可伴有神疲肢倦，纳少便溏。

月经后期：月经周期延后 1 周以上，甚至 3～5 个月一行，连续 2 个月经周期以上均有延后者，经期正常。

4. 血寒

主证：月经量少，色暗有块；舌淡，苔白，脉沉。

兼症：可伴有小腹冷痛，喜热喜按，腰酸无力，小便清长。

5. 血虚

主证：月经量少，色淡质稀；舌淡，苔薄，脉细无力。

兼症：可伴有小腹空痛，头晕眼花，心悸失眠，面色苍白。

6. 肾虚

主证：月经量少，色淡暗，质稀；舌淡，苔白，脉沉细。

兼症：可伴有头晕耳鸣，腰膝酸软，带下清稀。

7. 气滞

主证：月经量少，色暗有块；舌红，苔薄，脉弦。

兼症：可伴有胸胁、小腹胀痛，精神抑郁，胸闷不舒。

月经先后无定期：月经周期提前或延后 1～2 周，连续 3 个周期以上不正常，经期正常。

8. 肝郁

主证：月经量或多或少，色紫红，有血块，经行不畅；苔薄白或薄黄，脉弦。

兼症：可伴有胸胁、乳房及少腹胀痛，时欲太息。

9. 肾虚

主证：月经量少，色淡质稀；舌质淡，苔薄，脉沉细。

兼症：可伴有头晕耳鸣，腰膝酸软，小便频数。

【治疗】

月经先期

1. 实热

清热调经。主穴可选用足临泣、三阴交，应穴可选用关元、肝俞。

2. 虚热

益阴调经。主穴可选用太溪、三阴交，应穴可选用关元、肾俞。

3. 气虚

益气调经。主穴可选用足三里、三阴交，应穴可选用关元、脾俞。

月经后期

4. 血寒

和血温经。主穴可选用三阴交、血海，应穴可选用气海、命门。

5. 血虚

益血调经。主穴可选用三阴交、足三里，应穴可选用气海、脾俞。

6. 肾虚

益肾调经。主穴可选用太溪、三阴交，应穴可选用气海、肾俞。

7. 气滞

理气调经。主穴可选用足窍阴、三阴交，应穴可选用气海、肝俞。

月经先后无定期

8. 肝郁

疏肝调经。主穴可选用太冲、三阴交，应穴可选用关元、肝俞。

9. 肾虚

益肾调经。主穴可选用太溪、三阴交，应穴可选用关元、肾俞。

【操作步骤】

采取上补下泻转移兴奋灶针刺法，每次主穴、应穴各选1～2穴。实证，先针刺主穴，强刺激，泻法；再针刺应穴，较弱刺激，平补平泻。留针20分钟，主穴中途行针3次，每次10秒钟。每日1次。虚证，先针刺主穴，较强刺激，平补平泻；再针刺应穴，弱刺激，补法。留针20分钟，主穴中途行针2次。每日1次。虚证、寒证，主穴可针上加灸，应穴气海、关元可悬灸或施于热敏灸。

【注意事项】

（1）积极治疗引起痛经之原发病。

（2）锻炼身体，增强体质，减少痛经发生。

（3）生活起居有规律，劳逸结合，不宜过食生冷。

【先贤上病下取用穴经验】

《脉经·卷二·第一》：妇人月使不调，王月则闭……刺足少阴经，治阴，在足内踝下动脉（即太溪穴也）。

《千金要方·卷四·第三》：女人漏下赤白，月经不调，灸交仪三十壮，穴在内踝上五寸。

《千金翼方·卷二十六·第二》：灸间使三十壮……因月事不调，血结成块，皆针之如上。

《铜人腧穴针灸图经·卷五·足太阴》：血海……月事不调。

《琼瑶神书》：妇人月事不调匀，照海公孙内关寻。

《子午流注针经》：临泣胆前节后边……月事不调依次前。

《兰室秘藏·卷中·经漏不止》：治女子漏下恶血，月事不调……如灸足太阴脾经中血海穴二七壮，亦已。

《针灸大全·卷四·八法主治病症》：照海……室女脉不调，淋沥不断，腰腹痛：肾俞二穴、关元一穴、三阴交二穴。

《针灸大全·卷四·八法主治病症》：照海……室女月水不调……

《奇效良方·卷五十五·奇穴》：独阴二穴，在足第二趾下横纹中，是穴……治经血不时。

《针灸集书·卷上·八法穴治病歌》：妇人经脉不调匀，呕吐痰涎及失音（先公孙，后内关）。

《针灸聚英·卷四·百证赋》：妇人经事改常，自有地机血海。

《针灸聚英·卷一·足少阴》：然谷……月事不调，阴痒。

《针灸聚英·卷四·六十六穴歌》：月事过其时，隐白脾家井，详经可刺之。

《针灸聚英·卷四·百证赋》：女子少气漏血，不无交信合阳。

《外科理例·卷三·一百一》：一妇久溃发热，月经过期且少……更灸前穴（肘尖、肩尖）而痊。

《神农皇帝真传针灸图·图六》：三阴交……月事不调，漏下不止。

《医学入门·卷一·针灸·杂病穴法》：三阴交……妇人月水不调，久不成孕。

《医学入门·卷一·针灸·杂病穴法》：妇人通经泻合谷。

《医学纲目·卷三十四·调经》：月经不调……内踝下白肉际，青脉上，灸随年壮。

《针灸大成·卷五·八脉图并治症穴》：公孙……月水不调。

《寿世保元·卷九·膏药》：月经不调，贴血海，焙手摩百次。

《针方六集·纷署集·第三十一》：太溪……妇人月事不调，血留凝结。

《循经考穴编·足少阴》：太溪……肾家虚冷，阴痿不起，月事乱期，血气闭塞。

《循经考穴编·手厥阴》：间使……妇人经病。

《医宗金鉴·卷八十五·足部主病》：血海……女子崩中漏下，月事不调，带下。

《针灸内编·足太阴脾经络》：隐白……治妇人月水不调。

《针灸内编·足少阴肾经络》：水泉……治月事不调。

《针灸集成·卷一·别穴》：阴独八穴，一名八风，又名八邪，在足四趾间，主治妇人月经不调。

《针灸治疗实验集·17》：经期不正，针少海、大陵，泻合谷补三阴交，灸阳溪，从此完全复原。

第三节　产后缺乳

【概述】

缺乳又称产后乳少、乳汁不足，是以产后哺乳期内，产妇乳汁甚少或全无为主要临床特征的疾病。缺乳的发生常与素体亏虚或形体肥胖、分娩失血过多及产后情志不畅、操劳过度、缺乏营养等因素有关。本病多见于因哺乳方法、营养、睡眠、情绪及健康状况等因素影响乳汁分泌。

【辨证】

1. 气血不足

主证：产后乳少，甚或全无，乳汁清稀，乳房柔软无胀感；舌淡，苔薄白，脉细弱。

兼症：可伴有神倦食少，面色淡白或萎黄，头晕目眩，少气懒言，倦怠乏力。

2. 肝气郁滞

主证：产后乳汁甚少，浓稠，或乳汁不下，乳房胀硬疼痛；舌淡红，苔薄黄，脉弦细或弦数。

兼症：可伴有情志抑郁，胸胁胀闷，食欲欠佳，或身有微热。

3. 痰浊阻滞

主证：产后乳汁甚少或者全无，乳房硕大或下垂，丰满但无涨感，乳汁稀薄。舌淡胖，苔厚腻，脉弦滑。

兼症：可伴有形体肥胖，胸闷痰多，纳呆呕恶，腹胀便溏，肢体困重嗜睡。

【治疗】

1. 气血不足

益气通乳。主穴可选少泽、血海，应穴可选用膻中、脾俞、胃俞。

2. 肝气郁滞

理气通乳。主穴可选少泽、内关，应穴可选用膻中、肝俞、脾俞。

3. 痰浊阻滞

化浊通乳。主穴可选少泽、丰隆，应穴可选用膻中、中脘、脾俞。

【操作步骤】

采取上补下泻转移兴奋灶针刺法，每次主穴、应穴各选1~2穴。实证，先针刺主穴，强刺激，泻法；再针刺应穴，较弱刺激，平补平泻。留针20分钟，主穴中途行针3次，每次10秒钟。每日1次。虚证，先针刺主穴，较强刺激，平补平泻；再针刺应穴，弱刺激，补法。留针20分钟，主穴中途行针1次。每日1次。

【先贤上病下取用穴经验】

《针灸甲乙经·卷十二·妇人杂病第十》：乳难，太冲及复溜主之。

《针灸甲乙经·卷十二·妇人杂病第十》：女子少腹大，乳难，嗌干，嗜饮，中封主之。

《千金翼方·卷二十六·第二》：妇人无乳法：初针两手小指外侧近爪甲深一分，两手液门深三分，两手天井深六分。若欲试之，先针一指即知之，神验不传。

《琼瑶神书·卷三·四十六》：少泽二穴：治乳痈，产母无乳，先泻后补提。

《扁鹊神应针灸玉龙经·玉龙歌》：妇人吹乳痛难消，吐血风痰稠似胶；少泽穴内明补泻，应时神效气能调。

《针灸大全·卷四·窦文真公八法流注》：妇人血沥，乳汁不通：少泽二穴、大陵二穴、膻中一穴、关冲二穴。

《杨敬斋针灸全书·下卷》：妇人无乳：少泽、合谷。

《针灸聚英·卷一上·手太阳》：前谷……妇人产后无乳。

《针灸聚英·卷四·玉龙赋》：妇人乳肿，少泽与太阳之可推。

《针灸大成·卷五·八脉图并治症穴》：妇人血沥，乳汁不通：少泽、大陵、膻中、关冲。

《针灸大成·卷九·治症总要》：妇人无乳：少泽、合谷、膻中。

《针方六集·纷署集·第二十八》：少泽……乳汁不通。

《针方六集·兼罗集·第五十》：少泽……无乳，单补。

《类经图翼·卷六·手太阳》：少泽……疗妇人无乳，先泻后补。

《循经考穴编·手太阳》：少泽……妇人乳汁不通，先补后泻。

《医宗金鉴·卷八十五·手部主病》：前谷……更能兼治产无乳。

《针灸易学·上卷·妇人科》：无乳：少泽、合谷补，膻中左右迎之，妇人觉气行至乳头，退针。

《神灸经纶·卷四·妇科证治》：产后无乳，前谷灸。

《针灸学·治疗学·乳少》乳少……少泽（点刺或用皮肤针轻叩不出血）、乳根、膻中（艾条灸）。

第四节　带下

【概述】

带下是以妇女阴道分泌物的量明显增多，色、质、气味发生异常为主要临床特征的疾病。西医学的阴道炎、子宫颈炎、盆腔炎、妇科肿瘤等疾病引起的带下增多可参考本病辨证施治。

【辨证】

1.湿热下注

主证：多为新病，带下黏腻色黄，其气臭秽，或带下色红；舌红，苔黄腻或黄，脉濡数或弦数。

兼症：可伴有口苦咽干、心悸失眠，急躁易怒，大便干结，小便短赤等。

2.寒湿内停

主证：多为久病，带下稀薄色白，气腥；舌淡，苔白滑，脉迟濡或沉迟。

兼症：可伴有腰重酸痛，头晕神倦，肢体疲乏，食欲欠佳等。

【治疗】

1.湿热下注

清湿止带。主穴可选用内庭、侠溪、阳陵泉，应穴可选用脾俞、肝俞。

2.寒湿内停

祛寒止带。主穴可选用太白、阴陵泉、足三里，应穴可选用中极、脾俞、命门。

【操作步骤】

采取上补下泻转移兴奋灶针刺法，每次主穴、应穴各选1～2穴。先针刺主穴，强刺激，泻法；再针刺应穴，较弱刺激，平补平泻法。留针20分钟，主穴中途行针3次，每次10秒钟。隔日1次。

【注意事项】

（1）注意个人卫生，保持外阴清洁干燥。

（2）保证营养均衡、锻炼身体，增强机体免疫力。

（3）积极寻找病因，对症治疗。

【先贤上病下取用穴经验】

《针灸甲乙经·卷十二·第十》：女子……赤白淫，时多时少，蠡沟主之。

《针灸甲乙经·卷十二·第十》：经水来下，阴中肿，或痒，漉青汁若葵羹……曲泉主之。

《千金要方·卷四·第三》：女人漏下赤白，月经不调，灸交仪三十壮，穴在内踝上五寸。

《千金要方·卷四·第三》：女人漏下赤白，灸营池四穴三十壮，穴在内踝前后两边池中脉上，一名阴阳是。

《千金要方·卷四·第三》：女人漏下赤白，四肢酸削，灸漏阴三十壮，穴在内踝下五分微动脚脉上。

《千金要方·卷四·第三》：女人漏下赤白泄注，灸阴阳随年壮三报，穴在足拇趾下屈里表头白肉际是。

《千金要方·卷四·第三》：女人漏下赤白及血，灸足太阴五十壮，穴在内踝上三寸名三阴交。

《千金要方·卷三十·第八》：照海……阴中肿，或痒，漉青汁若葵汁。

《千金翼方·卷二十六·第二》：带下，灸间使三十壮。

《太平圣惠方·卷一百》：复溜……女子赤白漏下。

《卫生宝鉴·卷十八·灸妇人崩漏》：阴谷……赤白带下。

《针灸集书·卷上·血崩》：大敦、合阳、气海、中都、交信、三阴交、血海穴，以上治血崩不止，恶露淋漓不绝。

《针灸聚英·卷一上·足太阳》：合阳……带下。

《古今医统大全·卷七·诸证针灸经穴》：带下，小腹急痛：阴谷（灸）。

《医学入门·卷一·治病要穴》：三阴交……赤白带下，淋漓。

《医学纲目·卷三十四·赤白带》：妇人得子，多变成白水，淋沥而下，经久身面虚肿：阴谷、绝骨。

《针方六集·纷署集·第三十一》：交信……女人血崩，阴挺，带下。

《类经图翼·卷六·足太阴》：三阴交……赤白带下，先泻后补。

《类经图翼·卷六·足太阴》：血海……带下。

《循经考穴编·足少阴》：交信……女子带漏不止。

《循经考穴编·足少阴》：阴谷……带漏不止。

《琼瑶神书》：带下赤白相兼行，三里灸来气上升。

《医宗金鉴·卷八十五·足部主病》：三阴交……遗精带下淋沥痊。

《医宗金鉴·卷八十五·足部主病》：血海……女子崩中漏下，月事不调，带下。

《针灸内篇·足少阴肾经络》：照海……女子淋沥，喉中闭塞。

《针灸内篇·足厥阴肝经络》：蠡沟……赤白淫下。

《针灸集成·卷一·别穴》：营池，在足内踝前后两边池中脉，主赤白带下。

第五节　阴痒

【概述】

阴痒是以妇女外阴及阴道瘙痒，甚则痒痛难忍、坐卧不宁或伴带下增多为主要临床特征的疾病。西医学的外阴瘙痒症及外阴炎、阴道炎、外阴营养不良等引起的阴痒可参考本病辨证施治。

【辨证】

1.肝肾阴虚

主证：阴部干涩、奇痒难忍，或阴部皮肤变白、增厚或萎缩、皲裂破溃；舌红，苔少，脉弦细而涩。

兼症：可伴有五心烦热，头晕目眩，时有烘热汗出，腰膝腿软等。

2.肝经湿热

主证：阴部瘙痒灼痛，带下量多，色黄如脓，稠黏臭秽；舌红，苔黄腻，脉弦滑而数。

兼症：可伴有头晕目眩，口苦咽干，心烦不宁，便秘溲赤等。

3.湿浊滋生

主证：阴部瘙痒，痒如虫行，甚则奇痒难忍，灼热疼痛，带下量多，色黄呈泡沫状，或色白如豆渣状，臭秽；舌红，苔黄腻，脉滑数。

兼症：可伴有心烦少寐，胸闷呃逆，口苦咽干，小便黄赤等。

【治疗】

1.肝肾阴虚

降火止痒。主穴可选用行间、蠡沟、百虫窝、照海，应穴可选用中极、会阳、肝俞、肾俞。

2.肝经湿热

清湿止痒。主穴可选用行间、蠡沟、百虫窝、血海，应穴可选用中极、会阳、胆俞、肝俞。

3.湿虫滋生

杀虫止痒。主穴可选用三阴交、蠡沟、百虫窝、血海，应穴可选用中极、会阳、肝俞、脾俞。

【操作步骤】

采取上补下泻转移兴奋灶针刺法，每次主穴、应穴各选1～2穴。先针刺主穴，强刺激，泻法；再针刺应穴，较弱刺激，平补平泻。留针20分钟，主穴中途行针3次，每次10秒钟，每日1次。

【注意事项】

（1）积极寻找病因，去除诱因。

（2）注意个人卫生，保持外阴清洁干燥。

（3）避免搔抓及肥皂烫洗患处。

【先贤上病下取用穴经验】

《针灸甲乙经·卷十二·第十》：女子……阴中肿，或痒，漉青汁若葵羹……曲泉主之。

《千金要方·卷第三十·第八》：照海，主阴挺下血，阴中肿，或痒，漉青汁若葵汁。

《千金要方·卷第三十·第八》：女子……阴中肿或痒，漉青汁如葵羹，血闭无子，不嗜食，刺曲泉，在膝内辅骨下大筋上小筋下陷中，屈膝乃得之，刺入六分，灸三壮。

《针灸资生经·第七》：曲泉，主女子……阴肿或痒……

《扁鹊神应针灸玉龙经·针灸歌》：阴中湿痒阴蹻间，便疝大敦足大指。

《针灸聚英·卷一·足少阴》：然谷……月事不调，阴痒。

《针方六集·纷署集·第三十》：蠡沟……阴挺暴痒。

《医宗金鉴·卷八十五·手部主病》：少府……兼治妇人挺痛痒。

《医宗金鉴·卷八十五·足部主病》：曲泉……兼治女子阴挺痒……

《神灸经纶·卷四·妇科证治》：阴挺痒痛，少府、曲泉。

第六节　小儿痄腮

【概述】

　　小儿痄腮是以发热、耳下腮部漫肿疼痛为主要临床特征的时行疾病。本病多因风温邪毒壅阻少阳经脉引起，一年四季都可发生，冬春易于流行。学龄儿童发病率高，能在儿童群体中流行。西医学的流行性腮腺炎可参考本病辨证施治。

【辨证】

1. 邪犯少阳

主证：轻微发热恶寒，一侧或两侧耳下腮部漫肿疼痛，咀嚼不便；舌红，苔薄白或淡黄，脉浮数。

兼症：可伴有头痛、咽痛、纳少等。

2. 热毒壅盛

主证：高热不退，腮部肿胀疼痛，坚硬拒按，张口、咀嚼困难，烦躁不安，口渴引饮；舌红、苔黄，脉滑数。

兼症：可伴有头痛，呕吐，咽部红肿，食欲欠佳，尿少黄赤等。

变证中尚有邪陷心肝、毒窜睾腹，在此不详述。

【治疗】

1. 邪犯少阳

疏热解毒消肿。主穴可选用外关、合谷、太冲，应穴可选用翳风、颊车、风池。

2. 热毒壅盛

泻热解毒消肿。主穴可选用外关、合谷、行间，应穴可选用翳风、颊车、太阳。

【操作步骤】

采取上补下泻转移兴奋灶运动针刺法，每次主穴、应穴各选1～2穴。先针刺主穴，强刺激，泻法；再针刺应穴，较弱刺激，平补平泻。留针20分钟，主穴中途行针2次，每次10秒钟，并且嘱咐患者做咀嚼运动。每日1次。

【注意事项】

（1）患儿当隔离治疗，避免传染。

（2）饮食清淡，注意口腔卫生。

【先贤上病下取用穴经验】

《针灸甲乙经·卷十一·第二》：颊肿……偏历主之。

《外台秘要·卷三十九·第二》：（手）三里……颊肿。

《铜人腧穴针灸图经·卷五·手阳明》：（手）三里……颊颔肿。

《铜人腧穴针灸图经·卷五·手阳明》：商阳……颊颔肿。

《针经指南·流注八穴》：后溪……腮颊肿痛。

《神应经·头面部》：颐颔肿：阳谷、腕骨、前谷、商阳、丘墟、侠溪、手三里。

《针灸大全·卷四·八法主治病症》：后溪……两腮颊痛红肿：大迎二穴、颊车二穴、合谷二穴。

《针灸大全·卷四·八法主治病症》：外关……下片牙疼，及颊项红肿痛：阳溪二穴、承浆一穴、颊车二穴、太溪二穴。

《针灸大全·卷四·八法主治病症》：耳根红肿痛：合谷二穴、翳风二穴、颊车二穴。

《针灸集书·卷上·马丹阳天星十一穴》：合谷穴：治……耳颊颔肿，口禁。

《针灸聚英·卷一上·手太阳》：小海……颊肿。

《针灸聚英·卷一下·手少阳》：天井……颊肿痛……

《针灸聚英·卷四下·八法八穴歌》：腮肿……后溪先砭。

《针灸聚英·卷四下·六十六穴歌》：颔肿……阳谷迎刺。

《针灸聚英·卷四下·六十六穴歌》：颊颔肿……侠溪可料量。

《古今医统大全·卷六十六·疟腮候》：针灸……合谷、列缺、地仓，面颔肿，生疮皆可灸。

《针灸大成·卷五·十二经治症主客原络》：面痛齿疼腮颊肿……合谷、列缺。

《针灸大成·卷五·十二经治症主客原络》：颊肿……腕骨、通里。

《针灸大成·卷五·十二经治症主客原络》：两颊红肿生疮（一名枯曹风、猪腮风）：合谷、列缺、地仓、颊车……复刺后穴：承浆、三里、金津、玉液。

《针灸六集·纷署集·第二十三》：少商……腮肿（弹针出血，大治上焦壅热肿痛）。

《针灸六集·纷署集·第三十二》：内庭……咽痹、颊肿、齿痛。

《医宗金鉴·卷七十九·十二经络表里原络总歌》：大肠原络应刺病……面颊腮肿耳聋鸣（大肠经原穴合谷、肺经络穴列缺）。

《医宗金鉴·卷八十五·手部主病》：前谷……颈项颊肿，引耳疼痛。

《针灸逢源·卷五·头面病》：发颐，肿在耳前后：曲池、大迎、曲差、完骨。

第七节　小儿厌食

【概述】

小儿厌食是以小儿较长时期不思饮食、厌恶摄食为主要临床特征的疾病。若因其他外感或内伤疾病中出现厌食症状，则不属于本病论述。

【辨证】

1. 脾失健运

主证：厌恶进食，饮食乏味，食量减少，精神尚可；舌苔薄白或白腻，脉略滑。

兼症：可伴有胸脘痞闷，嗳气泛恶，偶尔多食后脘腹饱胀，大便不调等。

2. 脾胃气虚

主证：不思饮食，食不知味，食量减少，形体偏瘦，面色少华，精神欠振；舌淡，苔薄白，脉细弱。

兼症：可伴有大便溏薄或夹有不消化物。

3. 脾胃阴虚

主证：不思饮食，食少饮多，面黄少华；舌红少津，苔少或花剥，脉细。

兼症：可伴有口舌干燥，大便偏干，小便色黄等。

【治疗】

1. 脾失健运

健脾益气。主穴可选用足三里、三阴交，应穴可选用中脘、脾俞。

2. 脾胃气虚

补益脾胃。主穴可选用足三里、三阴交，应穴可选用中脘、气海。

3. 脾胃阴虚

滋胃益脾。主穴可选用足三里、三阴交，应穴可选用中脘、胃俞。

【操作步骤】

采取上补下泻转移兴奋灶针刺法，每次主穴、应穴各选1～2穴。先针刺主穴，较强刺激，平补平泻法；再针刺应穴，弱刺激，补法。留针20分钟，主穴中途行针 2 次。隔日 1 次。

【注意事项】

（1）明确病因，对症治疗。

（2）定时进餐，营养均衡。

（3）起居有时，适当运动以增进食欲。

【先贤上病下取用穴经验】

《针灸资生经·第五·膈痛》：大钟，治食噎不下。

《扁鹊神应针灸玉龙经·六十六穴治证》：腕骨……失饥伤饱，浑身黄肿，饮食无味。

《神应经·腹痛胀满部》：腹寒不食，阴陵泉。

《神应经·腹痛胀满部》：食不下，内关、鱼际、三里。

《神应经·腹痛胀满部》：振寒不食，冲阳。

《神应经·腹痛胀满部》：胃热不食，下廉。

《神应经·腹痛胀满部》：不能食，少商、三里、然谷、膈俞、胃俞、大肠俞。

《神应经·腹痛胀满部》：不嗜食，中封、然谷、内庭、厉兑、隐白、阴陵泉、肺俞、脾俞、胃俞、小肠俞。

《针灸大全·卷一·长桑君天星秘诀歌》：若是胃中停宿食，后寻三里起璇玑。

《针灸大全·卷一·席弘赋》：手足上下针三里，食癖气块凭此取。

《针灸大全·卷四·八法主治病症》：公孙……胃脘停食，疼刺不已：解溪二穴、太仓一穴、三里二穴。

《医学入门·卷一·针灸·杂病穴法》：内伤食积针三里，璇玑相应快亦消。

《针灸大成·卷九·治症总要》：饮食不进，为之五噎：劳宫、中魁、中脘、三里、大陵、支沟、上脘……复刺后穴：脾俞、胃俞……

《针灸大成·卷九·治症总要》：饮食不进，为之五噎：劳宫、中魁、中脘、三里、大陵、支沟、上脘……复刺后穴：脾俞、胃俞……

《针灸集成·卷二·黄疸》：食疸：下三里、神门、间使、列缺、中脘针。

《针灸集成·卷二·五痫》：食痫……间使、神庭三壮，三阴交。

《针灸集成·卷三·足阳明胃经》：恶闻食气，下三里、中脘针。

《小儿烧针法·潮热惊》：此因失饥伤饱，饮食不纳，脾胃虚弱，身体发热，手足向后乱舞，用灯火烧两手鱼际各一点，两虎口各一点，烧脐四点，即好。

《针灸秘授全书·三消症》：胃虚食消加三里。

《针灸治疗实验集·7》：韩师霞，年一岁又五月，本年夏历五月间，面黄肌瘦，不思饮食，腹胀溲赤，便溏消化不良，搔鼻搔手，啼哭无常，潮热无定……在两手中节纹内，呈有红色络纹瘀点一二粒……用缝针刺其瘀点约一分深，流出黄色稠黏治浓液……后又治数儿，其过程大率如是，经过无不良好……

《增订中国针灸治疗学·针灸治疗分类摘要》：胃弱不思饮食，三里、三阴交针灸之。

《增订中国针灸治疗学·针灸治疗分类摘要》：胃呆不食，公孙，针入三分，留捻二分钟，内庭灸三壮，厉兑灸二壮，中脘灸三壮，章门灸五壮。

第八节　小儿感冒

【概述】

小儿感冒是小儿时期常见的外感疾病之一，临床以发热恶寒、头痛鼻塞、流涕咳嗽、喷嚏为主要临床特征。本病发病率占儿科疾病首位，一年四季均可发病，以冬春多见，在季节交换、气候骤变时发病率高。

【辨证】

感冒辨证可从发病情况、全身及局部症状着手。冬春多风寒、风热及时行感冒，夏秋季节多暑邪感冒，发病呈流行性者为时行感冒。感冒日久或反复感冒多为正虚感冒。除常证外，小儿患感冒因其生理病理特点，易于出现夹痰、夹滞、夹惊的兼夹证。

1.风寒感冒

症状：恶寒发热、无汗，头痛，鼻塞流涕，喷嚏，咳嗽，喉痒；舌偏淡，苔薄白，脉浮紧。

2. 风热感冒

症状：发热重，恶风，有汗或无汗，头痛，鼻塞流脓涕，喷嚏，咳嗽，痰黄黏，咽红或肿，口干而渴；舌质红、苔薄白或黄，脉浮数。

3. 暑邪感冒

症状：发热无汗，头痛鼻塞，身重困倦，咳嗽不剧，胸闷泛恶，食欲欠佳，或有呕吐泄泻；舌质红，苔黄腻，脉数。

4. 时行感冒

症状：全身症状较重，壮热嗜睡，汗出热不解，目赤咽红，肌肉酸痛，或有恶心呕吐，或见疹点散布；舌红，苔黄，脉数。

【治疗】

1. 风寒感冒

疏风散寒解热。主穴可选用合谷、支沟、曲池，应穴可选用风池、迎香、咽安 1 号。

2. 风热感冒

疏风散热解热。主穴可选用少商、合谷、曲池，应穴可选用太阳、迎香、咽安 1 号。

3. 暑邪感冒

清暑解热。主穴可选用合谷、内关、曲池，应穴可选用太阳、迎香、咽安 1 号。

4. 时行感冒

清热化毒解热。主穴可选用合谷、少商、曲池，应穴可选用太阳、迎香、咽安 1 号。

【操作步骤】

采取上补下泻转移兴奋灶针刺法，每次主穴、应穴各选 1～2 穴。先针刺主穴，强刺激，泻法；再针刺应穴，较弱刺激，平补平泻法。留针 20 分钟，主穴中途行针 2 次，每次 10 秒钟。每日 1 次。

【注意事项】

（1）避风寒，适寒暖，保证充足睡眠。

（2）呼吸道疾病高发季节，避免去人群聚集的公共场所，防止交叉感染。

（3）饮食清淡，勿食辛辣刺激类食物。

【先贤上病下取用穴经验】

《灵枢·卷七·热病》：热病……取之涌泉与阴陵泉，以第四针，针嗌里。

《针灸甲乙经·卷七·第一下》：热病汗不出……阳谷主之。

《针灸甲乙经·卷七·第一下》：热病汗不出，且厥……大都主之，并取太白。

《针灸甲乙经·卷七·第一下》：身热痛……束骨主之。

《针灸甲乙经·卷七·第一下》：热病侠脊痛，委中主之。

《针灸甲乙经·卷十一·第二》：身热，惊狂……曲池主之。

《千金要方·卷三十·第四》劳宫、太陵，主风热善怒。

《千金要方·卷三十·第五》：通里，主热病先不乐数日。

《外台秘要·卷三十九·第十二》：中渚……热病汗不出。

《太平圣惠方·卷一百》：三里……大小人热，皆调三里。

《琼瑶神书·卷三·六十四》：外关……伤寒病瘥后发潮。

《子午流注针经·卷下·足少阳》：阳溪……热病心惊针下痊。

《子午流注针经·卷下·手太阳》：腕骨……热病相连汗出频。

《济生拔萃·卷二·刺热病汗不出》：伤寒热病汗不出者……手阳明有商阳、合谷，手太阳有腕骨、阳谷，足少阳有侠溪，足阳明有厉兑，手厥阴有劳宫。

《世医得效方·卷十七·口齿兼咽喉科》：又有一证潮热者，有作寒者，于合谷穴用针，左转发寒，右转发热。

《扁鹊神应针灸玉龙经·六十六穴治证》：前谷……伤风，发热无汗。

《扁鹊神应针灸玉龙经·六十六穴治证》：内关……伤寒发热，

《扁鹊神应针灸玉龙经·六十六穴治证》：外关……发热恶风。

《扁鹊神应针灸玉龙经·六十六穴治证》：太冲……发热恶寒。

《扁鹊神应针灸玉龙经·六十六穴治证》：太白……热病无汗，脾胃虚弱。

《扁鹊神应针灸玉龙经·磐石金直刺秘传》：伤寒一二日，发热如火：曲池（泻），委中。

《神应经·伤寒部》：大热：曲池、三里、复溜。

《神应经·伤寒部》：余热不尽：曲池、三里、合谷。

《针灸大全·卷一·马丹阳天星十二穴歌》：曲池……发热无休。

《针灸大全·卷一·马丹阳天星十二穴歌》：合谷……体热身汗出。

《针灸大全·卷一·马丹阳天星十二穴歌》：委中……热病不能当。

《针灸大全·卷四·八法主治病症》：列缺……伤风面赤，发热头痛：通里二穴、曲池二穴、绝骨二穴、合谷二穴。

《针灸大全·卷四·八法主治病症》：列缺……伤风，四肢烦热头痛：经渠二穴、曲池二穴、合谷二穴、委中二穴。

《针灸聚英·卷二·伤寒》：身热恶寒：后溪。

《针灸聚英·卷二·伤寒》：身热汗出，足厥冷：大都。

《针灸聚英·卷二·伤寒》：身热而喘：取三间。

《针灸聚英·卷二·伤寒》：身热头痛，汗不出：取曲泉。

《古今医统大全·卷七·诸证针灸经穴》：伤寒……身热汗不出：曲池、合谷、厉兑、解溪。

《针灸大成·卷五·十二经治症主客原络》：弃衣骤步身中热……冲阳、公孙。

《针灸大成·卷五·八脉图并治症穴》：列缺……伤寒发热：曲差、内关、经渠、合谷。

《针方六集·纷署集·第三十三》：悬钟……治伤寒发热不退，针曲池穴，泄此穴良。

《针方六集·兼罗集·第三十八》：关冲……治三焦邪热，单泻……应穴支沟。

《针灸逢源·卷五·伤寒热病门》：热无度，汗不出：陷谷（泻阳明之热）。

《针灸逢源·卷五·伤寒热病门》：余热未尽：曲池、间使、合谷、后溪。

《痧惊合璧·风寒惊症》：今有小儿发热，一时肚腹胀痛，嗷唧不已……将两虎口及掌心、脚心、脐上下离一指处，各一火。

《痧惊合璧·摇摆惊症》：今有小儿遍身发热，不思乳食，睡梦中手足惊指，又贪睡不语，此因跌扑受吓所致，将两手足掌边大指高骨处火一炷，心下离一指一火，脐上下左右俱离一指，各一火。

《痧惊合璧·足摆惊症》：今有小儿遍身发热，睡卧中忽然惊哭，叫喊不已，以至手足齐战，此因被吓得病，不论男女，将两手足高骨处、两肘、两膝俱用各一火，乳上、脐下俱离一指，各灸一火。

《痧惊合璧·猴厥惊症》：今有小儿忽然双目不动，口中不语，十分沉重，（冷热相兼）……将两手足高骨处、两手肘、两脚膝俱各灸一火，心下、脐下离一指，各一火。

《痧惊合璧·蛇窝惊症》：小儿发热眼眶青，原因乳食受风惊，两手大指高节处，一灸能令儿病轻。

《小儿烧针法·潮热惊》：此因失饥伤饱，饮食不纳，脾胃虚弱，身体发热，手足向后乱舞，用灯火烧两手鱼际穴各一点，两虎口各一点，烧脐四点，即好。

第九节　小儿遗尿

【概述】

小儿遗尿又称"尿床"，是以年满 3 周岁以上的小儿睡眠中小便自遗，醒后方觉为主要临床特征的疾病。偶因疲劳或睡前多饮而遗尿者，不作病态。遗尿的发生常与禀赋不足、久病体虚、习惯不良等因素有关。本病病位在膀胱，与任脉及肾、脾、肺、肝关系密切，基本病机是膀胱和肾的气化功能失调，膀胱约束无权。西医学中精神因素、泌尿系统异常或感染、隐性脊柱裂等导致的遗尿可参考本病辨证施治。

【辨证】

主症：睡中尿床，醒后方觉，数夜或每夜 1 次，甚至一夜数次。

1. 肾气不足

主症：睡中尿床，醒后方觉，数夜或每夜 1 次，甚至一夜数次。

兼症：畏寒肢冷，腰膝软。舌淡，苔薄白，脉沉细无力。

2. 肺脾气虚

主症：睡中尿床，醒后方觉，数夜或每夜 1 次，甚至一夜数次。

兼症：疲劳后遗尿加重，面色无华，少气懒言，常自汗出，易感冒，纳呆便溏。舌淡，苔白，脉细弱。

3. 心肾失交

主症：睡中尿床，醒后方觉，数夜或每夜 1 次，甚至每夜数次。

兼症：昼日多动少静，夜间寐不安宁，五心烦热，形体消瘦。舌红少津，脉细数。

4. 肝经郁热

主症：睡中尿床，醒后方觉，数夜或每夜 1 次，甚至一夜数次。

兼症：尿黄量少，气味臊臭，性情急躁，面赤唇红，或夜寐磨齿。舌红，苔黄，脉弦数。

【治疗】

1. 肾气不足

益肾止尿。主穴可选用蠡沟、大钟、太溪，应穴可选用肾俞、关元、膀胱俞。

2. 肺脾气虚

补益肺脾止尿。主穴可选用蠡沟、大钟、足三里，应穴可选用肺俞、脾俞、膀胱俞。

3. 心肾失交

清宁心肾止尿。主穴可选用蠡沟、大钟、神门，应穴可选用心俞、肾俞、膀胱俞。

4. 肝经郁热

清肝止尿。主穴可选用蠡沟、大钟、太冲，应穴可选用肝俞、关元、膀胱俞。

【操作步骤】

采用上补下泻转移兴奋灶针刺法，每次主穴、应穴各选 1～2 穴。先针刺主穴，较强刺激，平补平泻法；再针刺应穴，弱刺激，补法。留针 20 分钟，中途主针行针 2 次，每次 10 秒钟，每日 1 次。

【注意事项】

（1）适当运动，提高身体素质。

（2）饮食清淡，营养均衡，忌食寒凉、辛辣刺激等食物。

（3）起居有时，保证充足的睡眠，睡前减少或避免饮水。

【先贤上病下取用穴经验】

《灵枢·经脉》：列缺……小便遗数。

《针灸甲乙经·卷九·第十一》：蠡沟，主遗溺。

《针灸甲乙经·卷九·第十一》：虚则遗溺……委阳主之。

《针灸甲乙经·卷十二·第十》：太冲主遗溺。

《针灸甲乙经·卷十二·第十一》：小儿遗清溺……大敦主之。

《千金要方·卷十七·第一》：列缺……小便遗数，数则阴病。

《千金要方·卷二十一·第二》：遗溺失禁，出不自知，灸阴陵泉，随年壮。

《千金要方·卷二十一·第二》：尿床，垂两手两髀上尽指头上有陷处（风市穴），灸七壮。

《千金要方·卷三十·第二》：通里，主遗溺。

《千金要方·卷三十·第六》：阴陵泉、阳陵泉，主遗尿不自知。

《千金翼方·卷二十八·第二》：遗尿……灸阴陵泉，随年壮。

《铜人腧穴针灸图经·卷五·足厥阴》：阴包……遗溺不禁。

《针灸资生经·第三·遗尿》：遗溺，灸阳陵泉或足阳明，各随年。

《针灸资生经·第三·遗尿》：曲泉、阴谷、阴陵泉、复溜，此诸穴……亦云止遗尿。

《扁鹊神应针灸玉龙经·六十六穴治证》：照海……遗尿。

《神应经·阴疝小便部》：遗溺：神门、鱼际、太冲、大敦、关元。

《针灸捷径·卷之下》：遗尿失禁，小便频数，小便尿血不止：劳宫、大陵、气海、中极、命门、肾俞、小肠俞、膀胱俞、曲泉。

《针灸聚英·卷一上·足太阴》：三阴交……小便遗。

《针灸聚英·卷一下·足厥阴》：行间……洞泄，遗溺。

《医学入门·卷一·针灸·杂病穴法》：阴陵泉、三里……又治遗尿失禁。

《医学纲目·卷十四·遗溺》：遗尿失禁：阴陵泉、阳陵泉、大敦。

《针灸大成·卷五·十二经治症主客原络》：大便坚闭及遗癃……阳池、内关。

《针灸大成·卷九·小肠疝气穴法》：小便遗溺，大敦二穴……灸三壮。

《采艾编翼·卷二·遗溺》：遗溺：大敦、肾俞、气海。

《针灸内篇·手少阳心经络》：神门……遗溺……

《针灸内篇·足太阴脾经络》：阴陵……小便涩，或遗尿。

《名家灸选三编·下部病·遗尿失禁》：治尿床……灸足跟后赤白肉际，随年壮。

《灸法秘传·遗溺》：遗溺，总当灸其三阴。

《增订中国针灸治疗学·针灸治疗分类摘要》：遗尿不禁，阴陵、阳陵、大敦、曲骨，针灸之。

第十节　小儿食积

【概述】

小儿食积是以小儿内伤乳食、积而不化、滞而不消为主要临床特征的胃肠疾病，严重者可形成"疳积"。小儿食积的发生常与素体虚弱、饮食不节、喂养不当等因素有关。本病病位在胃肠。基本病机是脾胃运化失调，气机升降失常。西医学的小儿功能性消化不良等疾病可参考本病辨证施治。

【辨证】

1. 乳食内积

主症：不思饮食，脘腹胀满或疼痛，或伴有呕吐，大便酸臭或溏薄。

兼症：脘腹胀满，疼痛拒按，烦躁多啼，夜卧不安，呕吐乳块或酸馊食物。舌淡红，苔厚腻，脉滑。

2. 脾胃虚弱

主症：不思饮食，脘腹胀满或疼痛，或伴有呕吐，大便不成形或溏薄。

兼症：腹满喜按，时有呕恶，面色萎黄，形体消瘦，困倦乏力，夜卧不安，大便夹有乳食残渣。舌淡白，苔白腻，脉细弱无力。

【治疗】

1.乳食内积

消食化积。主穴可选用四缝、上巨虚，应穴可选用中脘、天枢、梁门、胃俞。

2.脾胃虚弱

益气化积。主穴可选用四缝、足三里，应穴可选用中脘、天枢、脾俞、胃俞。

【操作步骤】

采用上补下泻转移兴奋灶针刺法，每次主穴、应穴各选1～2穴。先针刺主穴，较强刺激，平补平泻法；其中，四缝穴针后，须推挤出黄色液体，如由黄色转至红色最佳；再针刺应穴，弱刺激，补法。留针20分钟，中途主针行针2次，每次10秒钟。每日1次。

【注意事项】

（1）保证充足的睡眠时间，养成良好的饮食习惯。

（2）进食少量多餐，注意用餐情绪，愉快进食。

（3）饮食多样化，易于消化吸收，富有营养。

【先贤上病下取用穴经验】

《扁鹊神应针灸玉龙经·六十六穴治证》：合谷……小人疳积，眼疾。

《针灸大全·卷一·长桑君天星秘诀歌》：若是胃中停宿食，后寻三里起璇玑。

《针灸大全·卷一·席弘赋》：手足上下针三里，食癖气快凭此取。

《针灸大全·卷四·八法主治病症》：公孙……胃脘停食，疼刺不已：解溪二穴、太仓一穴、三里二穴。

《针灸大全·卷四·八法主治病症》：内关……食癥不散，人渐羸瘦：腕骨二穴、脾俞二穴、公孙二穴。

《针灸大全·卷四·八法主治病症》：内关……食积血瘕，腹中隐痛：胃俞二穴、行间二穴、气海一穴。

《奇效良方·卷五十五·奇穴》：四缝，在手四指内中节，是穴用三棱针出血，治小儿猢狲劳等症。

《针灸聚英·卷四上·玉龙歌》：欲调饱满之气逆，三里可胜。

《医学入门·卷一·针灸·杂病穴法》：内伤食积针三里，璇玑相应快亦消。

《针灸大成·卷九·治症总要》：饮食不进，为之五噎：劳宫、中魁、中脘、三里、大陵、支沟、上脘……复刺后穴：脾俞、胃俞……

《针方六集·纷署集·第三十二》：内庭……胃中偏食冷积。

《串雅全书·外篇·卷二·针法门》：猢狲劳：小儿有此症，求食不止，终夜不睡，用针刺两手面中三指中节能曲处……

《采艾编翼·卷二·幼科·疳症》：挑疳法：将小儿掌内振转，看其食指本节横纹后，即风关之里玉枕处，有一白泡，即用针挑破，病深者必有热血注结，病浅者则只见白膏，挑后刮去膏血，将盐薄填其口，用灯火弹三壮，左右手皆然，次将手背十指本节折拳，骨突处即十宣穴，用小艾，每穴一炷灸之。

《针灸集成·卷二·食不化》：食积善渴：劳宫、中渚、支沟、中脘。

《针灸集成·卷二·黄疸》：食疸：下三里、神门、间使、列缺、中脘针。

《针灸集成·卷二·五痫》：食痫……间使、神庭三壮，三阴交。

《针灸集成·卷三·足阳明胃经》：恶闻食气，下三里、中脘针。

《小儿烧针法·潮热惊》：此因失饥伤饱，饮食不纳，脾胃虚弱，身体发热，手足向后乱舞，用灯火烧两手鱼际各一点，两虎口各一点，烧脐四点，即好。

《针灸简易·穴道诊治歌·杂症部》：疳积刺手过奇功，二三四指二纹中；纹中细筋刺分许，推出黄水病自隆。

《针灸秘授全书·心胸疼痛》：若有停积：手背腕骨横纹中间。

《针灸秘授全书·三消症》：胃虚食消加三里。

《针灸治疗实验集·7》：韩师霞，年一岁又五月，本年夏历五月间，面黄肌瘦，不思饮食，腹胀溲赤，便溏消化不良，搔鼻搔手，啼哭无常，潮热无定……在两手中节纹内，呈有红色络纹瘀点一二粒……用缝针刺其瘀点约一分深，流出黄色稠黏治浓液……后又治数儿，其过程大率如是，经过无不良好……

盱派上补下泻经典针刺学

参考文献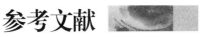

白海燕，郭敏.耳穴贴压干预下肠癖康对溃疡性结肠炎患者免疫复合物 IgG、补体 C_3 的影响针灸学研究 [J]. 河北中医药学报，2009，24（1）：36-38.

陈丹，肖永涛，谢强.谢强针刺运动法治验腰椎间盘突出症 1 例 [J]. 针灸临床杂志，2006，22（10）：32.

陈丹，谢强，黄冰林.谢强醒醐灌顶针灸法治疗耳鼻咽喉虚火证经验 [J]. 中国针灸，2014，34（1）：77-79.

陈丹，谢强，周思平.应用谢强醒醐灌顶针灸法治疗慢性喉炎的临床观察 [J]. 时珍国医国药，2014，25（2）458-459.

陈丹，周蓝飞，谢强.盱江谢氏喉科针刀刺营微创疗法治疗肥厚性咽炎伴鼾症 40 例 [J]. 江西中医药，2014，45（10）24-25.

陈东水."上补下泻"法治疗肩周炎 102 例疗效观察 [J]. 浙江中医学院学报，1990（01）：50-51.

董守义.耿翠芝.乳腺疾病诊治：第 3 版 [M]. 北京：人民卫生出版社，2017.

范新华，王鹏.谢强刺营微创疗法治疗顽固性口腔溃疡经验介绍 [J]. 江苏中医药 2009，41（8）：6.

高树中，杨骏.针灸治疗学 [M]. 北京：中国中医药出版社，2016.

何晓玲，刘乡.强电针穴位对背角神经元镇痛效应广泛性的中枢机制 [J]. 生理学报，1995，47：605-609.

胡启煜，谢强，王洪波，等.谢强"升阳祛霾"针灸法治疗急性鼻炎（风寒型）60 例 [J]. 江西中医药，2012，43（12）：46-47.

胡天烨，马睿杰，方剑乔，等.盛氏"上补下泻"针法学术思想探析 [J]. 浙江中医药大学学报，2017，41（02）：139-141.

黄冰林，谢强，李汝杰.谢强应用"上补下泻"针法治疗白涩症虚热型经验 [J]. 江西中医药大学学报，2020，32（04）：30-32.

黄春丽.耳穴治疗学 [M]. 北京：科学技术文献出版社，2005.

黄时金，范新华，谢强，等．谢强升阳祛霾针灸法治疗慢性鼻炎的经验 [J]. 中国民族民间医药，2010（5）：205.

黄时金，谢强，欧阳喻璐，等．谢强转移兴奋灶针灸法治疗突发性耳聋机理初探 [J]. 中医耳鼻喉科学研究，2010，9（2）：6-7.

贾红玲，张永臣．针刺镇痛的中医理论与西医神经 – 内分泌 – 免疫网络调节 [J]. 针刺临床杂志，2006，22（9）：6-7.

金观源，相嘉嘉，金雷．临床针灸反射学 [M]. 北京：清华大学出版社，2017.

孔维佳．耳鼻咽喉头颈外科学 [M]. 北京：人民卫生出版社，2005.

李梴．医学入门 [M]. 北京：人民卫生出版社，2006.

李丛，周蓝飞，谢强．谢强谈针刺"信达雅" [J]. 中国中医基础医学杂志，2014，20（12）：1684-1685.

李芳，黄冰林，谢强，等．盱江谢氏转移兴奋灶针刺法的临床应用 [J]. 澳门中医药杂志，2021，23（12）：61-65.

李芳，黄冰林，谢强．谢强应用李梴"上补下泻"针法治疗聚星障急症经验 [J]. 中医药导报，2020，26（09）：193-194.

李平．耳穴贴压对女性更年期症状及血清内分泌激素的影响 [J]. 中国临床康复，2005，9（15）：140-141.

李岩，宫涛．关于标本根结学说几个问题的管见 [J]. 针刺研究，1998（4）：316-318.

李迎春，何伟平，王建慧，等．谢氏运动针灸法治疗急性喉炎临床研究 [J]. 新中医，2016，48（4）：161-163.

李迎春，黄小萍，谢强．盱江谢氏针刀刺营微创疗法治疗急性咽炎的临床研究 [J]. 辽宁中医杂志，43（8）：1731-1732.

廖品东．小儿推拿学 [M]. 北京：人民卫生出版社，2016.

廖为民，谢强．谢强教授运用综合刺营微创疗法治疗咽喉急症经验简介 [J]. 新中医，2010，42（8）：171-173.

刘建武，刘建民．针灸对类风湿性关节炎神经 – 内分泌 – 免疫网络调节作用的研究进展 [J]. 中医研究，2006，19（3）：57-60.

刘新娟，谢强．谢强教授升阳祛霾针灸法治疗眼疾型重症肌无力 [J]. 光明中医，2017，32（19）：25–27.

刘颖，张学丽．《难经》五输穴主治作用临床发挥 [J]. 中国中医药信息杂志 .2006，13（7）：85–86.

卢娜环，谢强．谢氏围手术期中医平衡康复疗法对慢性鼻 – 鼻窦炎围手术期干预的临床观察 [J]. 时珍国医国药，2014，25（12）：2947–2948.

罗红强，谢强．谢氏围手术期中医平衡康复针刺疗法治疗声带息肉的研究 [J]. 江西中医药大学学报，2016，28（6）：29–30.

罗燕．论古典经络功能系统与现代神经内分泌免疫网络学说的通融 [J]. 河北中医，2007，29（4）：343–344.

马宝璋，齐聪．中医妇科学 [M]. 北京：中国中医药出版社，2012.

邱茂良．针灸学 [M]. 上海：上海科学技术出版社，2000.

盛燮荪，陈峰，朱勇．略论李梴"上补下泻"针刺法 [J]. 中医杂志 .1989（04）：15–16.

盛燮荪，陈峰．盛燮荪针灸临床经验集 [M]. 北京：人民卫生出版社，2008.

唐卫华．十二经脉流注、标本根结理论与五输穴出入合论 [J]. 中国医药学报，2004，19（4）：197–199.

陶敏慧，魏效峰，谢强，等．谢强运用"温督祛霾"针灸疗法治疗变应性鼻炎的临床经验 [J]. 中国民族民间医药 2011（12）：138.

王玢，迟华基，袁方曜．神经内分泌免疫与疾病 [J]. 山东教育学院学报，2006，115（3）：133–135.

王道均．"上补下泻"针法治疗癌痛的临床研究 [D]. 杭州：浙江中医药大学，2019.

王国强，胡森，张宝林，等．中枢神经在神经 – 内分泌 – 免疫网络中的调节作用研究进展 [J]. 感染 – 炎症修复，2006，7（3）：187–189.

王鸿模．古典经络理论本义与辨析 [J]. 中国针灸，2006，26（7）：489–493.

王华，杜元灏．针灸学［M］. 北京：人民卫生出版社，2012.

王士贞．中医耳鼻咽喉科学 [M]. 北京：中国中医药出版社，2007.

王永钦.中医耳鼻咽喉口腔科学[M].北京：人民卫生出版社，2011.

吴钟标.旴江谢氏上补下泻针法治气滞血瘀型突发性耳聋疗效观察[D].南昌：江西中医药大学，2022.

谢强，邓琤琤，黄冰林.旴江谢氏喉科传珍[M].南昌：江西科学技术出版社，2017.

谢强，李芳，李思宏，等.简易经典的特色针刺法：旴江转移兴奋灶针刺法[J].澳门中医药杂志，2021，23（12）：71-77.

谢强，李唯钢.耳鼻咽喉的生理病理及治法特点[J].江西中医药，1987，1：46-47.

谢强，杨淑荣，黄冰林.旴医谢强五官科针灸传珍[M].北京：中国医药科技出版社，2016.

严洁，朱兵.针灸基础与临床[M].长沙：湖南科学技术出版社，2010.

阎圣秀，阎庆军.耳穴贴压对幼儿免疫功能的影响[J].上海针灸杂志，1996，15（3）：18-19.

杨淑荣.谢强教授以通经接气针法治疗耳鼻咽喉科疾病经验介绍[J].新中医，2005，37（8）：9-10.

杨淑荣，谢强，陈小瑞，等.谢强教授五官科特色针灸疗法[J].中国针灸，2011，31（1）：65-67.

杨志新."从阴引阳，从阳引阴"理论及临床应用[J].中国针灸，2003，23（10）：613-614.

袁莉蓉.基于古今文献的旴江李梴上补下泻针法治疗五官疾病研究[D].南昌：江西中医药大学，2020.

袁莉蓉，黄冰林，谢强，等.旴江"上补下泻"针法治疗风起㖞偏急症特色[J].中华中医药杂志，2020，35（08）：3947-3949.

袁莉蓉，黄冰林，谢强，等.旴江"上补下泻"针法治疗五官疾病机理探析[J].中国中医基础医学杂志，2020，26（08）：1127-1120.

袁莉蓉，黄冰林，谢强.旴江谢氏"上补下泻"针法治疗过敏性鼻炎的临床特色[J].江西中医药大学学报，2019，31（04）：18-20.

袁小芳，谢强．谢强教授"醒醐灌顶针灸术"治疗慢性咽炎经验 [J]．中华中医药杂志，2015，30（1）：140-142.

张波，陈丹，谢强．谢强"通经接气"理论的临床应用研究 [J]．江西中医药，2015，46（7）：29-30.

张波，陈丹，谢强．旴医谢强"通经接气"理论的经气活动规律研究 [J]．江西中医药 2015，46（12）：31-34.

张子固．伍建春．实用乳腺良性疾病的诊断与治疗 [M]．北京：化学工业出版社，2013.

周思平，黄冰林，廖为民，等．谢强教授醒醐灌顶针灸法治疗清窍虚火证的机理探讨 [J]．新中医，2012，44（10）147-148.

周学海．内经评文：灵枢 [M]．李海峰，陈正，邹纯朴，等校注．北京：中国中医药出版社，2015.

周学海．内经评文：素问 [M]．邹纯朴，薛辉，李海峰，等校注．北京：中国中医药出版社，2015.

朱亲耀，范新华，杨柳，等．谢强刺营微创疗法治疗南极科考队员复发性口疮疗效观察 [J]．实用中西医结合临床，2010，10（6）：14-15.